아쉬탕가 요가를 바탕으로 한

# 요가 아사나 지도법

아쉬탕가 요가를 바탕으로 한

# 요가 아사나 지도법 - 개정판

권수련

몸과 아사나의 분석을 통해 적절한 대안을 제시하는
### 요가 아사나 지도자 교재

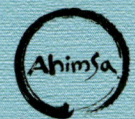

# CONTENTS

| | |
|---|---|
| 들어가며 | 7 |
| Check List | 15 |
| 아쉬탕가 요가 프라이머리 시리즈에 대하여 | 16 |
| 요가 아사나 수련 용어 정리 및 핵심 개념 | 25 |
| 알아차림 | 36 |

## Part 1. Standing Sequence

| | |
|---|---|
| 수리야나마스까라 A | 40 |
| 수리야나마스까라 B | 73 |
| 빠당구스타사나 & 빠다하스타사나 | 86 |
| 우띠따트리코나사나 | 91 |
| 빠리브르타트리코나사나 | 98 |
| 우띠따빠르스바코나사나 | 105 |
| 빠리브르타빠르스바코나사나 | 112 |
| 쁘라사리타빠도타나사나 | 120 |
| 빠르스보타나사나 | 127 |
| 우띠따하스타빠당구스타사나 | 136 |
| 아르다받다빠드모타나사나 | 151 |
| 비라바드라사나 | 163 |
| 쉬어가는 페이지 | 171 |

## part 2. Sitting Sequence

| | |
|---|---|
| 단다사나 | 174 |
| 빠스치마타나사나 | 179 |
| 뿌르바타나사나 | 187 |
| 아르다받다빠드마빠스치마타나사나 | 193 |
| 뜨리앙묵카이카빠다빠스치마타나사나 | 199 |
| 자누시르사사나 | 206 |

| | |
|---|---|
| 마리치아사나 | 215 |
| 나바사나 | 229 |
| 부자피다사나 | 236 |
| 쿠르마사나 & 숩따쿠르마사나 | 240 |
| 가르바핀다사나 | 246 |
| 쿡쿠타사나 | 251 |
| 받다코나사나 | 256 |
| 우파비스타코나사나 | 262 |
| 숩따코나사나 | 270 |
| 숩따빠당구스타사나 | 275 |
| 우바야빠당구스타사나 | 282 |
| 우르드바묵카빠스치마타나사나 | 286 |
| 세뚜반다사나 | 293 |
| 우르드바다누라사나 | 297 |

## Part 3. Finishing Sequence

| | |
|---|---|
| 살람바사르방가사나 | 308 |
| 할라사나 | 314 |
| 카르나피다사나 | 318 |
| 우르드바빠드마사나 | 323 |
| 핀다사나 | 327 |
| 마쯔야사나 | 333 |
| 우따나빠다사나 | 338 |
| 시르사사나 | 342 |
| 빠드마사나 | 355 |
| 점프 포워드 | 364 |
| 점프 뜨루 | 369 |
| 점프 백 | 373 |
| | |
| 책을 마치며 | 376 |

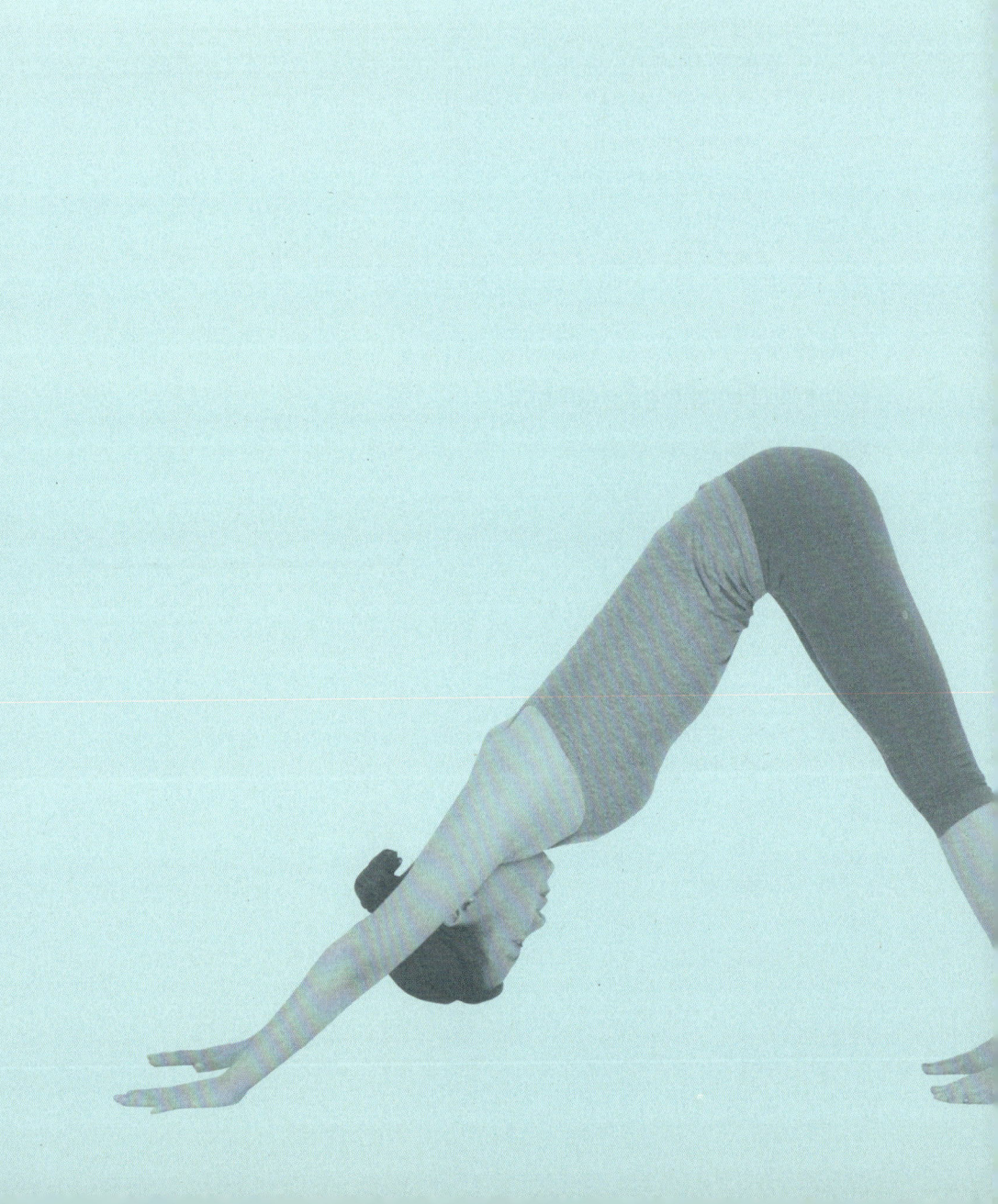

# 들어가며

이 책은 저자의 첫 번째 책인 『요가 아사나 해부학의 모든 것』에서 이미 설명한 요가 해부학에 대한 전반적인 이해를 바탕으로 요가 아사나에 해부학을 좀 더 실제적으로 적용하여 스스로 아사나 수련을 하거나 타인을 지도할 수 있도록 집필하였다. 따라서 요가 해부학에 대한 기초 지식이 얕을 경우 처음에는 조금 이해하기 어려운 부분이 있을 수도 있다.

하지만 아사나 별로 주로 행하는 바르지 않은 자세를 사진으로 제시하며, 자세한 설명을 하고 있기 때문에 이해하는 데 큰 무리는 없을 것이라 생각한다.

몸의 정렬이나 호흡 같은 기본 지식이 없는 상태에서 그저 눈으로 봤던 요가 동작을 따라하면서 생기는 문제들을 더 잘 이해하고 싶거나, 좀 더 전문적인 지식이나 배경 지식이 필요하다면 이 책에 앞서 『요가 아사나 해부학의 모든 것』을 먼저 일독하거나, 두 책을 함께 읽으며 상호 참조할 것을 권한다.

이 책에 제시된 다양한 바르지 않은 자세들은 저자가 요가 얼라이언스(Yoga Alliance) 인증 RYT200 국제 요가 강사 교육을 19기수를 지도하면서 교육생들의 대부분이 보여 주는 바르지 않은 자세의 일반적 형태들이 있다는 것을 발견하고서 분류한 것들이다. 매 기수마다 아사나 별로 바르지 않은 자세를 분류하기 시작했는데 놀랍게도 큰 틀을 벗어나지 않고 거의 동일하다는 점을 발견했다.

그 이유는 자신이 그동안 써왔던 몸 상태와 몸의 허용 수준을 고려하지 못한 채 그저 눈으로 본 동작을 자신의 수준에서 최대한 잘 해보려는 데서 출발한다. 자신의 몸 상태를 객관적으로 알지 못하고 몸의 구조와 몸 쓰는 원리를 이해하지 못한 상태에서 요가 아사나를 잘하고 싶다는 의지나 욕심만 가지고 몸을 사용하면 결국 무리한 아사나로 인해 몸을 다칠 수도 있고 몸 상태가 더 나빠질 수도 있다.

따라서 요가 아사나 수련에서 가장 먼저 고려할 것은 자신의 몸 상태와 몸의 허용 수준을 이해하는 것이다. 그 다음으로 몸을 자연스러운 방식으로 사용하기 위해서 필요한 몸의 정렬, 이완, 허용 범위 등을 배워야 한다. 이 두 과정을 거치면 비로소 무엇이 바른 몸 쓰임인지 자연스럽게 알게 된다.

몸이 일정 수준으로 정렬되고 이완되어 균형 잡힌 상태에서 아사나 수행을 할 때와 그렇지 않은 상태에서 아사나 수행을 할 때의 차이를 직접 비교해 봄으로써 우리는 서서히 아사나를 폭력적이지 않은 방식으로 받아들일 수 있게 된다.

이 책은 이러한 이해를 바탕으로 요가 수련자들이 요가에 대한 이해 부족으로 놓치고 있는 몸과 수련에 대한 원리를 알려줄 것이다. 또한 무리해서 몸을 사용하게 되는 구조를 벗어날 수 있도록 도울 것이다.

독자들이 적극적인 학습을 할 수 있도록, 처음에는 바르지 않은 자세를 보여 주고 독자 스스로 무엇이 바르지 않은 자세이며, 왜 바르지 않은 자세인지에 대한 답을 적어 보게 하고, 그 다음에 답을 제시하였다.

요가 아사나를 수련하거나 지도할 때 신체의 해부학적 원리들을 기반에 두어 안정성과 운동범위를 고려하여 수련한다면, 자연스러운 몸 쓰임을 경험할 수 있을 것이다.

저자는 요가 전문가 과정을 지도해 오면서 현직 요가 지도자들이나 요가 지도자 전문가 과정 중의 교육생들이 공부하는 방법을 잘 모른다라는 것을 알게 되면서, 공부하는 방법을 알려줄 필요가 있다는 생각을 계속해 왔었다.

요가 지도자가 되기 위해 대부분 요가 강사 교육 과정을 거치게 되는데 많은 경우 아사나를 익히고 그 아사나를 가르칠 수 있는 방법 위주로 교육을 받는다. 이때 아사나의 원리나 몸 쓰는 원리를 배우기보다는 요가 동작 즉 아사나 자체를 배우는 데 급급한 경우가 많다.

그래서 질적으로 얼마나 자연스러운 아사나를 수행하는지와는 별개로 최소한 자신은 어떤 식으로든 그 아사나를 수행할 수 있지만 정작 그 아사나의 목적이나 정렬, 이완, 호흡, 드리스티 같은 수련의 핵심 사항들은 놓치는 경우가 많다.

또한 아사나 자체를 익히는 위주로 교육이 진행되다 보면 사람들의 몸 상태에 따라 어떻게 지도해야 할지에 대한 대안에 대해서는 공부해 볼 기회가 거의 없다. 그러다 보니 자신이 배운 것을 벗어나는 범위의 몸 상태인 사람들에게는 어떻게 요가를 지도해야 할지 막막해하는 경우도 허다하다.

이런 경우들을 보면서 저자는 현직 요가 지도자이거나 요가 지도자가 되고자 하는 사람들은 반드시 몸 상태와 아사나를 분석하는 방법을 배워 수련의 원리와 구조를 이해할 필요가 있다는 생각을 하게 되었다.

몸 상태와 아사나를 분석하여 구조를 이해한 다음 그 분석에 근거해서 적절한 대안을 제시할 수 있는 지도자 교육과 교재가 필요하다. 따라서 이 책에서는 이를 위한 공부 방법을 제시하고자 하였다.

저자가 몸 상태와 아사나를 분석하여 수련 원리를 찾아낼 때 사용하는 질문과 해결의 과정을 하나의 예시로 보여 주고 독자들 역시 이러한 방법을 참조하여 자신의 공부의 깊이를 더해 가기를 바란다.

예시)

- 질문
우띠따하스타빠당구스타사나에서 다리를 뻗어 수평으로 유지할 때 허벅지 근육에 통증이 생기는 원인은 무엇이고 해결책은 무엇인가?

- 참고자료
우띠따하스타빠당구스타사나에 관여하는 근육은 아래와 같다.
  - 다리를 들어올리는 데 관여하는 근육: 엉덩허리근(Iliopsoas, 장요근) – 주동근으로 작용하며 심부의 근육이다. 넙다리곧은근(Rectus Femoris, 대퇴직근) – 협동근(Synergist)으로 작용하며 표면의 근육이다. 넙다리네갈래근 중 한 갈래이다.
  - 다리를 들어올리는 데 저항하는 근육: 큰볼기근(Gluteus Maximus), 뒤넙다리근(Hamstrings), 장딴지근(Gastrocnemius), 가자미근(Soleus) 그리고 중력
  - 무릎을 펴 다리를 수평으로 뻗는 데 관여하는 근육: 넙다리네갈래근(Quadriceps)
  - 무릎을 펴 다리를 수평으로 뻗는 데 저항하는 근육: 뒤넙다리근, 장딴지근(Gastrocnemius), 가자미근(Soleus) 그리고 중력

- 분석 및 질문
  - 다리를 들어올리는 데 관여하는 근육들의 근력이 충분한가?
  - 주동근인 엉덩허리근이 충분히 역할을 하고 있는가?
  - 만일 주동근인 심부의 엉덩허리근이 충분히 역할을 하고 있지 않다면 다리를 들어올리는 하중은 협동근인 표면의 넙다리곧은근이 다 감당할 수밖에 없지 않을까? 그것이 허벅지 근육통의 주원인이 아닐까?
  - 다리를 들어올리는 데 저항하는 근육들은 충분히 이완되어 있는가?
  - 다리를 들어올릴 때 들어올리는 근육과 저항하는 근육 중 어떤 근육을 먼저 다뤄야 할까?
  - 저항하는 근육의 긴장을 먼저 풀어야 할까, 아니면 들어올리는 근육의 근력을 먼저 길러야 할까?

- 시도 1
다리를 들어올리는 주동근인 엉덩허리근의 근력이 충분치 않다고 느껴져 열심히 엉덩허리근의 근력을 강화시킨 후 다시 우띠따하스타빠당구스타사나를 시도해 본다.
⋯▶ 여전히 허벅지 근육통이 사라지지 않는다.
엉덩허리근을 강화시킨 운동: 누워 다리 들어올리기

● 시도 2
허벅지 근육통이 사라지지 않은 것은 무릎을 펴는 역할을 하는 넙다리네갈래근의 근력이 충분치 않다고 느껴져 넙다리네갈래근의 근력을 강화시킨 후 다시 우띠따하스타빠당구스타사나를 시도해 본다.
⋯ 여전히 허벅지 근육통이 사라지지 않는다.
넙다리네갈래근을 강화시킨 운동: 앉았다 일어서기

● 시도 3
들어올리는 근육들을 강화했음에도 여전히 허벅지 근육통은 사라지지 않는다면, 이번에는 다리를 들어올릴 때 저항하는 근육들을 이완시켜 보는 것은 어떨까?
전굴(Forward Bending)을 통해 큰볼기근, 뒤넙다리근 및 종아리 근육들을 이완시킨 후 다시 우띠따하스타빠당구스타사나를 시도해 본다.
⋯ 허벅지 근육통이 현저히 줄었다.
전굴 운동: 빠스치마타나사나

● 시도 4
앞의 시도 3까지의 과정을 통해서 긴장된 근육을 먼저 풀고 이완된 근육을 나중에 강화시키는 것이 효율이 높다는 것을 잠정적으로 결론 내렸다.
그리고 큰볼기근, 뒤넙다리근 및 종아리 근육들을 충분히 이완시킨 후 엉덩허리근 및 넙다리네갈래근을 충분히 강화시킨 후 다시 우띠따하스타빠당구스타사나를 시도해 본다.
⋯ 허벅지 근육통이 사라지고 다리가 아주 가볍게 들어올려진다.

● 결론
우띠따하스타빠당구스타사나를 수행할 때는 다리를 수평으로 뻗고 들어올리는 근육들과 그러한 역할에 저항하는 근육들(길항근들)의 관계를 먼저 파악하여야 한다. 그 다음 저항하는 근육들을 먼저 이완시키고 들어올리는 근육들을 나중에 강화하여야 한다.
구체적인 운동 방법은 아래와 같다.
① 먼저 전굴인 빠스치마타나사나를 수행한다. 전굴을 통해 저항하는 근육들을 먼저 이완시킨다.
② 다음으로 엉덩허리근을 강화시키는 누워 다리 들어올리기와 넙다리네갈래근을 강화시키는 앉았다 일어서기를 수행한다.
　누워 다리 들어올리기와 넙다리네갈래근 강화를 통해 들어올리는 근육을 강화시킨다.
③ 마지막으로 두 운동 방식을 결합하여 이완과 강화의 느낌을 유지한 채 우띠따하스타빠당구스타사나를 수행한다.

각 요가 수련 전통에 따라 같은 아사나에 대해서도 다양한 해석이 가능하고 각자의 경험을 통해서 다른 방식의 요가 아사나 지도 체계를 갖추게 되므로 다른 요가 수련 전통의 지도 방법 역시 그 자체로 존중받아야 한다.

저자가 제시하는 지도 방법 역시 그와 같은 맥락에서 이해하면 좋다. 어떤 하나의 체계가 더 우월하거나 열등하다고 판단하기보다는 각 체계들이 가진 장단점을 파악하여 장점은 수용하고 부족한 부분을 보완한다는 열린 태도를 갖는다면 다양한 체계들을 경험하고 배우면서 요가와 아사나에 대해 좀 더 원만한 이해가 생길 것이다.

각각의 체계는 분명히 다른 주안점이 있으므로 차이를 시비의 개념으로 파악하기보다는 아사나 수행에서 중요시하는 점이 무엇인지를 이해하려는 노력이 필요하다. 또한, 그러한 주안점들이 과연 자신에게 얼마나 적용될 수 있을 것인지를 고려하여 자신에게 필요한 부분을 선별적으로 받아들이면 된다.

아사나 수련 원리와 방법을 충분히 이해하지 못할 때는 전체 또는 일부에서 서로 극명한 차이와 모순되는 방법이 부딪힌다는 생각을 할 수도 있다. 예를 들어, 전굴할 때 저자는 배와 허벅지를 밀착시키는 방식을 제시하지만 다른 어떤 체계에서는 배와 허벅지 사이의 거리를 멀어지도록 지도하기도 한다. 같은 전굴에서 왜 이러한 정반대의 지도법이 생기는지 궁금할 수도 있을 것이고, 어느 쪽이 맞는지 판단이 서지 않을 때도 있을 것이다.

하지만 저자는 아사나 수련 원리와 방법을 외적인 형태로만 판단하기보다는 아래의 두 가지 사항을 고려하여 판단하도록 제시하고 싶다.

첫째, 해당 아사나 수련의 목적이 무엇인가?

외적으로 같은 형태의 아사나라 할지라도 수련 목적에 따라서는 수련 원리와 방법은 다르기 마련이다. 전굴의 목적을 상체의 '척추중립 및 신장'에 우선권을 두고 그 다음에 하체의 뒤넙다리근과 종아리 근육들을 늘려 주는 것을 차선으로 선택하는 경우와 '척추 신경 자극 극대화'에 우선권을 두는 경우라면 정반대 방식의 아사나 지도도 가능하다.

하지만 여전히 주의할 점은 신체에 필요 이상의 통증이나 긴장이 생기지 않도록 하는 것이다.

둘째, 해당 아사나 수련자의 신체 상태가 어떠한가?
해당 아사나의 수련 목적이 정해졌다면 그 다음 고려사항은 수련자의 신체 상태를 고려한 후에 어느 수준에서 아사나를 수행할 것인지 결정해야 한다. 수련자의 신체 상태는 특정 시간이나 공간에 따라 달라질 수 있기 때문에 동일한 수련자일지라도 동일한 강도를 적용하지 못할 수 있다는 뜻이다. 반드시 당시의 신체 상태를 고려하여 과도한 아사나 수행이 되지 않도록 고려하는 것이 필요하다.
이와 같이 각 체계의 차이를 이해하고 적용한다면 요가 아사나 수련의 다양성과 깊이를 경험하게 될 것이다.


저자는 인간이 타고난 골격 구조에 따른 자연스러운 아사나 수련을 할 수 있는 방법들에 대해서 오랜 세월을 고심해 왔고 이 책에서는 그런 느낌이 무엇인지 최대한 알려주고 싶었다. 왜냐하면 저자도 어떻게 수련해야 자연스럽게 되는지 몰랐을 때는, 수련 원리에 맞지 않게 수련하여 몸 이곳저곳이 수련 후유증으로 아프고 결려 오랜 세월 동안 불편함을 안고 살아야 했기 때문이다.
저자와 같은 실수나 과정을 누구나 경험할 수 있기에 가능하다면 시행착오들을 정리해서 최소한 저자가 했던 그런 시행착오들은 조금이나마 줄여 주고 싶었다.


그래서 책을 쓸 때 아사나 수련에서 긴장이나 통증이 유발되는 바르지 않은 자세들을 보여 주고 설명을 한 후에 어떻게 바른 자세로 바꿀 수 있는지 알려주는 형식을 구상하게 되었다. 그리고 한 눈에 바르지 않은 자세가 무엇인지 부각시켜 독자들의 이해를 돕기 위해, 바르지 않은 자세에 대한 설명과 대안을 제시하는 자세에 선이나 도형을 이용하여 쉽게 알아볼 수 있도록 하였다.
요가 아사나를 이해하고 가르치는 데 이러한 인위적인 작업까지 꼭 필요할까라는 생각도 들지만 여전히 요가를 어느 수준 이상으로 이해하지 못하고 있는 이들에게는 비록 인위적인 틀일지라도 일정한 지침은 필요하다는 생각이다.

저자가 요가를 지도하면서 항상 마음에 품고 있는 교육철학이 있다. 그것은 바로 '알아차림'이다. 이 책이 비록 요가 아사나 수련에 대한 내용으로 되어 있어 몸을 다루는 것에 중점이 있는 것처럼 보이지만 요가의 목적은 '자각'이라고 생각한다. 쉽게 말하면 요가에서 아사나를 통해서 몸을 다루고 단련하고 나서 결국 무엇을 할 것이냐는 질문을 던져 보면 요가의 지향점은 마음을 깨치는 것이라는 결론에 자연스럽게 도달할 것이라는 의미이다.

아사나는 그 자체로도 많은 유익함이 있지만 몸을 다루는 과정을 통해서 거친 수준의 알아차림을 연습할 수 있으므로, 아사나 수련은 몸 수련에만 그치지 않고 마음 수련으로 이어지는 수행이란 점을 강조하고 싶다.

무엇을 자각이라 하고 어떻게 자각하는지에 대한 질문은 큰 의미가 없다. 왜냐하면 이미 언급했듯이 몸을 다루는 과정을 통해서 거친 수준의 알아차림을 연습하고 나면 무엇을 자각하고 어떻게 자각하는지 자연스럽게 알게 될 것이기 때문이다.

고수는 형식에 얽매이지 않고 육체와 정신의 가장 자연스러운 느낌을 따라갈 수 있지만 수련에 대한 이해가 깊지 않은 초보자나 일반인은 그 느낌을 알 때까지는 여전히 틀을 통해서 배우는 과정이 필요하다.

강을 건너기 위해서는 배가 필요하지만 강을 건넌 후에는 배를 버려야 한다.
요가 수행에 있어서도 이 진리는 통한다. 아사나 수련에 있어서 자신의 육체와 정신을 일정 수준 이상으로 다룰 수 있을 때까지는 틀이 필요하지만 그 수준을 넘어갈 때는 당연히 그 틀을 버려야 한다.
하지만 요가를 배우는 과정의 비전문가들에게 틀 없이 요가를 배우게 하는 것은 마치 배 없이 강을 건너라는 말과 같을 수도 있다는 것을 잊지 말았으면 한다.

아무쪼록 이 책에서 제시하는 다양한 예시들, 설명들, 대안들을 통해 요가 아사나 수행이 좀 더 자연스럽고 행복한 수준으로 경험되기를 기원한다.

## Check List

이 책의 본문을 읽기 전에 아래 질문에 답해 보는 시간을 잠시 갖도록 하자.
Check List에 대한 저자의 답변은 요가 아사나 수련 용어 정리, 핵심 개념 및 알아차림을 참조하기 바란다.

1. 아사나의 목적은 무엇이라고 생각하는가?

2. 아사나를 잘한다는 기준은 무엇인가?

3. 바른자세란 무엇인지 정의해 보시오.

4. 운동목적에 대해 정의해 보시오.

5. 예비 아사나의 필요성에 대해 자신의 생각을 말해 보시오.

6. 신체의 대칭구조에 대해 설명해 보시오.

7. 근육을 다루는 방법을 설명해 보시오.

8. 근육 이완 방법을 제시해 보시오.

9. 알아차림에 대해 설명해 보시오.

## 아쉬탕가 요가 프라이머리 시리즈에 대하여

저자는 〈들어가며〉에서 "이 책에 제시된 다양한 바르지 않은 자세들은 저자가 요가 얼라이언스(Yoga Alliance) 인증 RYT200 국제 요가 강사 교육을 19기수를 지도하면서 교육생들의 대부분이 보여 주는 바르지 않은 자세의 일반적 형태들이 있다는 것을 발견하고서 분류한 것들이다"라고 언급하였다.

저자가 요가 강사 교육을 지도하면서 주로 가르치는 아사나는 아쉬탕가 요가 프라이머리 시리즈(Asthaga Yoga Primary Series)이다. 하타 요가에서 수행되는 많은 아사나들이 있는데 그중에서 하필 아쉬탕가 요가 프라이머리 시리즈를 선택한 이유는 아래와 같다.

저자가 그간 경험한 다양한 하타 요가 아사나들과 수련법들이 있었지만 가장 와 닿는 체계는 아쉬탕가 요가(Ashtanga Yoga)였다. 아쉬탕가 요가는 아쉬탕가 빈야사 요가(Ashtanga Vinyasa Yoga)로도 불리며 초급, 중급, 상급으로 수준별로 구분되어 있다.
  초급에 해당하는 아쉬탕가 요가 프라이머리 시리즈(Ashtanga Yoga Primary Series)조차도 결코 우리가 흔히 생각하는 그런 수준의 초급이 절대 아니며 상당한 수준의 수련이 요구된다. 저자가 직접 아쉬탕가 요가 수련을 해보고 가르치면서 느낀 점은 아쉬탕가 요가 체계는 하타 요가의 정수들을 다 포함하고 있다는 확신이다.
  아쉬탕가 요가 수련을 하며 심신 양쪽에 유익함이 많다는 것을 느꼈기에, 아쉬탕가 요가 프라이머리 시리즈의 아사나들을 통해서 아사나 수련 및 지도 원리와 방법을 제시하는 것이 가장 좋겠다는 생각이 들었다.
  위에서 아쉬탕가 요가를 선택한 이유를 간단히 언급했지만 아쉬탕가 요가 아사나들을 바탕으로 요가 지도자 교육을 하고 책을 쓰기로 결정한 이유는 수많은 요가 아사나들이 있음에도 불구하고 아쉬탕가 요가가 가진 아래의 매력을 다 갖추고 있지 않기 때문이다.

첫째, 하타 요가를 수련함에 있어 필수 요소인 트리스타나(Tristana)로 불리는 호흡, 반다, 드리스티 같은 요소들을 충실히 지키고 있다. 트리스타나를 충실히 수행하면 아사나 수련을 통해 몸과 마음의 정렬에서부터 집중 및 알아차림을 거쳐 자각의 수준까지 이끌어 줄 수 있다는 경험과 판단 때문이다.

둘째, 빈야사(Vinyasa) 방식으로 수련이 진행되기 때문에 아사나가 흐르는 물처럼 자연스럽고 유연성과 근력을 적절히 활용할 수 있게끔 구성되어 있다고 판단한다. 특히 Sitting Sequence 이후부터는 유연성과 근력의 균형이 아주 절묘한 수준으로 유지되고 있다고 생각한다.

셋째, 요가 해부학의 관점에서 아사나의 구성 및 배열을 분석했을 때 완성도 높은 아사나 체계를 갖추고 있다고 판단한다. 아쉬탕가 요가를 만든 스승들은 해부학을 접하지 못했을 것이라 추정함에도 불구하고 아쉬탕가 요가의 시퀀스는 해부학적으로 완성도가 높기 때문에 수련자들이 안전하게 수련을 할 수 있을 것이라 생각했다.

아쉬탕가 요가 수련에서 몇 가지 핵심 요소를 먼저 익히고 아사나를 수련한다면 더 많은 수련의 혜택을 경험할 수 있을 것이다. 따라서 본격적인 아사나 설명에 앞서 하타 요가인 아쉬탕가 요가 수련의 핵심 요소들과 저자가 하타 요가 수련을 하면서 정리한 수련의 핵심 개념들을 먼저 간략히 소개한다.

### ▣ 아쉬탕가 수련과 관련된 핵심 요소들

- **트리스타나(Tristana)**

아쉬탕가 요가를 포함한 모든 하타 요가 수련은 트리스타나라고 부르는 세 가지 수련의 주된 핵심 요소를 적용한다.

첫째는 호흡인 우짜이(Ujjay Breathing), 둘째가 에너지 잠금인 반다(Bandha), 그리고 셋째가 응시점인 드리스티(Drishti)이다.

이 세 요소를 놓치지 않고 유지할 수 있을 때 내적으로 깊은 자각의 상태에 이를 수 있으며 신체적으로는 좀 더 섬세하고 완성도 높은 아사나를 경험할 수 있다. 빈야사 방식의 요가 수련에는 매 빈야사에 호흡, 반다 및 드리스티가 특정화되어 있다.

호흡의 경우 일반적으로 허리를 중심으로 상하체가 가까워지면 내쉬고 멀어지면 마신다고 생각하면 된다. 이는 호흡의 주동근(Protagonist)인 가로막(Diaphragm)의 자연스러운 움직임을 따른 것이다.

반다의 경우 아래에서부터 순차적으로 물라반다(Mula Bandha, 뿌리 잠금), 우띠야나반다(Uddiyana Bandha, 아랫배 잠금) 및 잘란다라반다(Jalandhara Bandha, 턱 잠금)의 세 개의 반다로 구성되는데 주로 우띠야나반다와 물라반다가 사용된다. 반다를 사용하면 단순한 육체적 근력으로 몸을 움직이고 다스리는 수준에만 머물지 않고 몸보다 더 섬세한 에너지 수준에서 몸을 움직이고 다스리는 방법을 터득하게 된다.

드리스티의 경우 아쉬탕가 요가에서는 9개의 응시점이 지정되어 있다. 수련 용어 표기는 산스크리트어를 음차하여 영어로 표기하고 한글로 번역하였기 때문에 영어 표기와 한글 표기가 조금씩 다를 수 있음을 밝힌다.

· 호흡(Breathing)

요가식 완전호흡(Yogic Breathing)을 기본으로 한다. 요가식 완전호흡은 마실 때 배가 먼저 나오고 그 다음 가슴까지 확장하여 깊게 공기를 흡입하고 내쉴 때 가슴을 먼저 내리고 그 다음 배까지 수축하여 완전히 공기를 내보내는 호흡 방식이다.

우짜이 호흡(Ujjay Breathing)은 이러한 요가식 완전호흡 방식에 성대를 조여 일정한 마찰음과 마찰열을 발생시키는 호흡 방식이다.

마찰음과 마찰열은 성대를 조이면 공기 흐름이 빨라져 소리와 열이 발생하는 것인데 마찰음은 청음(聽音) 즉 소리를 듣고 끊임없이 반복되는 호흡 소리에 의식 집중을 유지하는 도구로 활용되며 마찰열은 외부 공기가 성대를 통과하면서 조금 더 온도가 올라가 몸의 체온 유지에 도움을 준다고 본다.

 호흡에 관여하는 가장 주된 근육은 가로막이다. 자율신경의 통제를 받는 가로막의 운동에 따라 신체가 중립상태를 유지할 때 숨을 마시면 배는 부풀고 숨을 내쉬면 배가 꺼진다.
 요가에서 호흡은 이러한 가로막의 운동원리를 그대로 따라 자연스런 호흡을 하는 것을 원칙으로 한다. 그렇지 않을 경우 불필요한 긴장이 생기고 에너지 흐름에 장애가 초래될 수 있다.
 실제 움직임에서 호흡의 기본 원리는 허리선을 중심으로 상체와 하체가 가까워지면 숨을 내쉬고 상체와 하체가 멀어지면 숨을 마시면 된다. 이런 신체의 운동 구조를 이해하면 호흡을 억지로 신경 쓸 이유는 없다.
 신체가 중립자세 즉 굽힘이 없는 자세에서는 마시고 내쉬고는 자연스럽게 하면 된다.
 신체 중립에서 호흡을 위해 가장 중요한 요소는 척추중립 및 신장이다.

 요가식 호흡은 기본적으로 자연호흡이라고 설명했는데 우띠따하스타빠당구스타사나같이 강력한 근력이 필요한 아사나의 경우 요가식 호흡을 할 수 없는 경우도 있다. 이때는 필라테스 호흡처럼 아랫배를 강력히 조인 상태에서 갈비뼈가 측면으로 확장되고 이완되는 측면호흡(Lateral Breathing)을 할 것을 제안한다. 따라서 강력한 근력이 필요한 아사나의 경우 일정 수준에서는 호흡 방식이 변화될 수 있다는 것을 이해해야 한다.

 요가식 호흡에서는 에너지 즉 프라나(Prana)를 간과하지 말아야 한다. 요가에서는 호흡을 단순한 산소와 이산화탄소의 교환으로 보지 않고 프라나라고 불리는 생명 에너지를 순환시키는 과정으로 본다.
 프라나는 다양하게 분류할 수 있고 다양한 성질을 가지고 있다. 호흡을 통해 몸 안으로 인입된 프라나를 반다라는 에너지 잠금을 통해 몸 안에 가두면, 평소 입과 코를 통해 사라지거나 배설기관을 통해 사라지는 에너지를 응축시켜 강력한 에너지로 힘을 가지게 되는데 이를 온몸의 나디(Nadi)라고 하는 섬세한 에너지 통로를 통해 순환하도록 만든다.

반다를 통해 응축된 프라나의 힘을 이용해서 점프 포워드(Jump Forward)나 점프백(Jump Back) 같은 강력한 근력과 에너지가 필요한 아사나들을 자연스럽게 수행할 수 있다. 물론 프라나는 이러한 육체적 수준에서만 작용하거나 활용되는 것이 아니고 정신적 영역에서 또한 작용하고 활용된다.

아쉬탕가 요가의 첫 번째 시리즈인 Primary Series는 요가치키사(Yoga Chikitsa)로 신체의 정렬 및 정화를 주로 하는데 이때도 정화를 위해 강력한 호흡의 힘을 이용한다. 이러한 신체 정렬 및 정화를 바탕으로 두 번째 시리즈인 Intermediate Series는 나디쇼다나(Nadi Shodhana)라고 불리고 에너지 통로 정화를 주로 한다.

마지막으로 세 번째 시리즈는 Advanced Series로 스티라바가(Sthira Bhaga)로 불리고 첫 번째와 두 번째 시리즈 수련을 통해 향상된 신체의 정렬 및 정화와 에너지 통로의 정화를 바탕으로 더욱 난이도가 높고 섬세함이 요구되는 아사나를 수행하게 된다.

요가에서 호흡은 신체의 정렬 및 정화에서부터 에너지 통로를 정화하는 것까지 다양한 역할을 수행하고 있는 것을 알 수 있다. 하지만 가장 핵심이 되는 내용은 호흡을 지속적으로 알아차림으로써 아사나를 통해서 섬세한 마음의 작용까지도 통제할 수 있게 되고 최종적으로는 자각에 이르도록 한다는 점이다.

하지만 호흡에 대한 자각은 종종 간과되기도 한다.

요가식 호흡과 필라테스식 호흡은 근본적인 지향점의 차이를 지니고 있다.

비유적으로 표현하면 아래와 같다.

새가 하늘을 날 때 에너지를 절약할 수 있는 자연스러운 비행은 위로 올라갈 때는 상승기류를 타고 올라가고 내려 올 때는 하강 기류를 타고 내려오는 것이다. 이와 같이 요가 아사나는 몸을 확장할 때는 마시는 호흡인 상승 기류를 이용하고 몸을 수축할 때는 내쉬는 호흡인 하강 기류를 이용한다.

새가 비행할 때 비록 하강 기류이지만 올라가고자 할 때는 날갯짓을 해서 위로 올라가고 내려가려 할 때는 비록 상승 기류에서도 날갯짓을 해서 아래로 내려가기도 한다. 이와 같이 기류의 흐름을 거슬러서라도 의지로 근력을 사용하면 근력이 바탕이 되는 한 의도하는 비행을 할 수 있다. 필라테스는 이와 같이 기본적으로 아랫배를 강하게 조여 갈비뼈와 흉곽을 확장 및 이완시키는 측면호흡(Lateral Breathing)을 한다. 그러나 이는 요가에서 에너지의 성질을 이용하여 몸을 움직이는 개념과는 다르다.

몸을 들어올리는 자세를 예로 들어 보자.
뿌르바타나사나같이 신체 전면부를 천정을 향해 들어올릴 때 요가식 방법은 마시는 호흡에서 상승하는 에너지의 성질을 이용하여 몸을 들어올린다.
필라테스 방식으로 할 때는 내쉬면서 복부가 더 수축되어 코어의 안정성이 증가할 때 더 강력한 근력을 발휘할 수 있기 때문에 내쉴 때 신체 전면부를 천정을 향해 들어올린다. 물론 필라테스에서도 코어 근력의 안정성이 커지면 마시면서 들어올리기도 하지만 이는 요가에서 프라나의 성질을 이용하는 개념과는 다르다.
신체 전면부를 확장하고 들어올린다는 운동의 외형은 같지만 어떤 호흡 방법을 사용할 것인지는 선택의 문제이다. 가장 중요한 선택의 기준은 결국 어떤 목적으로 운동 또는 수련을 하느냐에 달려 있다고 봐야 한다.
흐름을 따라가면서 자연스럽게 몸을 움직일 것인지 아니면 흐름을 따라가지 않아도 의도가 생기면 의지와 준비된 근력을 써서 몸을 움직일 것인지의 문제로 선택이 달라질 수 있기 때문이다.
게다가 각 방법에는 장단점이 있어서 서로 어떤 것이 우월하거나 열등하다고 단순 판단을 할 수 없다. 필요할 경우 혼용하는 것도 하나의 대안이 될 수 있을 것이다.
따라서 호흡과 반다를 응용해서 요가 아사나를 수련할 때는 위에 제시한 요가식 호흡과 운동법 및 필라테스식 호흡과 운동법을 상보적 개념으로 이해하고 적절히 응용하는 것이 바람직하다.

- 반다(Bandha)

흔히 '에너지 잠금'으로 번역되는데 반다의 적용을 통한 효과는 요가 전통에 따라 몸 수준의 향상, 에너지 수준의 향상, 마음 수준의 향상 및 영적인 깨달음 수준 등 다양한 향상점을 제시한다.

아직까지는 낯선 반다라는 개념을 왜 요가 수련에 적용해야 하는지는 요가 전문가가 아닌 이상 당연히 궁금할 것이다.

위에서 이미 잠깐 언급을 했지만 반다를 요가 아사나 수련에 적용할 때 단지 육체적 수준의 효과에만 그치는 것이 아니라 섬세한 에너지 수준으로까지 의식이 확장되어 육체적 수준에서의 개선뿐 아니라 영적인 수준의 각성까지 제시하는 것을 보면 반다를 적용하기 이전과 이후는 비교할 수 없을 만큼 요가 수련의 질적인 차이를 가져온다는 것을 알 수 있다.

반다 하나만을 주제로 나온 책이 있을 정도로 반다만 다루기에도 방대한 해석의 가능성과 방법을 이 책에서는 모두 다룰 수 없어 그러한 일은 이미 나와 있는 반다 관련 전문서적에 맡기고 여기서는 간단한 수준에서만 설명을 한다.

일반적으로 요가 수련에서는 세 가지 반다를 주로 언급하는데 물라반다(Mula Bandha, 뿌리 잠금), 우띠야나반다(Uddiyana Bandha, 아랫배 잠금) 및 잘란다라반다(Jalandhara Bandha, 턱 잠금)이다.

물라반다는 남자의 경우 들숨 후 날숨 전에 회음부, 여자의 경우 자궁 경부를 조여 배꼽을 향해 끌어올리는 느낌으로 수축한다.

흔히 소변을 참을 때의 느낌을 적용하라고 제안하기도 한다.

우띠야나반다는 날숨 후 들숨 전에 아랫배를 안으로 위쪽으로 수축시킨다.

잘란다라반다는 들숨 후와 날숨 후에 턱을 가슴쪽으로 당겨 수축시킨다.

아쉬탕가 요가 수련에서 반다를 적용할 때와 적용하지 않을 때의 차이는 강력한 근력을 써야 할 때와 점프를 해야 할 때 가장 극명한 차이를 보인다.

반다의 느낌을 찾기 위한 방편으로 신체의 특정 부위를 수축하라고 제안을 했지만 간과하지 말아야 할 점이 있다. 반다는 거친 물리적 속성보다 더 섬세한 에너지적 속성을 더 많이 적용해야 이해하기 쉽고 체득할 수 있기 때문에 많은 연습을 통해 직접 체득해 보아야 한다는 점이다.

반다를 통한 프라나의 작용을 비유적으로 표현하면 아래와 같다.
'몸이 천근만근 무겁다.'
'몸이 새털처럼 가볍다.'
우리 몸은 매일 컨디션에 차이가 있는데 우리가 느끼는 몸의 무게감이 왜 이렇게 차이가 나는 것일까?
우리의 체중은 하루아침에 무게 차이를 크게 느낄 수 있을 정도로 변하지 않는다.
그것은 바로 몸 안의 에너지인 프라나의 상태가 어떠하느냐에 따라 달라지는 것이다.
프라나가 충분치 않을 때나 주로 아래로 작용하는 프라나가 왕성할 때는 몸은 무겁게 느껴지고 프라나가 충분하거나 주로 위로 작용하는 프라나가 왕성할 때는 몸은 가볍게 느껴지는 것이다.

물라반다, 우띠야나반다, 잘란다라반다를 하나의 세트로 묶어서 수련하는 마하반다(Maha Bandha)도 있는데 이는 주로 좌선상태에서 수행하므로 연속적인 일련의 아사나의 흐름 위주인 아쉬탕가 빈야사 요가에서는 수행하기 어렵고 빠드마사나(Padmasana, 연꽃 자세)처럼 좌선이 주가 되는 아사나에서는 마하반다 수련도 가능하다.

· 드리스티(Drishti)

드리스티는 눈의 대상인 형상 또는 색, 귀의 대상인 소리, 코의 대상인 냄새, 혀의 대상인 맛, 피부의 대상인 감촉과 정신의 대상인 생각을 마음이 끊임없이 쫓아다님으로써 생기는 산만함과 에너지 낭비를 줄일 수 있도록 만든 집중의 대상 또는 응시점을 말한다.
특정 하나의 대상에만 마음을 전향하도록 제한함으로서 마음은 고요해진다.
결국 드리스티를 통해서 매 순간 특정 대상에 대한 집중력이 강화되면 이 과정에서 알아차림이 향상되고 마음은 쉽게 삼매에 들 수 있다.

아쉬탕가 수련에는 9개의 드리스티(응시점)가 있는데 각 세부 항목은 아래와 같다.

신체 위쪽에서부터 아래쪽으로 순서대로 나열하면 위쪽(Urdhva Drishti), 제3의 눈(Broomadhya), 코 끝(Nasagrai), 오른쪽 측면 및 왼쪽 측면(Parsva Drishti, 좌우 용어가 같음), 엄지손가락(Angusta Ma Dyai), 손(Hastagrai), 배꼽(Nabi Chakra), 발가락(Padhayoragrai)으로 구성되어 있다.

- 빈야사(Vinyasa)

빈야사는 Vinyāsa로 표기하는 인도 고대 언어인 산스크리트이다.

산스크리트 사전으로 Vinyasa의 뜻을 찾아보면 대부분 '전시, 흩어놓기, 연결하기, 함께 두기, 배치, 배열, 순서' 등과 같은 의미이다.

빈야사에 대한 다양한 해석이 있지만 '특정한 방식으로 아사나를 나누어 배치한 수련법' 정도가 가장 무난한 해석이 될 것 같다.

그래서 저자는 빈야사를 '각 요가 지도자가 아사나 수련 지도를 할 때 자신만의 방법으로 최적화한 일련의 아사나 배치 및 그와 연관된 트리스타나의 적용 방식'이라고 정의하고 싶다.

# 요가 아사나 수련 용어 정리 및 핵심 개념

· **아사나의 목적**

  요가 수련에 있어서 아사나의 목적은 다양하다. 특정 아사나를 통해 육체적으로 균형을 회복시키기도 하고 에너지적으로 균형을 회복시키기도 한다. 더 나아가 보이지 않는 정신적 부분 역시 변화를 가져오기도 한다.

  난이도가 높거나 섬세한 알아차림이 필요한 아사나를 통해서는 마음을 집중으로 이끌어 내적인 고요함을 회복시키기도 하고 자세나 에너지 또는 마음의 변화를 알아차림으로써 정신적 각성을 얻기도 한다.

  어떤 식의 아사나 수련을 하더라도 위에 언급한 다양한 육체적 정신적 효과들은 얻을 수 있다고 생각하지만 저자는 가급적 좀 더 정밀한 수준에서 아사나를 수련한다면 더 섬세하고 탁월한 효과를 얻을 수 있다고 확신한다.

· **아사나를 잘한다는 기준**

  아사나를 잘한다는 표현은 그리 적합한 표현이 아니다. 왜냐하면 아사나는 개인의 몸과 마음 상태에 따라 수행 정도가 차이가 날 수밖에 없어서 한 개인 수련자 수준에서는 절대적으로 바른 자세라는 객관적 기준을 만드는 것이 불가능하기 때문이다. 지속적인 수련을 통해서 아사나 수행의 완성도가 높아질 수는 있지만 그것 역시 항상 현재 진행형이기 때문에 현재 자신의 상태에서 가장 자연스러운 아사나가 가장 좋은 아사나라고 표현할 수밖에 없다.

  하지만 실제 요가 수련지도 경험을 통해서 보면 대부분의 요가 수련자들은 어떤 이상적인 아사나의 기준을 정하고 현재의 몸 상태를 고려하지 않은 채 무리해서라도 이상적인 아사나 상태를 시도하고자 하는 경우를 본다. 이때 몸과 마음의 균형과 정렬이 깨지면서 요가는 더 이상 평화롭지 못하고 부자연스럽게 바뀐다.

  따라서 아사나를 잘한다는 기준은 지금 여기의 내 몸과 마음 상태에 순응하는 수준에서 아사나를 하는 것이라는 이해가 필요하다. 다른 사람이 수행하는 아사나 수준이나 자신이 이상적인 아사나라고 규정한 아사나에 자신을 억지로 끼워 맞추려 할 필요는 없다.

· **바른 자세**

먼저 바른 자세라는 표현 역시 적절한 표현이 없어 부득이하게 차선책으로 사용했음을 언급해야겠다. 바르다는 말은 전제 조건으로 판단의 기준이 있어야 하고 그 기준에 맞을 때 바른 것이고 그렇지 않으면 바르지 않은 것이다.

그런데 과연 어떤 것을 판단의 기준으로 제시할 수 있을 것인가?

특이나 요가 전통마다 바라보는 관점이 달라 감히 바르다고 함부로 규정할 수 없는 요가의 수련 원리에 굳이 바른 자세라는 용어를 선택한 것은 '저자가 체계를 세워 제시하는 수련의 원리를 설명하고 독자들의 이해를 돕기 위한 고육지책'임을 밝힌다.

따라서 저자가 바른 자세라는 용어를 선택할 때 아래와 같은 판단의 기준을 제시한다는 점을 밝히고자 한다. 저자는 인간의 자세와 움직임을 오랜 세월 연구하고 공부해왔다. 그 과정에서 저자에게 항상 의문으로 남았던 문제는 과연 '바른 자세란 무엇인가?' 였다.

고민의 끝자락에서 저자가 찾은 답은 아래와 같다.

모든 동물은 각 동물 특유의 골격 구조를 가지고 있다. 인간은 인간에게만 특화된 골격 구조가 있다. 그렇다면 인간에게만 특화된 골격 구조는 과연 무엇인가? 인간만이 온전하게 두 발로 직립생활을 한다. 그것을 상징적으로 표현하면 척추라는 가느다란 막대기 위에 볼링공처럼 무거운 머리가 얹혀 있는 형상이다. 무거운 머리를 척추가 받치고 정지동작이나 움직임을 만들어 낼 때 최소의 에너지로 최대의 효율을 내기 위해서는 불필요한 긴장과 통증이 생기지 않는 몸 쓰임이 필요하다.

이를 위해서는 골격의 타고난 형상을 따르면서 체중을 효율적으로 분산시키는 방식이 바른 자세일 수밖에 없다. 결국 이는 대칭으로 배치되어 있는 근육의 길항작용을 적절히 활용하는 것이다. 따라서 저자가 결론 내린 바른 자세는 곧 '인간의 타고난 골격 구조에 최대한 순응하는 정지동작 및 움직임'이다.

저자가 이런 결론에 도달한 후에 요가 아사나를 봤을 때 골격 구조에 순응하는 정지동작 및 움직임은 바른 자세가 되는 것이고 그렇지 않으면 바르지 않은 자세가 되는 것이다. 또 필요에 의해서 몸을 비틀거나, 전굴 또는 후굴시켰을 때 그 자세에서의 가장 효율적인 호흡이나 긴장이 낮은 상태를 고려하여 바른 자세로 정의하였다.

거의 모든 아사나 수련에서 척추중립 및 신장을 요구한 이유는 골격 구조에 순응하는 정지동작과 움직임을 할 때 신체는 자연스럽고 편안해지기 때문이다.

이 상태가 정렬이 맞은 상태이다.

정렬은 바른 자세를 판단함에 있어 준거가 된다.

예를 들어 신체를 정면에서 봤을 때 양쪽 귀 높이, 양쪽 어깨 높이, 양쪽 골반 높이, 양쪽 무릎 높이, 양쪽 발목 높이 등이 좌우 대칭이 맞는가 또는 신체를 측면에서 봤을 때 귀-어깨 측면-골반 측면-무릎 측면-복사뼈가 일직선상에 있는가 등으로 전후 대칭이 맞는가로 정렬상태를 판단할 수 있다. 정렬이 맞을 때 신체는 가장 편안하고 운동효율도 높아진다.

· 운동목적

각 아사나에는 운동목적(수련의 목적)이 있다. 모든 운동과 마찬가지로 요가 아사나 역시 운동목적에 따라 운동의 방법이나 정도는 달라질 수밖에 없다. 따라서 각 아사나를 해석하고 운동목적을 정의하는 것은 어찌 보면 아사나 수행 자체보다 더 선행해야 할 일이다.

예를 들어 상체를 숙이는 빠스치마타나사나를 수행할 때 이 아사나의 구조를 분석해 보면 상하체가 가까워지는데 배와 허벅지를 붙여야 할지 떼야 할지 이해하지 못하고 있다고 가정해 보자.

과연 어떤 식으로 아사나 수행을 하겠는가?

배와 허벅지를 붙여야 하는가, 아니면 배와 허벅지 사이를 떼야 하는가?

이 간단한 질문이 이해되지 않으면 정작 자신은 운동목적을 이해하지 못하고 있는 것이다. 배와 허벅지를 붙이느냐 떼느냐에 따라 몸에 가해지는 자극의 부위와 정도는 완전히 달라진다. 어떤 선택을 하느냐에 따라 몸을 이완시킬 수도 있고 반대로 긴장과 통증을 야기할 수도 있기 때문이다.

운동목적이 척추 특히 요추의 긴장은 유발하지 않고 뒤넙다리근 및 종아리 근육들을 이완시키는 것이라면 당연히 배와 허벅지를 붙여야 한다. 이 경우라면 반드시 배와 허벅지를 붙여 척추중립 및 신장을 운동목적의 첫 번째 우선권으로 정하고 다음에 뒤넙다리근 및 종아리 근육 이완을 두 번째 우선권으로 정하면 된다.

만일 운동목적이 요추 신경 자극이나 등 근육 이완에 있다면 배와 허벅지 사이를 최대한 멀어지게 만들어 등을 둥글게 말고 이마를 무릎에 닿는 방식으로 상체를 숙여야 한다.

이 경우 척추 특히 요추는 강한 자극으로 긴장이 생기고 심할 경우 통증이 생길 수 있지만 요추 신경은 자극을 받을 수 있고 등 근육도 이완시킬 수 있다. 하지만 뒤넙다리근 및 종아리 근육들에는 거의 자극이 전달되지 않아 하체의 유연성을 증가시킬 수는 없다.

어떤 운동법이 옳은지 틀린지를 결정하는 것은 운동법 자체의 문제가 아니라 결국 운동목적에 달려 있다는 것을 이해할 필요가 있다.

요가 지도자가 운동목적을 이해해야 비로소 수련생들의 신체 조건을 고려하여 적절한 운동방법과 정도를 결정할 수 있고 수련생의 요구조건을 만족시킬 수 있을 것이다. 운동목적에 반하는 방식으로 요가 아사나를 수행한다면 아사나 수련이 오히려 득이 아닌 실이 될 수도 있다.

· 예비 아사나

수행하고자 하는 특정 아사나가 있는데 그 아사나의 난이도가 높아 현재의 몸 상태로는 수행할 수 없다면 그 아사나를 수행하기 위한 어떤 대안이 필요할 것이다. 아사나 수행을 방해하는 특정 근육의 과도한 긴장 또는 이완 상태를 해소할 수 있도록 좀 더 세분화된 아사나를 제시하는데 이를 예비 아사나라 한다.

전통적인 요가 수행 방식에서는 요가 수련 기간 자체가 길었기 때문에 지속적인 연습을 통해서 아사나의 완성도를 높였었다. 하지만 현대인의 생활환경은 전통적인 요가 수행 방식을 적용하기 어려운 부분이 있기 때문에 좀 더 효율적인 방법이 필요하다. 이러한 목적을 위해서 아사나를 분석적으로 접근하여 대안이 되는 예비 아사나를 제시하여 목표하는 아사나를 수행할 수 있도록 만든 것이다.

· **신체의 대칭구조**

신체는 대칭구조로 이루어져 있기 때문에 앞쪽과 뒤쪽은 어느 한쪽이 수축(또는 이완)되면 다른 한쪽은 이완(또는 수축)되는데 유연성에서 전후가 서로 반대의 현상을 보인다. 또 상하로 나눠 볼 때 상체의 앞쪽이 수축(또는 이완)되면 하체의 앞쪽은 이완(또는 수축)되는데 유연성에 있어서 상하가 반대의 현상을 보인다.

이것을 공식화하면 아래와 같다.

상체 앞쪽 수축 = 상체 뒤쪽 이완 = 하체 앞쪽 이완 = 하체 뒤쪽 수축

상체 앞쪽 이완 = 상체 뒤쪽 수축 = 하체 앞쪽 수축 = 하체 뒤쪽 이완


위 내용을 근육으로 표시하면 아래와 같다.

상체 복근들(Abdomenal Muscles), 가슴근들(Pectoral Muscles), 엉덩허리근(Iliopsoas)의 수축 = 상체 등세모근(Trapezius), 마름근(Rhomboid Muscles), 척주세움근(Erector Spinae) 이완 = 하체 넙다리네갈래근(Quadriceps) 이완 = 하체 큰볼기근, 뒤넙다리근(Hamstrings), 장딴지근(Gastrocnemius) 및 가자미근(Soleus) 수축

상체 복근들(Abdomenal Muscles), 가슴근들(Pectoral Muscles), 엉덩허리근(Iliopsoas)의 이완 = 상체 등세모근(Trapezius), 마름근(Rhomboid Muscles), 척주세움근(Erector Spinae) 수축 = 하체 넙다리네갈래근(Quadriceps) 수축 = 하체

큰볼기근, 뒤넙다리근(Hamstrings), 장딴지근(Gastrocnemius) 및 가자미근(Soleus) 이완

- **척추중립(Neutral Spine) 및 신장**

  척추는 인간의 골격계 중 가장 핵심이 되는 중심 구조물이다.
  척추중립 및 신장을 통해 다음과 같은 몇 가지 특성이 생긴다.
  - 신체 전후, 좌우의 근육이 적절한 긴장과 이완 상태를 유지하여 시상면(Sagittal Plane)과 관상면(Coronal Plane) 상의 어느 한쪽으로 과도한 치우침 없이 균형 상태를 유지시킨다. 이때 불필요한 긴장과 통증이 없다. 인간의 자연스러운 움직임으로 인한 전굴, 후굴, 비틀기 등의 자세에서는 각 자세에서의 긴장을 최소화시킨다.
  - 척추뼈(Vertebra)와 척추뼈 사이에서 완충제 역할을 함과 동시에 척추뼈들을 연결해 주는 인대 역할을 하는 추간판(Disc)이 평소 바르지 않은 자세로 인해 과도한 압박 상태에 있는 것을 해소시킨다. 추간판의 변형으로 인한 긴장과 통증을 해소시킨다.
  - 가로막(Diaphragm)을 주로 하여 호흡에 관여하는 근육들의 불필요한 긴장을 최소화하여 회당 호흡 길이를 늘여 호흡횟수를 줄이고 효율을 높인다.

- **근육을 다루는 방법**

  신체 부위를 중력과 반대 방향 즉 위쪽을 향해 들어올릴 경우 근육의 두 가지 상태를 고려해야 한다.
  첫째는 주동근(Protagonist), 즉 들어올리는 근육의 근력이 충분한지 여부를 파악해야 하고, 둘째는 길항근(Antagonistic Muscle), 즉 아래로 당기는 근육의 이완 정도를 파악해야 한다.
  만일 들어올리는 근육의 힘은 충분한데 아래로 당기는 근육이 긴장되어 있다면 먼저 긴장된 근육을 이완시킨 후 아사나를 수행해야 한다. 근육 다루기 훈련을 할 때 우선권은 긴장된 근육을 먼저 이완시키는 데 있고 그 다음 필요에 따라 이완된 근육

을 강화시켜야 한다.

· **근육 이완 방법**

　유연성이 떨어지는 사람은 긴장된 근육을 이완시키기 위해 대부분의 경우 직접적으로 해당 근육에 자극을 가하여 늘이려고 한다.

　예를 들어, 뒤넙다리근 및 종아리 근육들이 긴장되어 있을 경우 앉은 상태나 선 상태에서 상체를 숙여 해당 근육들을 늘이려고 하는데 문제는 등은 말린 채로 상체를 숙이거나 상체의 반동을 이용하여 늘이려고 해도 정작 그 힘은 뒤넙다리근 및 종아리 근육들을 늘이는 힘으로 사용되지 못한다는 점이다.

　근육을 이완시키고자 할 때 가장 많이 놓치는 부분을 크게 네 가지로 구분할 수 있다. 첫째는 '신체의 대칭구조를 통해서 근육을 이완시켜야 한다'는 점, 둘째는 '심리적 긴장을 이완시켜야 한다'는 점, 셋째는 '육체적 피로를 풀어야 한다'는 점, 넷째는 '근육의 열에 대한 반응을 고려해야 한다'는 점이다.

　신체의 대칭구조를 통해서 근육을 이완시켜야 한다는 부분은 아래와 같이 이해하면 된다. 신체의 대칭구조에서 이미 설명하였듯이 상체 뒤쪽의 이완(등의 이완 즉 등이 말린 상태)=하체 뒤쪽의 긴장(뒤넙다리근 및 종아리 근육들의 긴장) 상태이다.

　이런 경우 중력의 원리를 이용하면 이완시키고자 하는 근육들을 훨씬 수월하게 이완시킬 수 있다. 하나의 예로 짐볼을 이용하는 방법이 있다. 엉덩이를 짐볼에 먼저 대고 그 다음 등을 짐볼에 서서히 눕히면 체중은 중력 방향으로 떨어지게 된다. 이때 상체의 앞쪽 근육들인 가슴근들, 복근들 및 엉덩허리근은 자연스럽게 이완된다. 상체의 앞쪽 근육들이 이완되면 자연스럽게 상체의 뒤쪽 근육들은 수축하게 된다. 상체의 뒤쪽 근육들이 수축하게 되면 하체의 뒤쪽 근육들 즉 뒤넙다리근 및 종아리 근육들은 이완된다. 이렇듯 신체의 대칭구조를 이해하고 중력의 원리를 이용하면 어렵지 않게 원하는 신체 부위를 이완시킬 수 있다.

심리적 긴장을 이완시켜야 한다는 부분은 아래와 같이 이해하면 된다. 사람은 심리적 긴장 상태에 있을 때 무의식적으로 근육을 긴장시킨다. 긴장했을 때 몸에 힘이 들어간다는 것은 경험적으로 알고 있을 것이다. 현대인의 경우 의식적 무의식적으로 긴장 상황에 일정 수준 이상 노출되어 있기 때문에 자신이 긴장하고 있는 것을 잘 인식하지 못할 때도 많다. 긴장이 높아지면 근육의 과도한 수축으로 인해 에너지 소모가 많고 호흡이 짧아지고 횟수가 증가한다. 이런 악순환이 반복되면 근육은 더욱 긴장하게 된다. 따라서 물리적으로 근육을 늘이려는 노력을 하기 전에 심리적 긴장을 알아차리는 연습을 하고 긴장을 푸는 연습이 필요하다.

가장 추천할 만한 방법은 호흡이다. 매트에 등을 대고 편하게 누운 상태에서 가벼운 배호흡(복식호흡)을 해도 좋고 가볍게 몸을 흔들면서 몸의 느낌에 집중하기만 해도 긴장은 많이 해소된다. 심리적 긴장을 해소하지 않은 채 억지로 근육을 이완시키기 위해 늘이려고 하면 통증으로 인해 근육은 오히려 더 긴장된다.

심리적 긴장으로 인해 무의식적으로는 근육을 수축하고 있는데 외부의식은 의식적으로 근육을 이완시키려고 하면 결국 자신의 무의식과 외부의식의 부딪힘으로 근육은 더욱 긴장하게 된다는 점을 잊지 않아야 한다.

육체적 피로를 풀어야 한다는 부분은 아래와 같이 이해하면 된다. 이완을 위해서 스트레칭을 해보면 육체적 피로 수준에 따라 신체가 이완되는 정도의 차이가 현저하다는 것을 알 수 있다. 과로나 수면 부족 등으로 인해 육체가 충분히 휴식을 취하지 못하면 무리해서 스트레칭을 통해 몸을 이완하기 보다는 피로가 충분히 풀릴 때까지 휴식이 필요하다. 육체가 피로한 상태에서 과도한 스트레칭은 오히려 부상의 원인이 될 수 있다.

근육의 열에 대한 반응을 고려해야 한다는 부분은 아래와 같이 이해하면 된다. 근육은 결합조직으로 열에 의해서 쉽게 이완된다. 근육은 열이 발생하면 더 쉽게 유연해지기 때문에 체온을 떨어뜨리는 복장이나 환경에 노출되는 것을 가급적 줄이고, 차가운 음료나 식품 등을 지나치게 많이 섭취하지 않는 것이 좋다. 본격적인 수련이나 운동 전 열을 발생시키기 위해 워밍업으로 아사나인 수리야나마스까라 A&B 같은 수련을 15분 전후로 해주면 근육을 이완시키는 데 도움이 된다.

· 전굴(Forward Bending)의 기본 원칙

모든 전굴 자세에서 가장 먼저 고려해야 할 것은 배와 허벅지가 밀착되었는지 확인하는 것이다. 배와 허벅지가 밀착될 때 척추는 중립이 되고 자연스럽게 신장되면서 가로막의 압박이 제거되어 호흡은 느리고 깊어지면서 호흡횟수가 줄어든다.

전굴에서 상체의 전면부와 하체의 허벅지를 밀착시킬 때 신체 조건에 따라 3단계의 순차적 방법을 적용할 수 있다. 유연성 정도가 낮은 첫 번째 단계에서는 최소한 두덩뼈(Pubis)에서 배꼽에 이르는 하복부가 허벅지와 밀착하면 된다. 유연성 정도가 중간인 두 번째 단계에서는 두덩뼈-배꼽-명치에 이르는 하복부와 중복부를 허벅지와 밀착하면 된다. 유연성 정도가 높은 세 번째 단계에서는 두덩뼈-배꼽-명치-가슴-턱에 이르는 신체 전면부 전체를 허벅지와 온전히 밀착하면 된다.

전굴의 운동목적을 보면 첫 번째 우선권이 척추중립 및 신장 상태 유지이고 척추중립 및 신장 상태가 유지되었다는 전제하에 뒤넙다리근과 종아리 근육들은 이완시키는 것이 다음 우선권이다. 그런데 만일 위에 제시한 전굴 3단계의 순차적 방법을 무시하고 배와 허벅지가 밀착되지 않은 상태에서 전굴이 진행될 경우 운동목적에서 벗어나게 된다. 이 상태에서는 척추에 부과되는 과도한 압력으로 인해 요추 부위에 가장 큰 부하가 걸리고 다음으로 어깨 부위의 결합조직인 근육, 근막, 힘줄, 인대 등에 부하가 걸린다. 이때 통증이 생기거나 부상을 입을 수 있다.

전굴할 때 척추중립 및 신장을 강조하는 이유는 중력의 힘을 이용하면 불필요한 신체의 긴장을 유발하지 않고 목표로 하는 신체 부위를 이완시킬 수 있기 때문이다.

전굴 시 운동의 축은 엉덩관절(Hip Joints)이 되는데 머리부터 골반까지를 신장시켜 하나의 블록처럼 만들어 무게중심을 자연스럽게 앞으로 무너뜨리면 모든 힘은 뒤넙다리근 및 종아리 근육들을 이완시키는 힘으로 작용한다. 물리적으로 설명하면 위치에너지(상체 수직)를 운동에너지(상체가 앞으로 기욺)로 전환시켜 이완시키고자 하는 신체부위를 이완시키는 개념이다.

그런데 상체를 숙일 때 상체가 수직 즉 척추중립 및 신장이 유지되지 않고 등이 말리면 무게중심을 무너뜨려 발생하는 힘은 등의 말린 부분을 늘이는 힘으로 작용하고 만다. 이 개념은 모든 전굴과 자세 교정법에 공통으로 적용된다.

전굴의 운동목적을 저자와 다르게 바라보는 경우도 있는데 이 경우는 다른 특수한 운동목적을 가지고 전굴을 시도하기 때문일 것이라고 생각한다. 하지만 저자는 전굴의 목적을 위에 기술한 방식으로 보고 안정성과 부상 방지를 가장 우선시하기 때문에 이와 같은 방법을 제시한다. 저자와 다르게 전굴을 해석하고 지도하는 방식에 대한 판단은 운동목적에 따라 달라질 수 있고 독자 및 요가 수련자들의 체험을 통해서 선택될 수밖에 없다고 생각한다.

· 후굴(Back Bending)의 기본 원칙

후굴에서 가장 많이 오해되는 부분은 후굴이 마치 흉추 부위를 꺾어 넘기는 것 같은 인상을 준다는 점이다. 후굴의 전체적인 느낌이 배가 하늘을 향하면서 늘어나고 등이 바닥을 향한 상태에서 둥글게 보이기 때문에 이런 오해가 생기는 것이다.

하지만 실제 후굴 상태는 골반이 약 2/3 정도 그리고 요추와 흉추의 접촉부가 약 1/3 정도 꺾이면서 전체적으로 후굴 상태가 유지된다.

후굴 시 흉추 부위가 꺾이지 않는 이유는 흉추의 역할에 따른 골격 구조에서 기인한다. 비틀기의 기본 원칙에서도 다시 설명하겠지만 흉추는 심장과 폐를 보호할 수 있도록 갈비뼈로 둘러싸여 있어서 굽힘과 신장(Flexion&Extension) 운동에 적합한 구조로 되어 있지 않고 회전(Rotation)에 적합한 구조로 되어 있다.

후굴을 자연스럽게 수행하기 위해서는 신체 앞쪽 근육들이 충분히 이완되어 있어야 한다. 후굴 시 비록 흉추 부위가 꺾이는 것처럼 보여도 사실 흉추의 상태는 조금 더 직선에 가깝게 펴진 정도라는 점을 이해해야 한다. 평소 중립자세에서 흉추의 모양은 뒤를 향한 ')' 형태인데 후굴 시에는 조금 더 'I' 형태에 가깝게 바뀔 뿐이다.

· 비틀기(Twist)의 기본 원칙

몸에서 회전이 발생하는 주요 부위는 흉추이다. 이는 흉추의 골격 구조 자체가 심장과 폐를 보호할 수 있도록 갈비뼈로 둘러싸여 있어서 굽힘과 신장(Flexion&Extension) 운동에 적합한 구조로 되어 있지 않고 회전(Rotation)에 적합한 구조로 되어 있기 때문이다.

따라서 비틀기를 할 때는 반드시 척추를 길게 늘인(척추중립 및 신장) 후 비틀어야 한다. 그렇지 않으면 회전력은 흉추로 전해지지 않고 요추로 전이된다. 문제는 요추가 굽힘과 신장 운동에 적합한 구조로 되어 있고 회전에 적합한 구조로 되어 있지 않아서 요추 주변을 감싸고 있는 근막, 근육, 힘줄 및 인대 같은 결합조직을 손상시킬 수 있고 회전력이 과도한 경우 엉치엉덩관절(Sacroiliac Joint)의 결합조직까지 손상시킬 수 있다.

하지만 엉덩이 측면을 감싸고 있는 근육들 중 6개의 회전근들(6 Rotators)과 볼기근들(Gluteus Muscles)들이 있는데 이 근육들이 사전에 충분히 이완되어 있다면 하체로 회전력이 전이되더라도 요추 부위 근막, 근육, 힘줄 및 인대 등의 결합 조직에 가해지는 회전력을 상쇄시킬 수 있다.

# 알아차림

요가 수련에 있어서 트리스타나인 호흡, 반다, 드리스티와 자세 및 마음의 변화를 객관적으로 알아차리지 못하면 외형적으로는 요가를 수련하고 있지만 사실은 그저 운동을 하고 있을 뿐임을 잊지 않아야 한다.

요가 수련이 다른 운동과 차별화되는 가장 큰 차이는 '알아차림이 있느냐 없느냐'이다. 그 이유는 요가 수련이 단지 몸 수련이 아니라 몸 수련의 과정 자체 역시 마음 수련의 과정으로 보기 때문이다.

요가에서는 거친 수준의 몸을 움직이고 다스리는 과정에서 거친 수준의 알아차림 연습을 하고 몸을 통한 알아차림의 수준이 높아질 때 더 섬세한 수준의 정신 즉 마음에 대한 알아차림으로 이행하는 것이다.

요가 수련의 핵심은 알아차림이고 결국 알아차림을 통해서 자신의 정체성을 정리해 낼 수 있고 삶의 목적을 찾을 수 있다. 물리적인 원인을 제외한 바르지 않은 자세에 대한 주된 원인은 바른 자세에 대한 이해 부족과 자세에 대한 알아차림 부족에 기인한다.

미디어의 발전에 힘입어 요가 수련 동영상 공유가 보편화되면서 신체를 다루는 방법이나 난이도가 높은 아사나를 수행하는 방법에 대해서는 거의 모든 방법과 비법들이 오픈되었다. 언제라도 궁금한 요가 동작이 있을 때나 현란한 요가 아사나들을 보고 싶다면 동영상의 바다 Youtube로 가기만 하면 된다.

그런데 대부분의 영상 자료들이 외형을 부각시키는 것에 주안점을 두고 있고 내면을 어떻게 바라볼지에 대한 내용은 상대적으로 비중이 낮다.

요가 수련도 이런 환경에 영향을 받아서인지 아무리 많은 요가 아사나 관련 동영상들을 찾아 봐도 알아차림을 중요시 하거나 언급하는 경우를 거의 본 적이 없다. 그러다 보니 이런 영상물들을 통해서 요가를 접하거나, 아니면 이런 영상물들을 주로 참고해서 요가를 공부하고 이해하고 지도하는 요가 선생님들에게 요가를 배우면 우리는 자칫 껍질뿐인 요가를 배울 가능성이 높다.

실제로 아직까지 요가를 지도하는 대부분의 지도자들 마음속에 요가가 알아차림을 주로 해야 한다는 부분에 동의하거나 그렇게 수련하고 지도하는 비율도 그리 높지 않을 것이다.

책을 통한 지식과 경험의 전달에 한계가 있지만 이 책에서는 트리스타나라는 하타요가의 핵심 요소를 지속적으로 알아차림 하도록 언급하고 있다. 그리고 이 책을 통해서 다 표현하지 못하는 더 중요한 일상의 매순간에 몸에서부터 마음까지를 가능한 최대한 많이 그리고 섬세하게 알아차림 하기를 권한다.

요가를 통해 유익함을 맛볼 수 있는 수준은 요가에 대한 이해에 따라 천차만별일 수 있다. 결국 몸에만 머무른 수준으로 요가의 열매를 향유할 것인지 아니면 몸에서부터 마음에까지 이르는 전 영역을 아울러 더 큰 요가의 열매를 맛볼 것인지는 선택의 문제이다. 부디 요가를 알아차림 수준으로 끌어올려 더 큰 열매를 맛보기를 바란다.

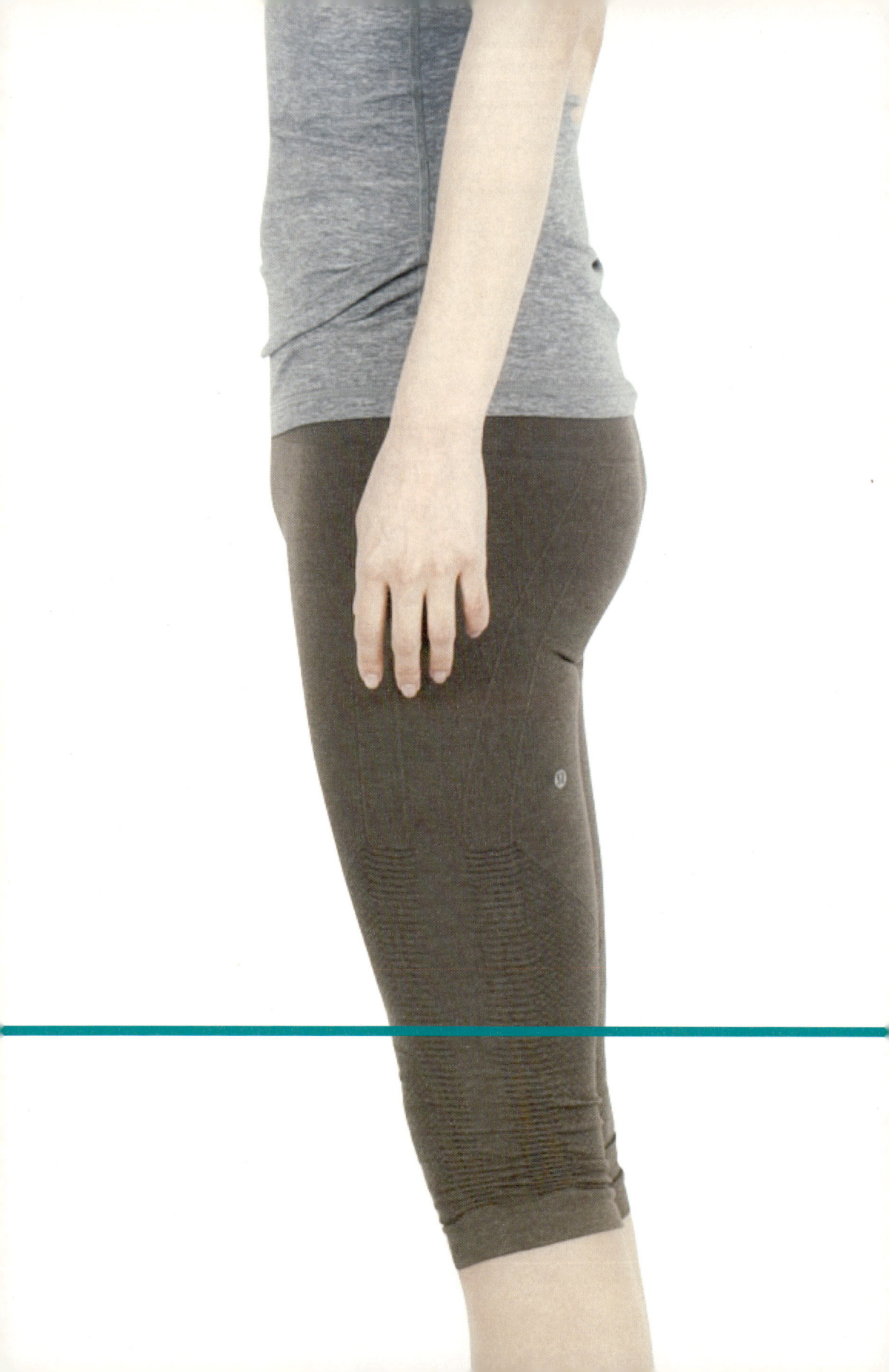

# PART 1

Standing Sequence

# 수리야나마스까라 A

(Surya Namaskara A, 태양경배 자세 A)

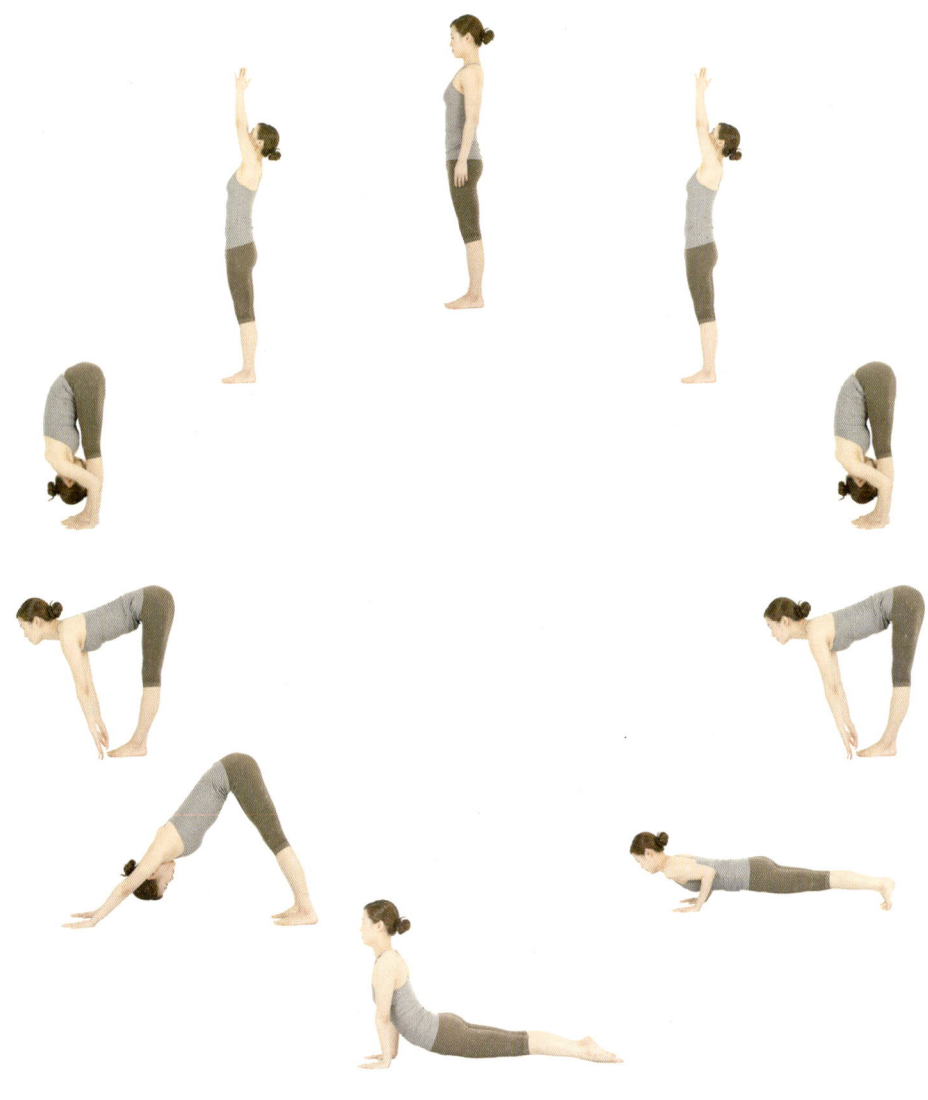

수리야나마스까라 A(Surya Namaskara A, 태양경배 자세 A)는 아쉬탕가 요가 프라이머리 시리즈(Ashtanga Yoga Primary Series)의 첫 번째 빈야사로서 9개의 아사나로 이루어진 일련의 아사나 흐름이다.
난이도가 아주 높은 아사나들로 구성되어 있지는 않지만 그렇다고 쉽게 배울 수 있지도 않다. 왜냐하면 수리야나마스까라 A에는 정렬, 호흡, 반다, 드리스티, 알아차림 같은 요가의 핵심 요소가 들어 있고 요가를 전문적으로 공부하지 않은 이상 이러한 내용들을 숙지하고 아사나 수행을 하지 않기 때문이다. 또한 육체적으로도 유연성과 근력이 일정 수준으로 준비되어 있어야 한다.

요가를 다른 운동과 차별화할 때 가장 핵심이 되는 내용은 요가 나름대로의 몸 쓰는 방식이 있고 더 나아가 몸 수련에만 그치지 않고 마음을 정화하는 수련으로까지 확장되는 수행체계를 가지고 있다는 점이다.
대부분의 요가 입문자들의 경우 아사나 동작을 따라 하는 데 급급하고 위에 언급한 요가의 핵심 요소들을 제대로 이해하지 못하고 있다. 그리고 어떠한 기준으로 아사나 수행을 해야 하는지 모르는 경우도 있고 아사나 수행을 할 때 자신의 자세를 객관화해서 볼 수 있는 눈을 가지고 있지 않은 경우도 있기 때문이다.

수리야나마스까라 A는 이러한 요가의 핵심요소들을 배울 수 있는 아사나들로 구성이 되어 있어서 입문자들이 요가를 좀 더 깊이 있게 이해하는 데 좋은 계기가 될 수 있다. 하지만 더 전문성을 갖춘 요가를 수행하기 위해서는 배우기 위해 상당한 시간이 소요되고 많은 반복 연습이 필요하다는 것을 기억하기 바란다.

- 아래는 바르지 않은 자세이다. 바르지 않은 정렬 상태 및 자세를 표시해 보고 그 이유를 설명해 보시오.

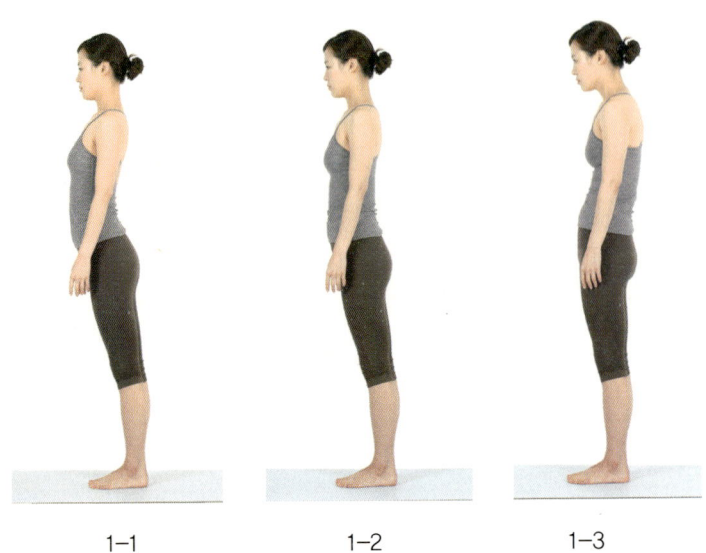

1-1　　　　　　1-2　　　　　　1-3

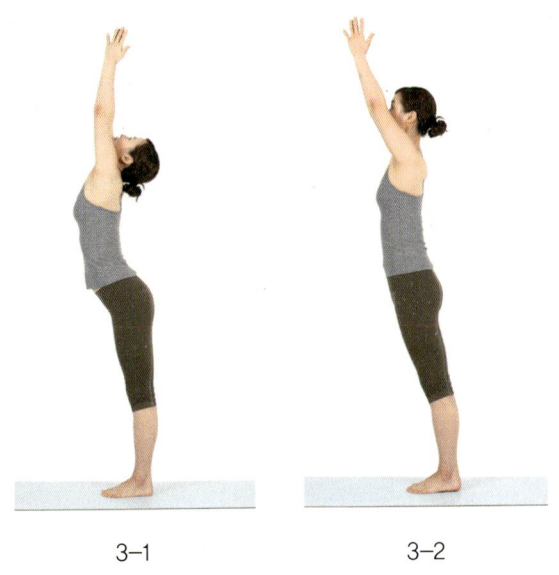

3-1　　　　　　3-2

- 아래는 바르지 않은 자세이다. 바르지 않은 정렬 상태 및 자세를 표시해 보고 그 이유를 설명해 보시오.

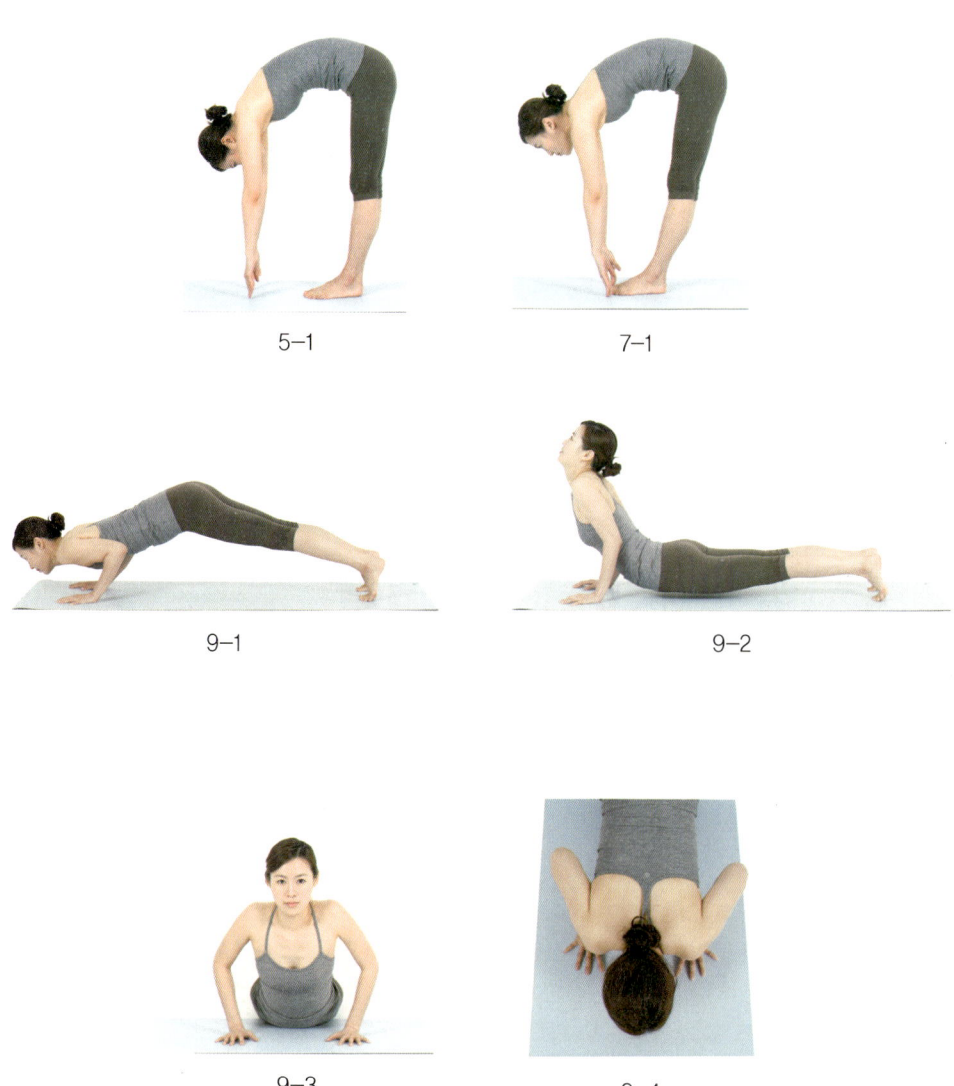

- 아래는 바르지 않은 자세이다. 바르지 않은 정렬 상태 및 자세를 표시해 보고 그 이유를 설명해 보시오.

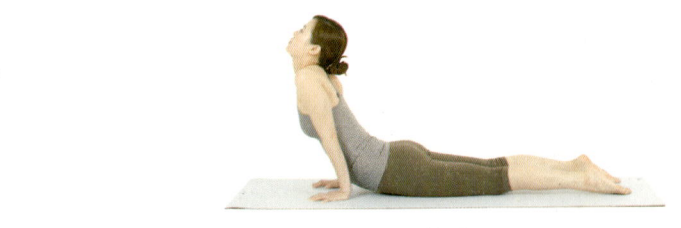

11-1

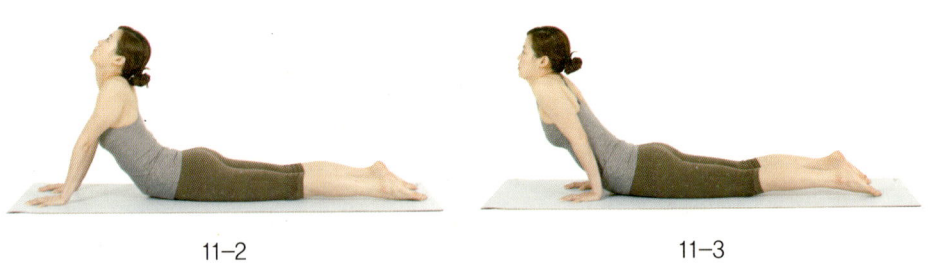

11-2　　　　　　　　　　　　11-3

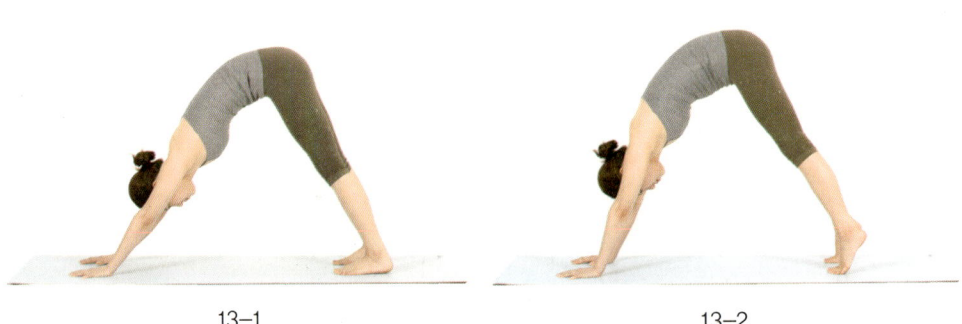

13-1　　　　　　　　　　　　13-2

- 아래는 바르지 않은 자세이다. 바르지 않은 정렬 상태 및 자세를 표시해 보고 그 이유를 설명해 보시오.

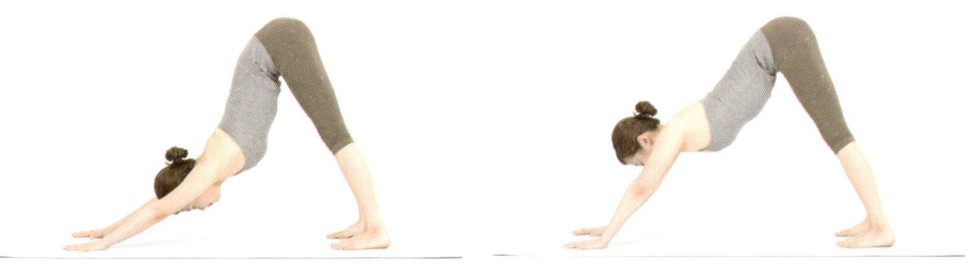

13-3　　　　　　　　　　　　　　13-4

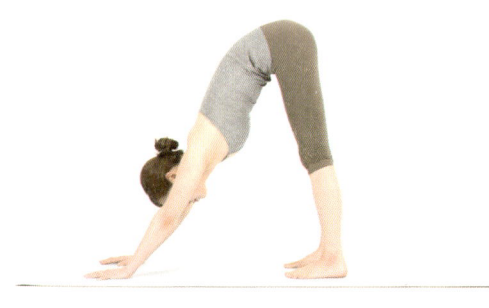 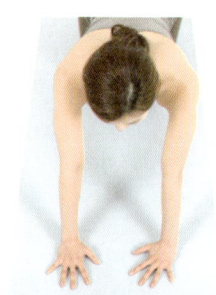

13-5　　　　　　　　　　　　　　13-6

사진 1-1~1-3은 사마스티티(Samasthiti, Tadasana 산 자세)에서 일반적으로 행하는 바르지 않은 자세이다.

- 호흡은 자연스럽게 마시고 내쉰다.
- 드리스티는 코끝이다.

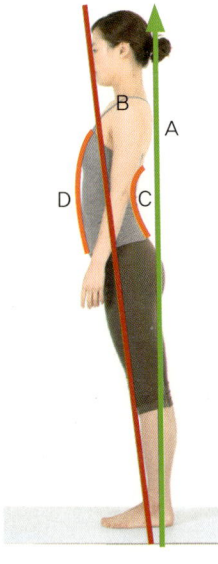

1-1

사진 1-1의 A는 관상면의 무게중심선이다.
B는 전체적인 무게중심이 전방을 향해 치우친 상태이다.
C는 요추가 과도하게 전만된(Hyperlordosis) 상태이다.
D는 가슴과 가로막이 과도하게 팽창된 상태이다.

C와 같이 요추가 과도하게 전만되면 척주세움근(Erector Spinae) 같은 등 근육이 과도하게 수축되어 긴장을 만들고 D와 같이 가슴과 가로막이 과도하게 팽창되면 호흡이 짧아지고 횟수가 증가하여 호흡효율이 떨어진다.
사진 1-1은 요추를 과도하게 꺾고 가슴과 가로막을 팽창시켜 뒤넙다리근 및 종아리 근육들의 피로도를 낮추기 위해 변형된 자세를 만든 것이다.
균형 잡힌 정렬 상태를 유지하기 위해서는 B가 A의 위치로 이동해야 한다.

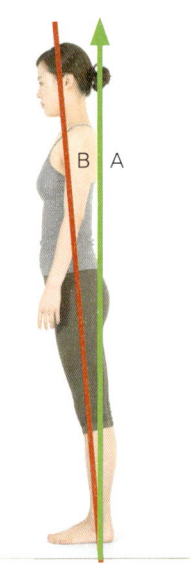

1-2

사진 1-2의 A는 관상면의 무게중심선이다.
B는 전체적인 무게중심이 전방을 향해 치우친 상태이다.
사진 1-1과 같이 전체적인 무게중심이 전방을 향해 치우쳐 있지만 다른 점은 요추 전만과 가슴 및 가로막의 팽창은 줄었다는 점이다. 이는 비교적 몸을 중립 상태로 만들었지만 평소 습관에 의해서 몸의 무게중심이 약간 앞으로 쏠릴 때 드러나는 현상이다. 이때는 무게중심을 유지하기 위해 뒤넙다리근 및 종아리 근육들이 지속적으로 긴장하게 되어 다리에 피로가 누적된다.

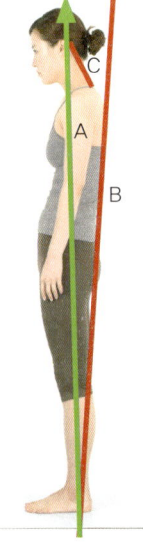

1-3

사진 1-3의 A는 관상면의 무게중심선이다.
B는 전체적인 무게중심이 후방을 향해 치우친 상태이다.
C는 목이 일자목으로 변형된 상태이다.
사진 1-3은 전체적인 무게중심이 후방으로 치우친 상태이다. 두드러진 특징은 C와 같이 목의 일자목이 심화된다는 점이다. 이는 뒤로 무너진 무게중심을 보상하기 위한 몸의 자연스러운 반응이다. 균형 잡힌 정렬 상태를 유지하기 위해서는 B가 A의 위치로 이동해야 한다.

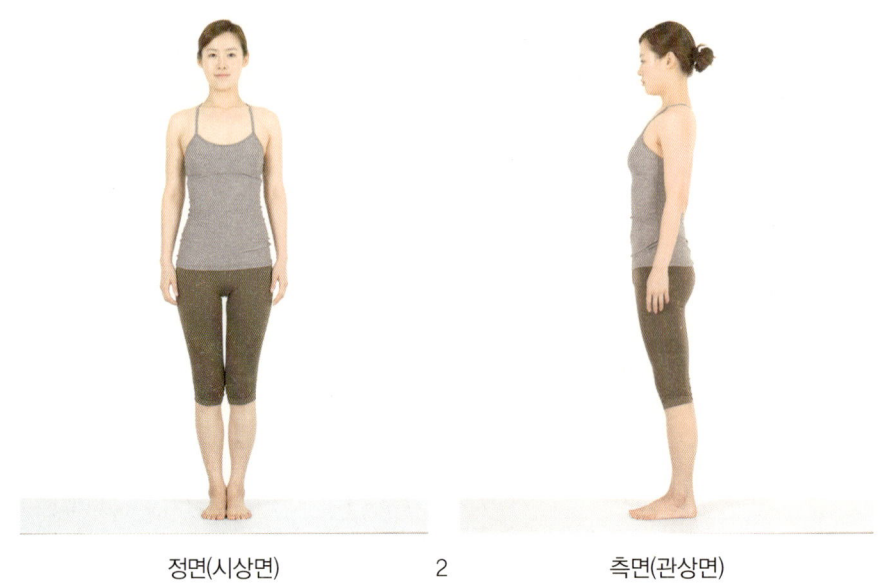

정면(시상면)     2     측면(관상면)

사진 2는 각각 정면(Sagittal Plane, 시상면)과 측면(Coronal Plane, 관상면)에서 정렬 상태를 확인하는 방법을 제시한 것으로 완성도 높은 정렬 상태이다.

관상면에서의 이상적인 정렬 상태는 귀-어깨-골반 측면-무릎 측면-복사뼈가 일직선상에 놓여 있어야 한다. 관상면은 정렬 상태를 확인하는 가장 보편적 방법으로 신체의 전후 균형 상태를 확인하는 방법이고 부가적으로 시상면을 통해 신체의 좌우 균형 상태를 확인하면 통합적으로 정렬 상태를 확인할 수 있다.

사진 3-1과 3-2는 선 상태에서 우르드바하스타(Urdhva Hastasana, 위를 향한 나무 자세)를 수행할 때 일반적으로 행하는 바르지 않은 상태이다.

- 호흡은 마신다.
- 드리스티는 엄지손가락이다.

이 자세에서 기본적으로 놓친 부분은 전체적인 무게중심이 전방으로 쏟아지는 상태를 알아차리지 못한 채 치우친 체중의 불균형을 보상하기 위해 아래와 같은 상태를 만든 것이다.

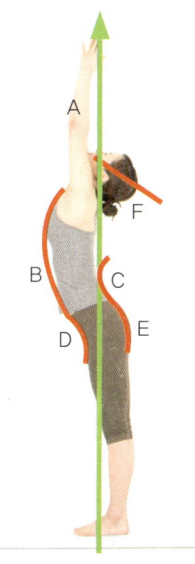

사진 3-1의 A는 관상면의 무게중심선이다.
B는 가슴과 가로막이 과도하게 팽창된 상태이다.
C는 요추가 과도하게 전만된 상태이다.
D는 엉덩허리근이 과도하게 수축한 상태이다.
E는 큰볼기근이 과도하게 이완된 상태이다.
F는 머리가 과도하게 젖혀진 상태이다.

B, C, E, F 문제의 핵심 원인은 D의 엉덩허리근이 과도하게 수축되어 있기 때문이다. 엉덩허리근의 과도한 수축은 척추전만의 가장 주요한 원인이고 무게중심을 과도하게 전방으로 쏠리게 만드는 직접적 원인이 된다.

3-1

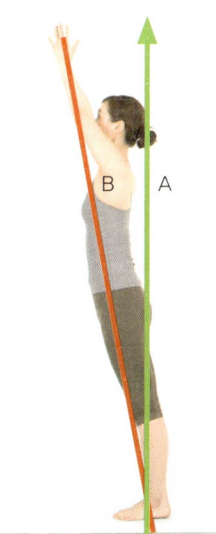

사진 3-2의 A는 관상면의 무게중심선이다.
B는 무게중심이 살짝 전방으로 치우친 상태이다. 이 상태에서는 신체 뒤편의 근육은 모두 긴장된다. 균형 잡힌 정렬 상태를 유지하기 위해서는 B가 A의 위치로 이동해야 한다.

3-2

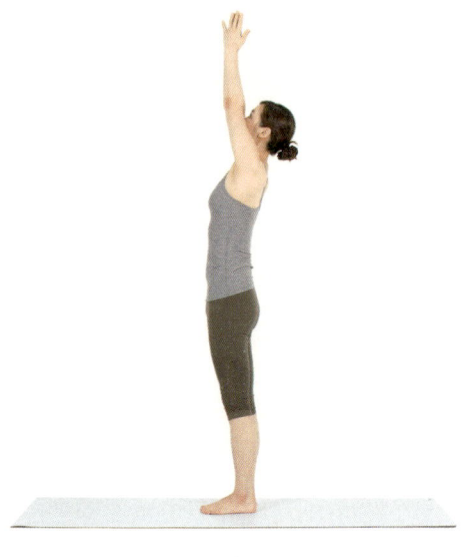

4

사진 4는 균형 잡힌 정렬 상태의 우르드바하스타사나이다.

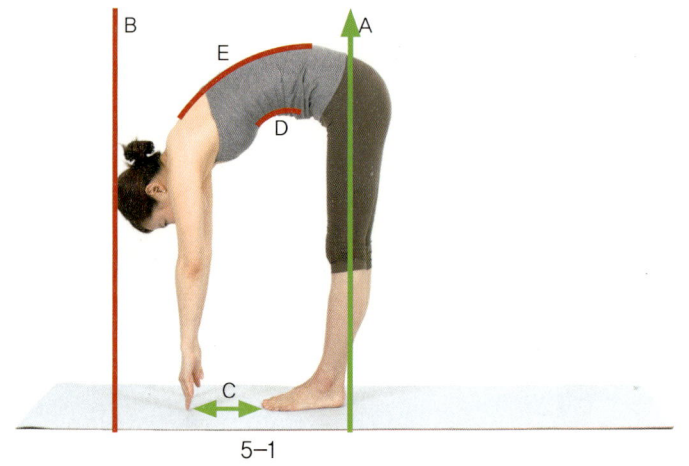

5-1

사진 5-1은 우따나사나(Uttanasana, 선 전굴 자세)를 수행할 때 일반적으로 행하는 바르지 않은 상태이다.

- 호흡은 내쉰다.
- 드리스티는 코끝이다.

A는 관상면의 무게중심선이다.
B는 머리의 위치선이다.
C는 발과 손 사이의 거리를 나타낸다.
D는 가로막과 복부가 과도하게 압박된 상태이다.
E는 등이 과도하게 말린 상태이다.

관상면의 무게중심선 A에서 머리까지의 거리 B가 멀어질수록 척추에서 받아내야 하는 하중 값은 증가하게 된다. 전굴했을 때 뒤넙다리근 및 종아리 근육들의 유연성이 떨어져 E와 같이 등이 말리면서 A~B 사이의 거리가 멀어진 상태이다. 등이 말리면 D와 같이 가로막이 압박되어 호흡이 짧아지고 횟수가 증가하여 호흡효율이 떨어진다. C는 손의 위치가 무게중심선으로부터 멀리 떨어진 상태이다. 이 역시 등의 긴장을 높이는 원인이 된다.

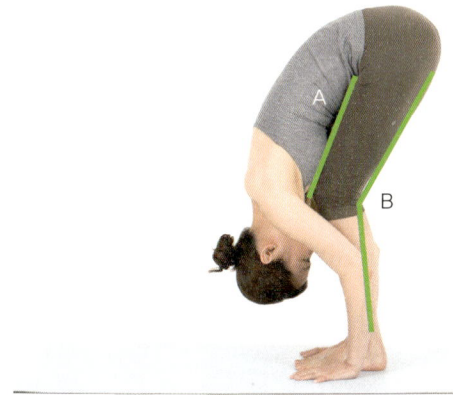

5-2

사진 5-2는 뒤넙다리근 및 종아리 근육들이 긴장된 상태에서 우따나사나를 수행할 수 있는 대안 자세이다.
A는 배-가슴과 허벅지를 밀착시킨 상태이다.
B는 무릎을 구부려 척추의 긴장을 완화시킨 상태이다.

우따나사나에서 상체를 숙일 때 등이 과도하게 말리는 원인은 하체의 뒤넙다리근 및 종아리 근육들이 충분히 이완되어 있지 않기 때문이다. 이 경우 무릎을 구부려 신체 전면부가 밀착되게 만들면 척추의 긴장은 사라진다.

각 아사나에는 운동목적이 있는데 전굴할 때 우선권은 척추중립에 있고 척추중립이 유지된 상태에서 가능한 만큼 다리를 더 펴주는 것이다. 척추중립이 유지되지 않은 상태에서 다리를 펴면 운동목적에서 벗어나게 된다는 것을 잊지 말자.

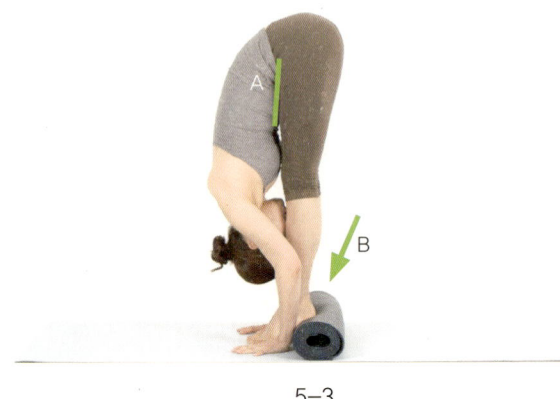

5-3

사진 5-3의 A는 배와 허벅지를 밀착시켜 척추중립을 유지한 상태이다.
B는 발바닥 뒤꿈치를 높여서 뒤넙다리근 및 종아리 근육들을 긴장을 낮춘 상태이다. 이때 전체적인 무게중심을 엄지발가락 쪽으로 더 옮기면 뒤넙다리근 및 종아리 근육들에 가해지는 자극이 커진다.

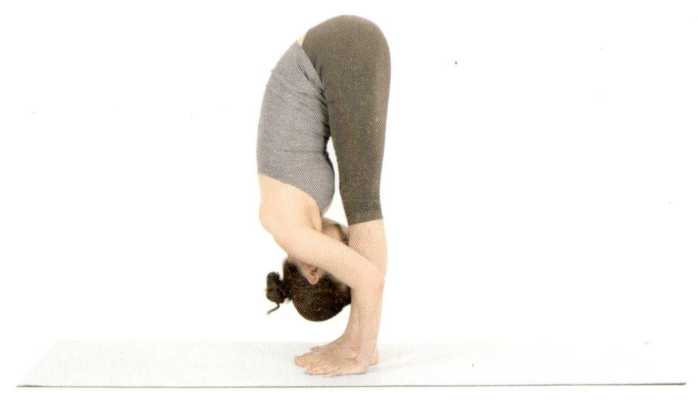

6

사진 6은 균형 잡힌 정렬 상태의 우따나사나이다.

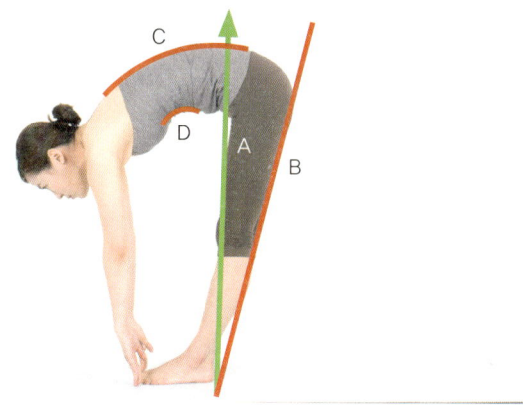

7-1

사진 7-1은 아르다우따나사나(Ardha Uttanasana, 선 반 전굴 자세)를 수행할 때 일반적으로 행하는 바르지 않은 상태이다.

- 호흡은 마신다.
- 드리스티는 제3의 눈이다.

A는 관상면의 무게중심선이다.
B는 후방으로 치우친 무게중심이다.
C는 등이 과도하게 말린 상태이다.
D는 가로막과 복부가 과도하게 압박된 상태이다.
균형 잡힌 정렬 상태를 유지하기 위해서는 B가 A의 위치로 이동해야 한다.
B와 같이 관상면의 무게중심선이 후방으로 치우친 이유는 뒤넙다리근 및 종아리 근육들이 충분히 이완되어 있지 않기 때문이다.
C와 같이 등이 말리면 D와 같이 가로막이 압박을 받아 호흡이 짧아지고 횟수가 증가하여 호흡효율이 떨어진다.

사진 7-2~7-5는 뒤넙다리근 및 종아리 근육들이 긴장된 상태에서 아르다우따나사나를 수행할 수 있는 대안 자세이다.

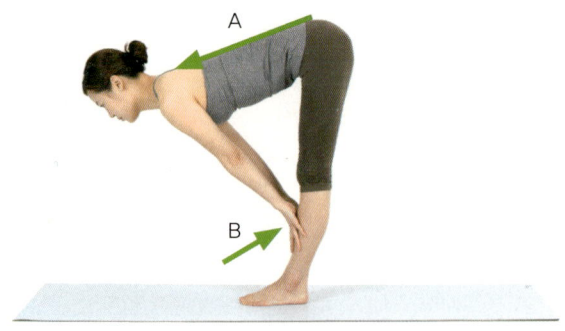

7-2

사진 7-2의 A는 척추중립 및 신장 상태이다.
B는 뒤넙다리근 및 종아리 근육들의 유연성이 허용하는 수준에서 가장 편안한 손의 위치이다.

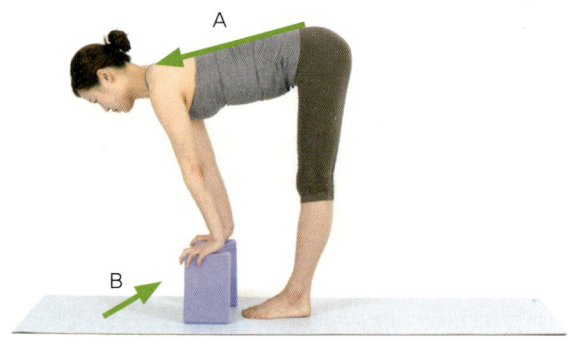

7-3

사진 7-3의 A는 척추중립 및 신장 상태이다.
B는 블록을 이용하여 뒤넙다리근 및 종아리 근육들의 유연성이 허용하는 수준에서 상체를 숙이는 정도이다.

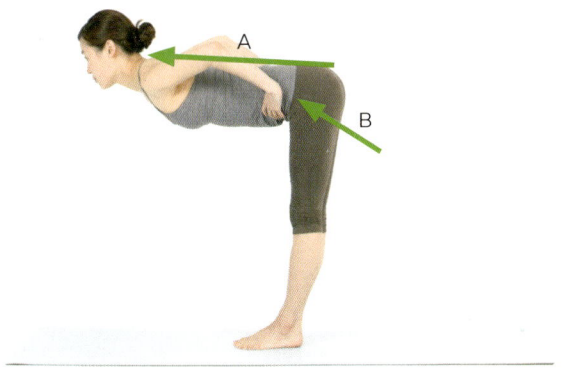

7-4

사진 7-4의 A는 척추중립 및 신장 상태이다.

B는 뒤넙다리근 및 종아리 근육들의 유연성이 많이 떨어질 경우 골반 측면에 손을 대고 양팔꿈치를 척추 중심을 향해 당겨 가슴을 확장하고 척추중립을 유지할 수 있는 상태이다.

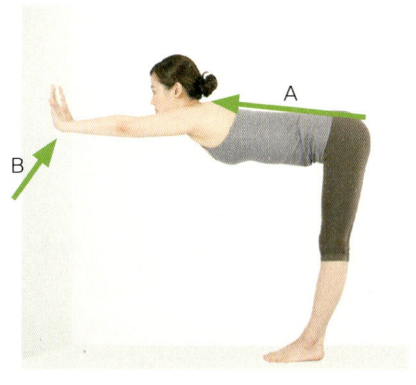

7-5

사진 7-5의 A는 척추중립 및 신장 상태이다.

B는 벽으로 팔을 뻗어 손바닥을 벽에 밀착시키면서 척추중립을 유지할 수 있는 상태이다.

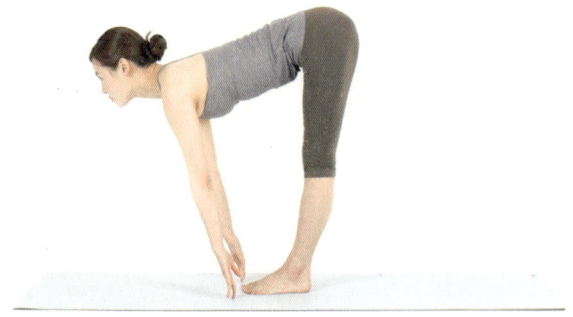

8

사진 8은 균형 잡힌 정렬 상태의 아르다우따나사나이다.

사진 9-1과 9-2는 짜뚜랑가 단다사나(Chaturanga Dandasana)를 수행할 때 일반적으로 측면에서 드러나는 바르지 않은 상태이다.

- 호흡은 내쉰다.
- 드리스티는 코끝이다.

짜뚜랑가에서는 뒤꿈치-엉덩이-어깨에 이르는 신체 뒤편의 선이 바닥과 수평을 이뤄야 한다. 이러한 상태를 유지하기 위해 필수적으로 엉덩이와 아랫배의 근육들이 충분히 강화되어 길항작용을 적절히 수행할 수 있어야 한다.

사진 9-1과 9-2에서 보여 주듯 엉덩이 높이가 신체 뒤편의 수평정렬선보다 높아지거나 낮아지는 이유는 근본적으로는 엉덩이와 아랫배의 근육들이 충분히 강화되지 않은 데 원인이 있고 팔과 어깨의 근력이 충분치 못한 데 부가적인 원인이 있다.

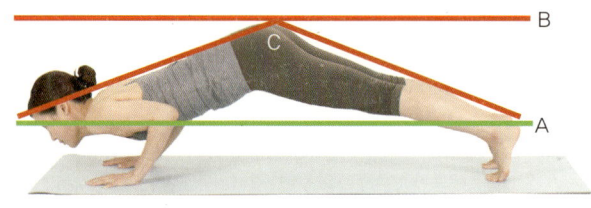

9-1

사진 9-1의 A는 뒤꿈치-엉덩이-어깨에 이르는 신체 수평정렬선이다.

B는 위에 언급한 근력이 충분히 강화되지 못하여 엉덩이 높이가 올라간 상태이다.
C는 낮아진 상체와 뒤꿈치이다.
균형 잡힌 정렬 상태를 유지하기 위해서는 B가 A의 위치로 이동해야 한다.

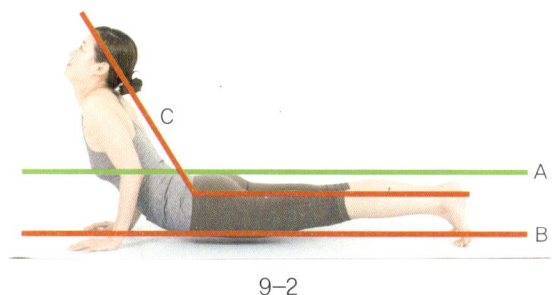

9-2

사진 9-2의 A는 뒤꿈치-엉덩이-어깨에 이르는 신체 수평정렬선이다.
B는 위에 언급한 근력이 충분히 강화되지 못하여 골반이 바닥으로 내려간 상태이다.
C는 높아진 상체이다.
균형 잡힌 정렬 상태를 유지하기 위해서는 B가 A의 위치로 이동해야 한다.

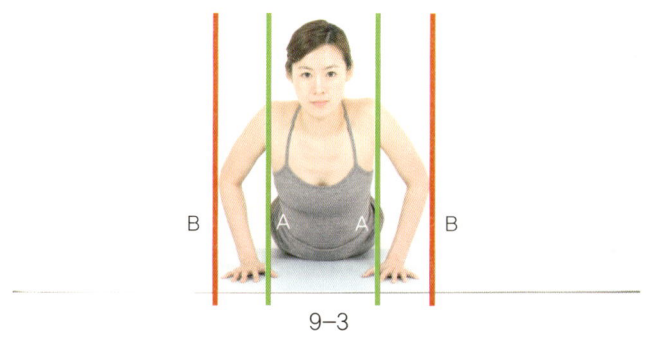

9-3

사진 9-3은 짜뚜랑가로 내려갈 때 일반적으로 정면에서 드러나는 바르지 않은 상태이다.
A는 양어깨와 손바닥의 수직정렬선이다.
B는 정렬선에서 벗어난 팔꿈치 상태이다.
짜뚜랑가로 내려갈 때 위팔 안쪽 면과 상체 측면은 반드시 밀착되어 있어야 하고 무게중심이 엄지손가락 쪽 두덩으로 쏠려 있어야 한다. B에서 손바닥의 무게중심을 확인해 보면 새끼손가락 쪽 두덩으로 무게중심이 쏠려 있는 것을 알 수 있다.

A~B 사이의 거리가 멀어질수록 위팔세갈래근(Triceps Brachii)이 감당해야 할 하중값은 증가하여 근육의 피로를 높이고 팔꿈치 관절의 각도가 커짐으로 인해 팔꿈치 인대들의 부하도 증가하여 부상의 위험을 높인다.

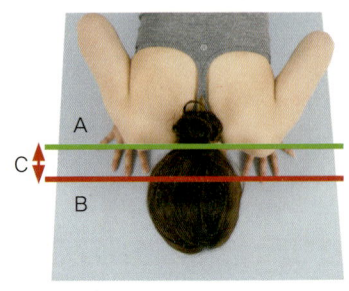

9-4

사진 9-4는 짜뚜랑가 자세를 위에서 내려다 볼 때 일반적으로 드러나는 바르지 않은 상태이다.
사진 9-4의 A는 어깨선의 수평 상태이다.
B는 귀의 수평 상태이다.
C는 A~B 두 선 사이의 거리가 좁아져 있는 상태이다.
어깨와 귀 사이가 멀어진 상태로 내려가야 목과 어깨의 불필요한 긴장을 줄일 수 있다.
어깨와 귀 사이가 가까워지면 경추 신경의 눌림이 발생하여 통증이 유발될 수 있고 호흡 시 팽창되어야 할 흉곽(Rib Cage) 부위가 압박되어 호흡이 짧아진다.
짧은 호흡은 피로의 직접적 원인이 된다.

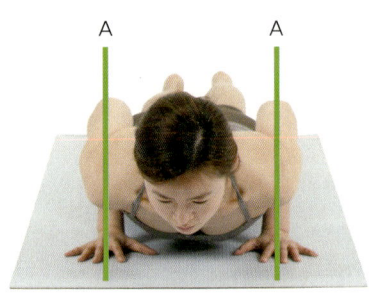

9-5

사진 9-5의 A는 양어깨와 손바닥의 수직정렬선이 상체 측면과 밀착된 상태이다. 이 상태에서 상체를 낮출 때 체중을 효율적으로 분산하여 위팔세갈래근이 감당해야 할 하중값을

줄이고 안정감을 가질 수 있다.

이때는 엄지손가락 쪽 두덩으로 무게중심이 이동하여 전체적인 안정감을 유지할 수 있다.

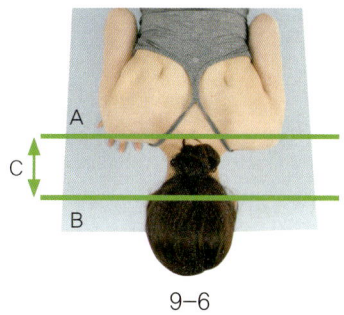

9-6

사진 9-6의 A는 어깨선의 수평 상태이다.

B는 귀의 수평 상태이다.

C는 A~B 두 선 사이의 거리가 충분히 멀어져 있는 상태이다.

어깨와 귀가 멀어진 상태일 때 목과 어깨의 불필요한 긴장이 줄고 호흡이 편안해진다.

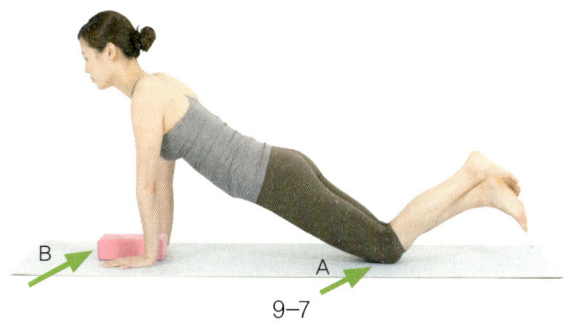

9-7

사진 9-7은 짜뚜랑가를 할 때 어깨와 팔 근력이 충분히 강화되어 있지 않은 경우 A와 같이 무릎을 바닥에 대고 B와 같이 블록을 가슴 밑에 받쳐둠으로써 부족한 근력을 보완할 수 있는 대안이다.

짜뚜랑가로 내려갈 때 팔 근력의 한계에 도달하면 상체의 하중을 지탱할 수 없어 가슴이 바닥으로 털썩 떨어진다. 이 때 팔 근력이 한계에 도달하는 높이 정도로 블록을 가슴 밑에 받쳐두고 가슴이 살짝 닿은 상태에서 더 이상 몸이 아래로 내려가지 않도록 근력을 유지하는 연습을 하면 팔 근력을 기르는데 도움이 된다.

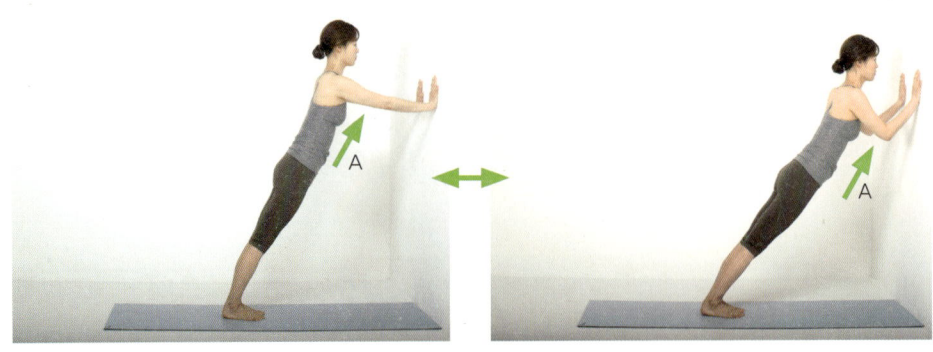

9-8

사진 9-8은 선 자세에서 A와 같이 팔을 쭉 뻗고 벽을 짚고 팔굽혀펴기를 반복함으로써 부족한 위팔세갈래근의 근력을 강화하여 짜뚜랑가를 연습할 수 있는 대안이다.

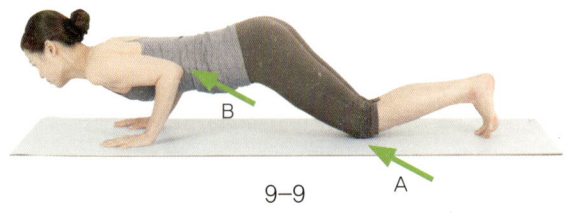

9-9

사진 9-9는 사진 9-5~9-8에 이르는 연습 과정을 통해 팔과 어깨의 근력이 더 강해지면 A와 같이 무릎을 바닥에 댄 채 B와 같이 양팔을 상체 측면에 밀착하고 바닥에 거의 닿을 만큼 내려갈 수 있는 대안이다.
팔을 펴서 올라올 때 역시 어깨-등-골반에 이르는 선이 굽혀지지 않고 수평을 유지하도록 주의해야 한다.

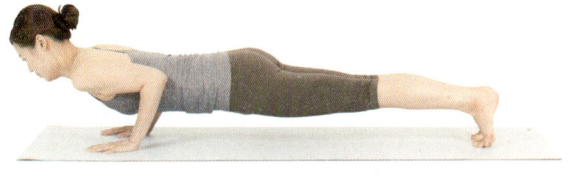

10

사진 10은 균형 잡힌 정렬 상태의 짜뚜랑가이다.

사진 11-1~11-3은 흔히 업독 자세로 알려진 우르드바묵카스바나사나(Urdhva Mukha Svanasana)를 수행할 때 일반적으로 드러나는 바르지 않은 상태이다.

- 호흡은 마신다.
- 드리스티는 제3의 눈이다.

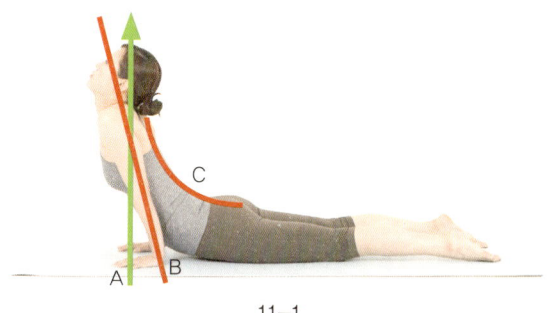

11-1

사진 11-1의 A는 귀-어깨-손바닥의 수직정렬선이다.
B는 전방으로 치우친 귀-어깨-손바닥의 수직정렬선이다.
C는 과도하게 경직된 척추선이다.
귀-어깨-손바닥의 수직정렬이 깨지게 된 원인은 첫째로 짜뚜랑가 자세에서 팔과 어깨의 근력이 충분치 않아 발가락을 뒤쪽으로 밀었다가 다시 충분히 당겨오지 않은 상태에서 우르드바묵카스바나사나를 수행했기 때문이다.
둘째로 신체 앞쪽의 근육들 중 복근들, 엉덩허리근 및 넙다리곧은근이 충분히 이완되지 않고 등 뒤쪽의 척주세움근들의 근력이 충분치 않아서이다. 이 상태를 유지하면 손목이 과도한 압박을 받아 손목굴증후군(Carpal Tunnel Syndrome)이 나타날 수도 있고 어깨와 목이 경직될 수도 있다. 균형 잡힌 정렬 상태를 유지하기 위해서는 B가 A의 위치로 이동해야 한다.

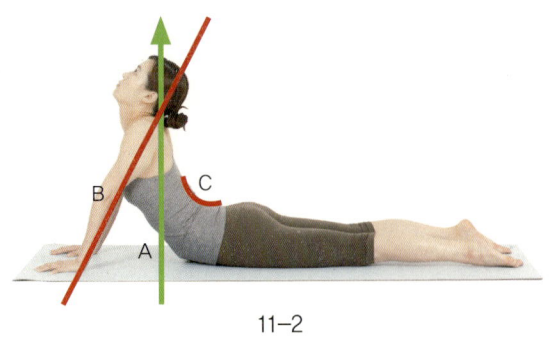

11-2

사진 11-2의 A는 귀-어깨-손바닥의 수직정렬선이다.

B는 후방으로 치우친 귀-어깨-손바닥의 수직정렬선이다.

C는 과도하게 꺾인 요추 전만 상태이다.

귀-어깨-손바닥의 수직정렬이 깨지게 된 원인은 짜뚜랑가에서 팔과 어깨의 근력이 충분치 않아 몸 전체를 바닥에 놓을 수밖에 없는 상태에서 과도하게 유연한 신체 전면 근육만을 이용해 우르드바묵카스바나사나 수행했기 때문이다. 신체 전면이 바닥에 닿았을 때 손을 짚는 위치가 가슴의 위치보다 앞쪽일 경우 B와 같이 수직정렬선의 각도가 커지게 된다. 이 때는 요추에 과도한 압박을 가하여 요추 전만증을 심화시키고 척추 협착의 위험이 커질 수도 있으므로 과도하게 요추를 꺾지 않도록 주의해야 한다. 이 아사나의 근본적인 자세 교정을 위해서는 팔과 어깨, 엉덩이와 배 근육들의 강화가 필요하다. 엉덩이와 배가 풀리지 않도록 적당한 힘을 유지해야 척추 협착의 위험을 줄일 수 있다.

균형 잡힌 정렬 상태를 유지하기 위해서는 B가 A의 위치로 이동해야 한다.

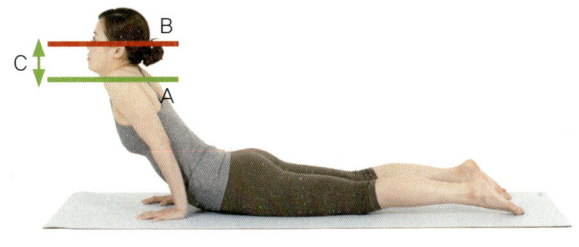

11-3

사진 11-3의 A는 어깨선이다.

B는 귀 선이다.

A~B 양선 사이의 거리 C가 과도하게 가까워져 있다. 이는 가슴과 가로막의 팽창으로 인

한 긴장으로 이어져서 호흡이 짧아지고 횟수가 많아지게 만들어 호흡효율을 떨어뜨린다. 또한 목과 어깨 사이의 근육들이 과도하게 수축하여 긴장을 유발할 뿐 아니라 경추 추간판(Discs)의 압박을 증가시켜 통증을 유발할 수도 있다.

사진 11-4~11-6은 우르드바묵카스바나사나를 좀 더 자연스럽게 수행할 수 있도록 순차적인 연습 과정을 제시한 것들이다. 유연성과 근력이 강화되는 수준에 따라 아사나의 난이도를 올리면 된다.

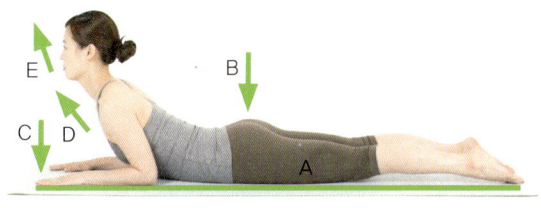

11-4

사진 11-4의 A는 바닥면이다.
B는 엉덩이를 조이는 상태이다.
C는 양손과 팔꿈치를 바닥에 댄 상태이다.
D는 가슴을 앞쪽으로 밀어내는 상태이다.
E는 목과 턱을 위로 끌어올려 확장시킨 상태이다.
신체 전면부 근육들의 긴장이 높을 경우 이러한 대안 자세가 도움이 된다.

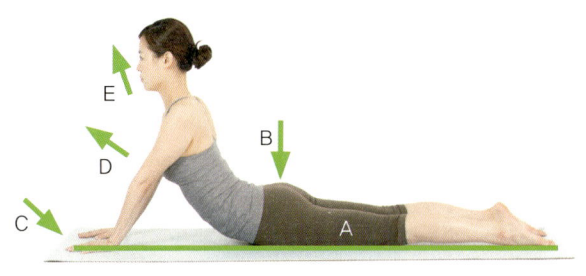

11-5

사진 11-5의 A는 바닥면이다.
B는 엉덩이를 조이는 상태이다.
C는 양손을 바닥에 대고 팔꿈치를 편 상태이다.

D는 가슴을 앞쪽으로 밀어내는 상태이다.
E는 목과 턱을 위로 끌어올려 확장시킨 상태이다.
C와 같이 팔을 더 펴면 요추에 가해지는 압력이 증가하는데 B와 같이 엉덩이 근육을 더 조이면 요추에 가해지는 압력을 분산시킬 수 있다.

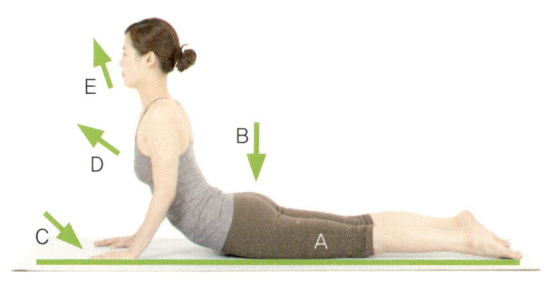

11-6

사진 11-6의 A는 바닥면이다.
B는 엉덩이를 조이는 상태이다.
C는 양손을 바닥에 대고 전체적으로 상체의 무게를 어깨와 팔에 더 실은 상태이다.
D는 가슴을 앞쪽으로 밀어내는 상태이다.
E는 목과 턱을 위로 끌어올려 확장시킨 상태이다.
이 상태에서 신체 전면 근육들은 더 많이 이완되는 반면 요추에 가해지는 압력은 더욱 증가하므로 엉덩이 근육을 반드시 조여야 한다.

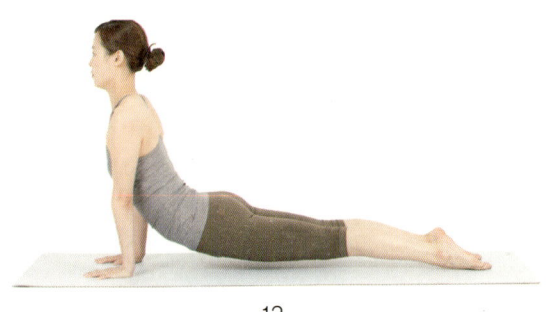

12

사진 12는 균형 잡힌 정렬 상태의 우르드바묵카스바나사나이다.

사진 13-1~13-6은 흔히 다운독 자세로 알려진 아도묵카스바나사나(Adho Mukha

Svanasana)를 수행할 때 일반적으로 행하는 바르지 않은 상태이다.

- 호흡은 내쉰다. 그 후 마시고 내쉬기를 5회 반복한다.
- 드리스티는 배꼽이다.

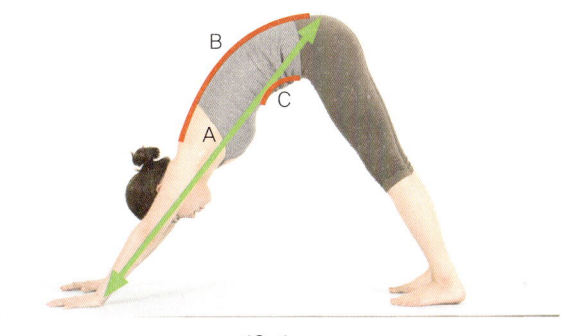

13-1

사진 13-1의 A는 손목-어깨-등-골반에 이르는 정렬선이다.
B는 척추가 과도하게 말린 상태이다.
C는 가로막과 복부가 과도하게 압박된 상태이다.
정렬선 A를 벗어나 과도하게 말린 척추 B의 원인은 뒤넙다리근 및 종아리 근육들이 과도하게 긴장되어 있기 때문이다. 아도묵카스바나사나의 운동목적에서 우선권은 척추중립에 있다. 이와 같은 자세는 운동목적에서 벗어난 상태이다.

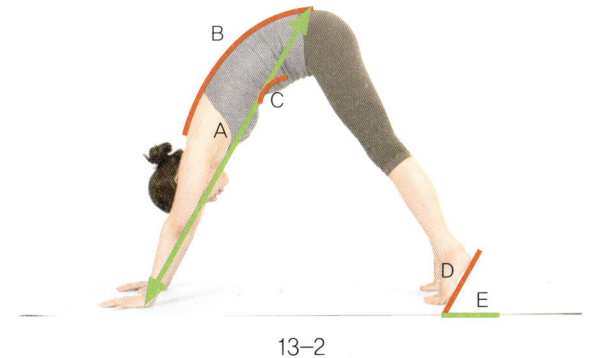

13-2

사진 13-2의 A는 손목-어깨-등-골반에 이르는 정렬선이다.
B는 척추가 과도하게 말린 상태이다.

C는 가로막과 복부가 과도하게 압박된 상태이다.
D는 뒤꿈치가 바닥으로부터 들린 상태이다.
E는 발바닥의 지면 수평면이다.
정렬선 A를 벗어나서 과도하게 말린 척추 B의 원인은 뒤넙다리근 및 종아리 근육들이 과도하게 긴장되어 있기 때문이다. 아도묵카스바나사나의 운동목적에서 우선권은 척추중립에 있다. 이와 같은 자세는 운동목적에서 벗어난 상태이다.
사진 13-1과 비교해서 사진 13-2의 상태는 뒤넙다리근 및 종아리 근육들이 더 많이 경직되어 있다. 그래서 뒤꿈치를 들어도 척추가 말리고 가로막이 압박된다.

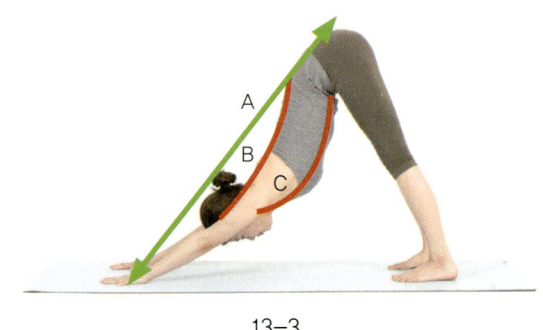

13-3

사진 13-3의 A는 손목-어깨-등-골반에 이르는 정렬선이다.
B는 척추가 과도하게 눌린 상태이다.
C는 가로막이 과도하게 팽창된 상태이다.
정렬선 A를 벗어나서 과도하게 눌린 척추 B의 원인은 어깨 근육들과 뒤넙다리근 및 종아리 근육들이 과도하게 이완되어 있기 때문이다. 아도묵카스바나사나의 운동목적에서 우선권은 척추중립에 있다. 이와 같은 자세는 운동목적에서 벗어난 상태이다.
사진 13-1 및 13-2와 비교할 때 과도한 유연성으로 인해 정렬에서 벗어난 상태이다.
가로막이 압박을 받아도 호흡이 짧아지고 횟수가 늘어나서 호흡효율이 떨어지지만 반대로 가로막이 과도하게 팽창되어도 역시 호흡이 짧아지고 횟수가 늘어나서 호흡효율이 떨어진다.
앞의 13-1~13-3까지와 뒤의 13-4에서 손목-어깨-등-골반에 이르는 정렬선 A를 ↔ 화살표로 표시한 이유는 다운독 자세에서 척추중립 및 신장을 유지하는 원리를 설명하기 위해서이다.
다운독 자세에 대한 흔한 오해 중의 하나는 체중을 손바닥쪽으로 과도하게 쏟아붓고 무게중심을 앞과 밑으로 유지하려는 것이다.

하지만 바른 다운독 자세는 손바닥이 바닥을 밀어내는 반발력을 이용하여 척추를 골반쪽으로 신장시키면서 꼬리뼈가 머리로부터 멀어진다는 느낌을 통해 척추중립을 유지하는 것이다. 이렇게 할 때 다운독 자세는 진정한 휴식 자세가 된다

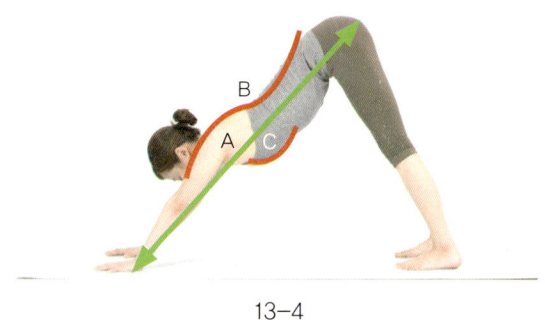

13-4

사진 13-4의 A는 손목-어깨-등-골반에 이르는 정렬선이다.
B는 경직된 어깨와 과도하게 눌린 요추이다.
C는 가로막이 과도하게 팽창된 상태이다.
B와 같이 정렬선 A를 벗어나서 어깨가 솟아 오른 이유는 평소 어깨를 움츠리는 자세를 지속하였기 때문이고 요추 부위가 과도하게 눌린 것은 엉덩허리근의 과도한 수축 때문이다. 가로막이 과도하게 팽창되면 호흡이 짧아지고 횟수가 늘어나서 호흡효율이 떨어진다.

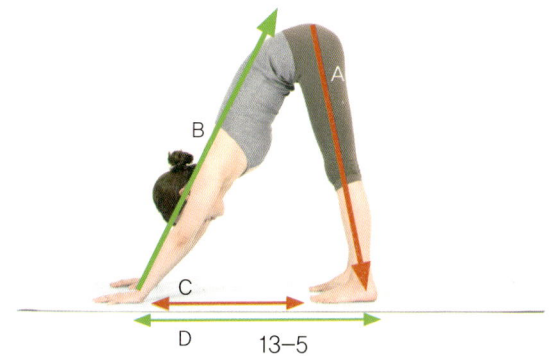

13-5

사진 13-5의 A는 체중이 다리에 과도하게 편중되어 무게중심이 뒤로 넘어가 있는 상태이다.
B는 체중을 손바닥에서 꼬리뼈를 향해 끌어올리는 방향이다.
C는 과도하게 가까운 손바닥과 발바닥 사이의 거리이다.
D는 손바닥과 발바닥 사이의 적당한 거리를 표시한 것이다.

Standing Sequence

아사나 수련 초기에는 아도묵카스바나사나가 휴식과 재충전의 자세로 인식되지 않고 피로를 누적시키는 것처럼 느껴진다. 따라서 수련자는 무의식적으로 손바닥과 발바닥 사이의 거리를 좁혀 체중이 과도하게 손-팔-어깨로 쏠리지 않도록 만든다.

하지만 그렇게 자세를 취할 경우, 손바닥과 발바닥 사이의 적정 거리를 유지한 상태에서 손바닥과 발바닥이 지면을 강하게 밀어 지면과의 반발력으로 생긴 힘을 꼬리뼈로 끌어올리지 못하게 만든다.

손바닥과 발바닥 사이의 적절한 거리가 유지될 때 척추를 신장시키기 쉽고 이리하여 척추중립 상태가 되면 더 느리고 깊은 호흡을 통해 휴식을 취하게 되고 에너지를 재충전할 수 있게 된다. 아도묵카스바나사나에서 가장 놓치지 않아야 할 포인트는 체중을 손바닥으로 쏟는 것이 아니라 꼬리뼈를 향해 힘을 끌어올리면서 척추를 신장시켜야 한다는 점이다.

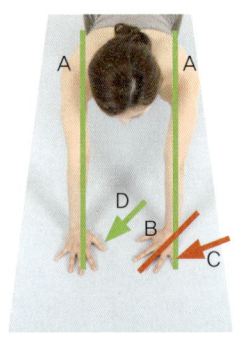

13-6

사진 13-6의 A는 손목과 어깨의 정렬선이다.
B는 안쪽으로 과도하게 틀어진 손목의 각도이다.
C는 손바닥의 무게중심이 새끼손가락 두덩에 과도하게 쏠린 상태이다.
D는 손바닥의 무게중심이 엄지손가락 두덩에 잘 놓인 상태이다.

다운독 자세에서 가장 흔히 하는 실수 중의 하나는 손바닥이 밀리는 것을 방지하기 위해 손목을 안쪽을 향해 트는 것이다. 이 경우 손목 인대에 과도한 긴장이 유발될 수 있고 무게중심이 새끼손가락 두덩으로 이동하게 된다.

무게중심이 새끼손가락 두덩으로 이동하면 팔꿈치가 쉽게 굽혀지게 되어 팔을 펴기가 더 어렵고 위팔세갈래근의 과도한 사용으로 인해 근육의 피로가 증가된다. 또한 점프 포워드(Jump Forward)나 점프 백(Jump Back)처럼 손바닥으로 몸 전체의 하중을 지탱해야 하는 전환 자세에서 팔꿈치를 지속적으로 펴서 몸을 들어올리는 동작을 적절히 수행할 수 없게 된다. 따라서 반드시 엄지손가락 두덩에 무게중심이 위치할 수 있도록 팔을 안쪽을 향해 감아야 한다.

사진 13-7~13-12는 다운독 자세의 완성도를 높일 수 있는 방법들을 순차적으로 제시한 것들이다.

다운독 자세의 운동목적을 고려하여 우선권을 정하면, 첫째는 척추중립 및 신장이고 둘째는 뒤넙다리근 및 종아리 근육들의 이완이다. 다운독의 우선권이 뒤넙다리근 및 종아리 근육들을 이완시키는 것이 아니라는 점을 분명히 이해해야 한다. 상체의 척추를 중립으로 만들고 충분히 신장시키지 않으면 경추에서 꼬리뼈에 이르는 전체 척추선이 뒤를 향한 ')'형태로 과도하게 말리게 된다. 이로 인해 이미 7-1과 7-2의 이미지들을 통해서 설명한 전형적인 문제들이 발생한다.

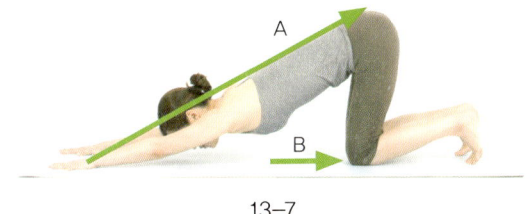

13-7

사진 13-7의 A는 손-어깨-등-골반을 일직선으로 만들어 꼬리뼈를 향해 힘을 끌어올리는 자세이다. B는 뒤넙다리근 및 종아리 근육들의 유연성이 떨어질 때 무릎을 바닥에 대어 척추중립 및 신장을 도울 수 있는 자세이다. 척추중립이 유지되고 뒤넙다리근 및 종아리 근육들의 긴장이 제거되었기 때문에 운동목적에 부합된다.

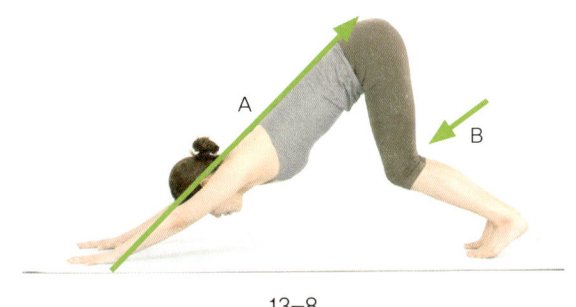

13-8

사진 13-8의 A는 손-어깨-등-골반을 일직선으로 만들어 꼬리뼈를 향해 힘을 끌어올리는 자세이다. B는 뒤넙다리근 및 종아리 근육들의 유연성이 떨어질 때 무릎을 구부려 척추중립 및 신장을 도울 수 있는 자세이다.

척추중립을 유지한 상태에서 뒤넙다리근 및 종아리 근육들의 유연성이 허용되는 만큼 다리를 펴 주면 된다.

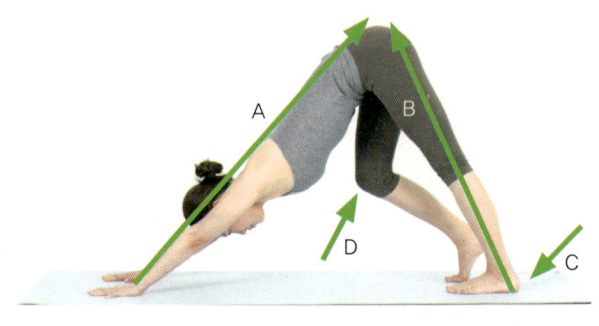

13-9

사진 13-9의 A는 손-어깨-등-골반을 일직선으로 만들어 꼬리뼈를 향해 힘을 끌어올리는 자세이다.

B는 뒤꿈치를 바닥에 밀착시킨 상태에서 지면을 밀어내는 발바닥의 힘을 꼬리뼈를 향해 끌어올리는 상태이다.

C는 한쪽 다리의 뒤꿈치를 바닥에 밀착시켜 뒤넙다리근 및 종아리 근육들을 최대한 늘이는 방법이다.

D는 한쪽 무릎은 자연스럽게 구부려 반대쪽 다리로만 체중을 이동시켜 강하게 뒤넙다리근 및 종아리 근육들을 이완시키는 방법이다.

척주중립을 유지한다는 전제하에 이 모든 이완법을 진행해야 한다.

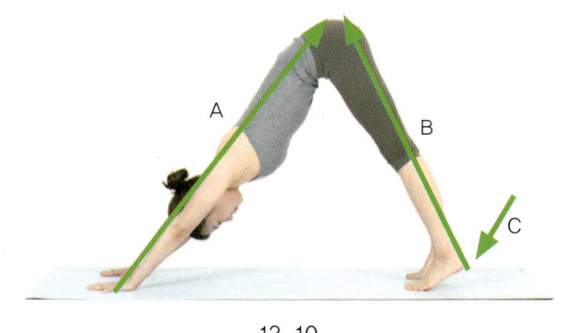

13-10

사진 13-10의 A는 손-어깨-등-골반을 일직선으로 만들어 꼬리뼈를 향해 힘을 끌어올리는 자세이다.

B는 양다리의 뒤넙다리근 및 종아리 근육들을 최대한 늘이면서 지면을 밀어내는 발바닥의 힘을 꼬리뼈를 향해 끌어올리는 상태이다.

C는 뒤넙다리근 및 종아리 근육들이 충분히 이완되지 않았을 때 뒤꿈치를 들어올려 근육의 긴장을 낮추는 방법이다.

척주중립을 유지한다는 전제하에 이 모든 이완법을 진행해야 한다.

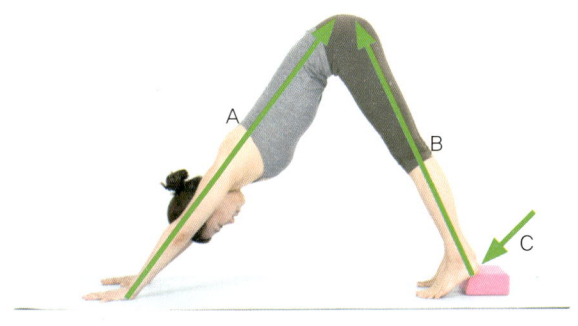

13-11

사진 13-11의 A는 손-어깨-등-골반을 일직선으로 만들어 꼬리뼈를 향해 힘을 끌어올리는 자세이다.

B는 양다리의 뒤넙다리근 및 종아리 근육들을 최대한 늘이면서 지면을 밀어내는 발바닥의 힘을 꼬리뼈를 향해 끌어올리는 상태이다.

C는 뒤넙다리근 및 종아리 근육들이 충분히 이완되지 않았을 때 블록을 이용하여 뒤꿈치를 들어올려 근육의 긴장을 낮추는 방법이다.

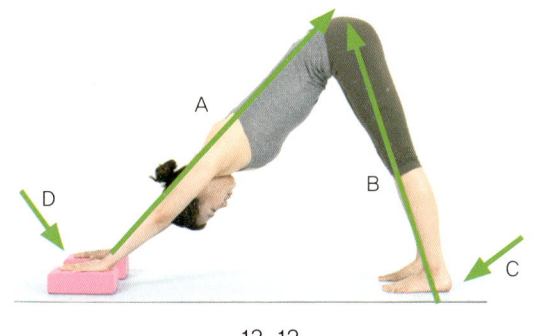

13-12

Standing Sequence

사진 13-12의 A는 손-어깨-등-골반을 일직선으로 만들어 꼬리뼈를 향해 힘을 끌어올리는 자세이다.

B는 양다리의 뒤넙다리근 및 종아리 근육들을 최대한 늘이면서 지면을 밀어내는 발바닥의 힘을 꼬리뼈를 향해 끌어올리는 상태이다.

C는 뒤꿈치를 바닥에 강하게 밀착시킨 상태이다.

D는 뒤넙다리근 및 종아리 근육들이 충분히 이완되지 않았을 때 손바닥 밑에 블록을 받쳐 근육의 긴장을 낮추는 방법이다.

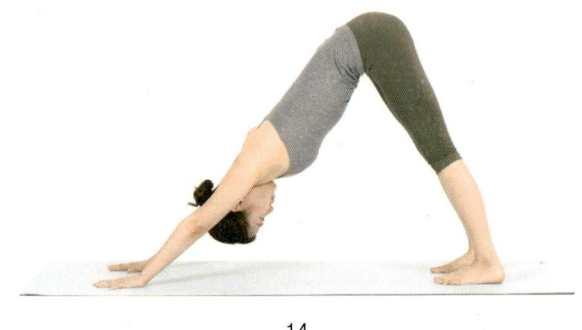

14

사진 14는 균형 잡힌 정렬 상태의 아도무카스바나사나이다.

# 수리야나마스까라 B

(Surya Namaskara B, 태양경배 B 자세)

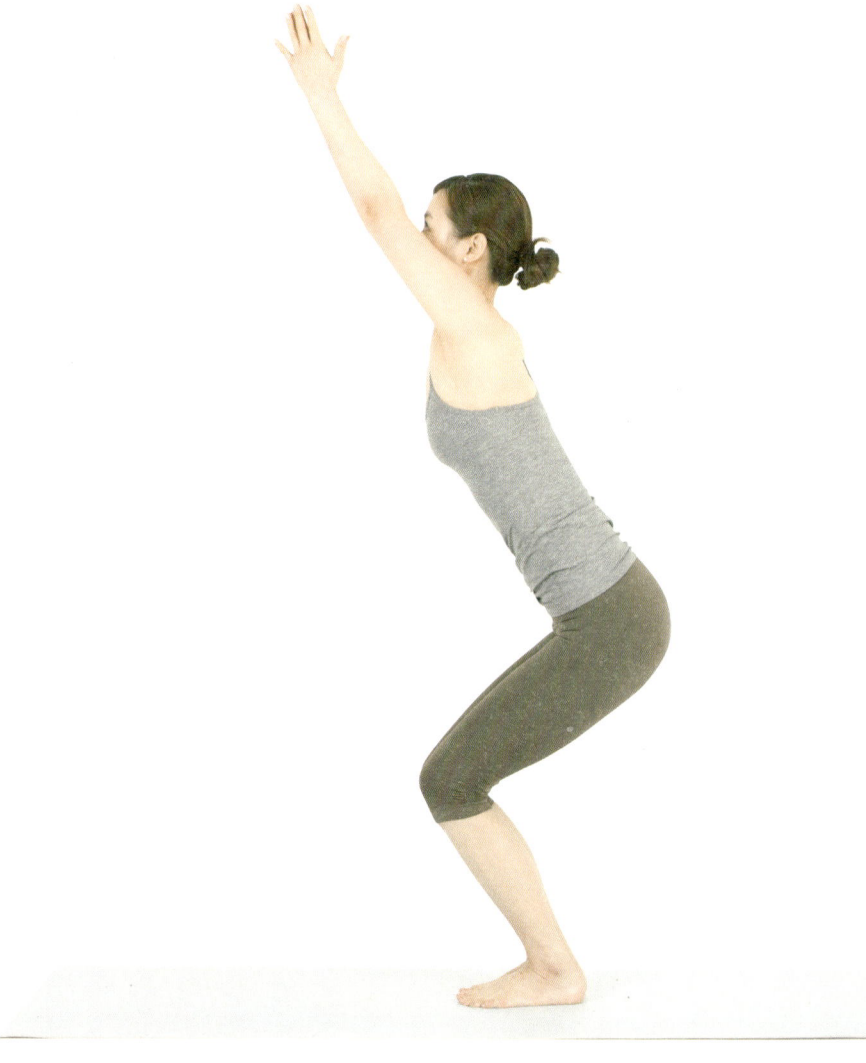

수리야나마스까라 B(Surya Namaskara B, 태양경배 B 자세)는 아쉬탕가 요가 프라이머리 시리즈(Ashtanga Yoga Primary Series)의 두 번째 빈야사로서 17개의 아사나로 이루어진 일련의 아사나 흐름이다. 전체적인 아사나의 난이도가 아주 높지는 않게 구성되어 있지만 1세트를 수련할 때 약 2분 10초 전후로 시간이 걸린다.

수리야나마스까라 A에서 이미 설명한 요가의 핵심 요소가 모두 포함되어 있는데다 추가적으로 더 강한 근력과 회전력이 필요한 아사나들이 포함되어 있어 근력과 유연성의 기초를 다지는 데 적합한 아사나이다.

수리야나마스까라 A와 비교해서 좀 더 섬세한 수준에서 정렬을 배워 볼 수 있는데 비라바드라사나 A(Virabhadrasana A, 전사 자세 A)를 통해서 골반중립과 정렬의 기본을 익힐 수 있다. 수리야나마스까라 A와 B는 일부 동일한 아사나를 포함하고 있으므로 수리야나마스까라 A에서 설명한 동일 아사나에 대한 설명은 여기서는 생략한다.

웃카따사나는 Standing Sequence의 마지막 아사나인 비라바드라사나 전에 나오지만 수리야나마스까라 B에 중복되는 자세가 나오므로 여기서 자세한 설명을 하고 뒤에서는 생략하기로 한다.

- 아래는 바르지 않은 자세이다. 바르지 않은 정렬 상태 및 자세를 표시해 보고 그 이유를 설명해 보시오.

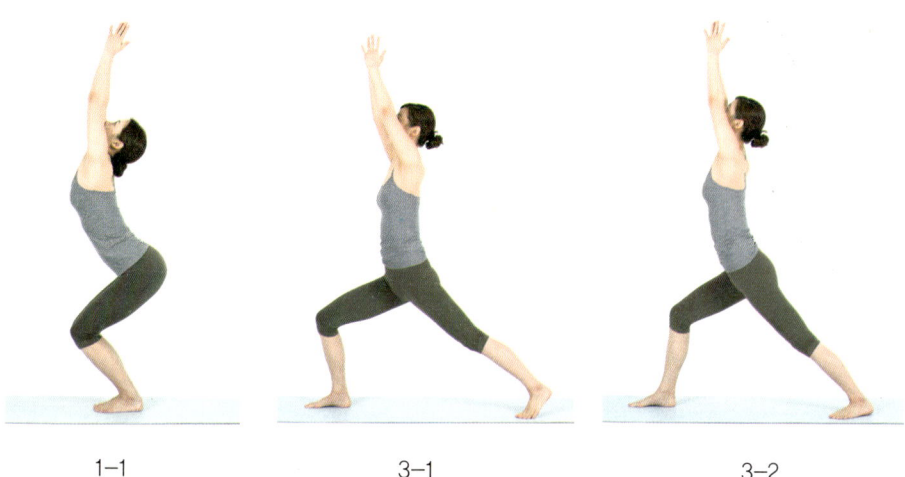

1-1　　　　　　　　3-1　　　　　　　　3-2

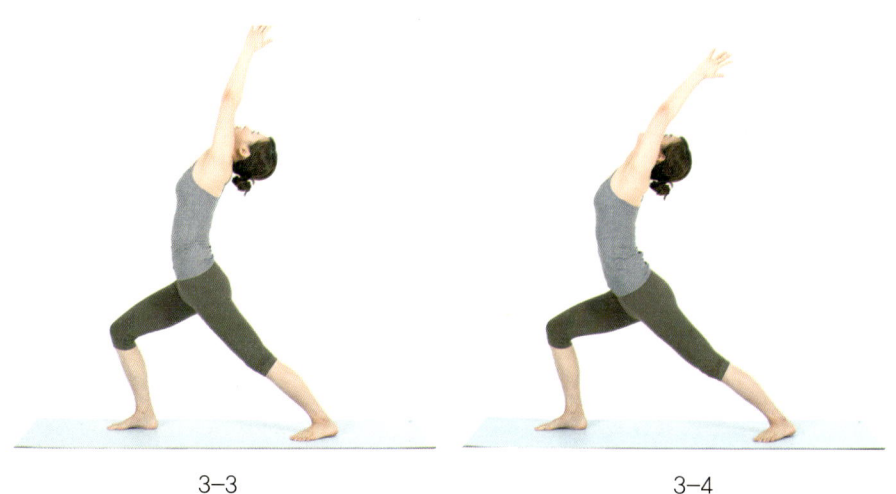

3-3　　　　　　　　　　　3-4

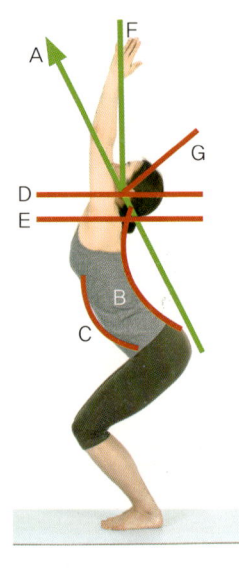

1-1

사진 1-1은 수리야나마스까라 B의 웃카따사나(Utkatasana, 강력한 자세)에서 일반적으로 행하는 바르지 않은 자세이다.

- 호흡은 마신다.
- 드리스티는 엄지손가락이다.

사진 1-1의 A는 골반-등-어깨-팔-손에 이르는 가장 자연스러운 정렬선이다.
B는 과도하게 만곡된 척추선이다.
C는 가로막이 과도하게 팽창된 상태이다.
D와 E는 과도하게 가까워진 어깨와 귀의 거리를 나타낸다.
F는 자연스러운 머리의 각도를 제시한 것이다.
G는 과도하게 젖혀진 머리의 각도이다.

요가 지도 시 교육생들에게 자주 하는 질문은 '만일 해부학적으로 요가를 정의할 때 한 문장으로 어떻게 정의할 것인가?'인데 저자가 제시하는 정의는 '척추 보호를 위한 모든 아사나 수행 방법론'이다.
이유는 인간의 타고난 골격 구조를 따라서 정지 동작 또는 움직임을 만들어 낼 때 가장 효율적으로 에너지를 사용할 수 있고 불필요한 긴장과 통증을 일으키지 않는 아사나 수행을 할 수 있다는 것을 해부학 이론 공부와 몸을 써 본 경험을 통해 깨달았기 때문이다.
이러한 이해를 바탕으로 사진 1-1을 분석해 보면 다음과 같은 사항들을 파악할 수 있다.
A의 골반-등-어깨-팔-손에 이르는 가장 자연스러운 정렬선과 B와 C를 비교해 보면 B의 경우 척추 전체를 과도하게 전만시켜서 자연스러운 골격 구조에 저항을 만든다는 것을 알 수 있다. 또한 그로 인해 C와 같이 가로막을 전방으로 과도하게 팽창시켜 호흡이 짧아지고 횟수가 많아지게 만들어 호흡효율을 떨어뜨린다.
척추의 모양을 보면 정면(시상면)에서 보면 'I'자 모양이고 측면(관상면)에서 보면 경추는 완만한 '(', 흉추는 ')', 요추는 '(' 형상인데 B를 보면 흉추가 원래의 자연스런 뒤를 향한 ')'형상과 다르게 오히려 반대로 '('자 형태를 보이고 있다. 즉, 타고난 골격의 모양과 정반대의 부자연스러운 자세를 취하고 있어서 불필요한 긴장과 통증을 일으킨다.
신체를 볼 때 척추 자체는 부위별로 특정 방향의 만곡(Curve)이 있지만 피부에 둘러싸인 관상면의 전체적인 느낌은 역시 'T'자 모양이어서 사람의 골격은 전체적으로 반듯한 느낌이 들 때 가장 자연스럽게 보인다.

D와 E는 어깨와 귀 사이의 거리를 나타낸 것인데 팔을 위로 뻗는 과정에서 흔히 놓치는 실수가 어깨 자체를 긴장시켜 귀 쪽을 향해 당기면서 목과 어깨 사이 근육의 긴장을 유발하고 경추 추간판들에 불필요한 압력을 가하는 것이다.
팔을 들어올릴 때 약간 어깨의 상승이 일어나기는 하지만 과도하게 귀와 어깨 사이의 근육을 긴장시킬 필요는 없다. 귀와 어깨 사이의 근육이 긴장되면 흉곽도 위로 들리면서 긴장되어 호흡이 짧아지고 횟수가 많아지면서 호흡효율이 떨어진다.

G는 과도하게 젖혀진 머리의 각도를 보여 주는데 이는 드리스티(Drishti, 응시점)에 대한 오해에 기인하는 것이다. 아쉬탕가 요가에서는 각 빈야사 별로 드리스티가 정해져 있는데 드리스티는 몸의 움직임에 따른 자연스러운 시선이지 몸의 유연성 정도를 무시하고 무조건 응시점을 봐야 하는 것은 아니다.
G와 같이 과도하게 목을 뒤로 젖혀 응시점을 보면 목과 어깨 근육들의 긴장을 유발할 수 있고 후두가 압박을 받아 호흡이 불편해질 수 있다.

사진 1-1의 경우 드리스티는 엄지손가락이다. 이때 이미 위에서 설명한 것처럼 A의 골반-등-어깨-팔-손에 이르는 가장 자연스러운 정렬선을 따라 드리스티를 엄지손가락으로 가져간다면 G와 같이 고개를 과도하게 뒤로 젖혀 긴장을 유발할 필요가 없고 머리의 위치는 자연스럽게 F와 같이 이동할 것이다.
B와 같이 등에 과도한 만곡을 만들어서 팔을 수직으로 끌어올렸기 때문에 응시점인 엄지손가락을 보기 위해서 고개를 과도하게 젖힌 것이다.

사진 1-2~1-4는 사진 1-1 자세의 완성도를 높일 수 있도록 순차적으로 난이도를 조절할 수 있는 대안을 제시한 것이다.

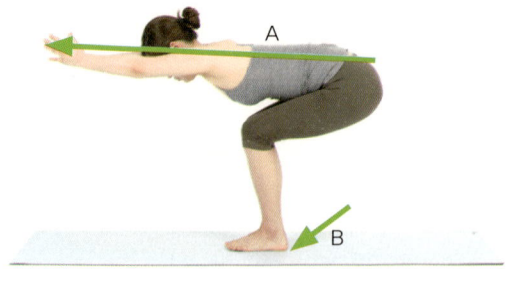

1-2

사진 1-2의 A는 골반-등-어깨-팔-손에 이르는 가장 자연스러운 정렬선을 확립하기 위해서 배와 허벅지를 붙인 상태에서 손가락부터 골반까지를 신장시킨 상태이다.

B는 무게중심을 뒤꿈치에 둠으로써 아사나가 안정된 상태이다.

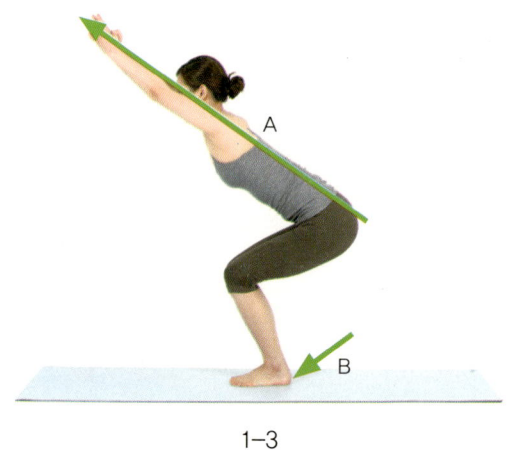

1-3

사진 1-3은 1-2와 비교해서 조금 더 상체를 세운 상태이다. 이는 골반-등-어깨-팔-손에 이르는 정렬선 A의 근육들이 좀 더 강화되었음을 의미한다.

B는 무게중심을 뒤꿈치에 둠으로써 아사나가 안정된 상태이다.

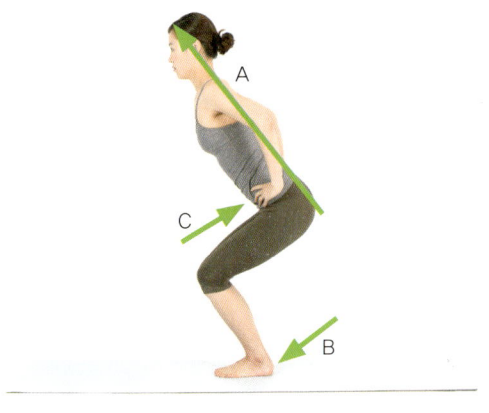

1-4

사진 1-4의 A는 골반-등-어깨에 이르는 가장 자연스러운 정렬선이다.
B는 무게중심을 뒤꿈치에 둠으로써 아사나가 안정된 상태이다.
C는 양손을 골반 측면에 두고 양팔꿈치를 척추 중심선을 향해 당김으로써 가슴을 확장하고 척추를 일직선으로 만드는 방법이다.

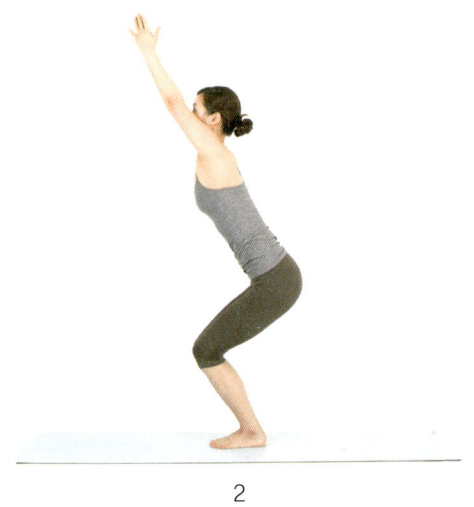

2

사진 2는 앞의 1-2~1-4의 순차적 과정을 거쳐 균형 잡힌 정렬 상태의 웃카따사나이다.

사진 3-1~3-4는 비라바드라사나 A(Virabhadrasana A, 전사 자세 A)에서 일반적으로 행하는 바르지 않은 자세이다.

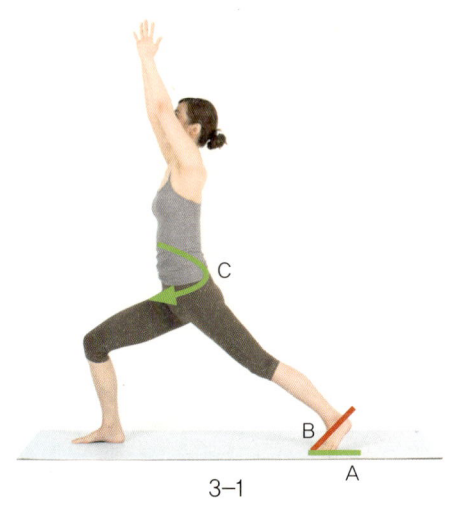

3-1

사진 3-1의 A는 뒷발이 바닥과 밀착되어야 하는 바닥면이다.

B는 발바닥이 들린 상태이다.

C는 뒤로 뻗은 다리 쪽으로 열린 골반의 정렬을 맞추기 위해 감은 상태이다. B와 같이 뒤꿈치가 들리는 이유는 뒤로 뻗은 다리 쪽 엉덩허리근과 앞으로 굽힌 다리 쪽 볼기근들, 회전근들, 넙다리근막긴장근(Tensor Fasciae Latae) 및 엉덩정강근막띠(Ilioibial Tract)가 충분히 이완되지 못한 상태에서 골반정렬을 맞추려고 하면 몸통의 회전이 필요한데, 그 상태를 보상하기 위해 자연스럽게 뒤꿈치를 들게 되는 것이다. 뒤꿈치를 들어서라도 골반정렬을 맞추는 것이 호흡의 효율이나 근육의 긴장을 고려했을 때 유익하다고 판단되지만 대신 자세의 안정성을 떨어뜨릴 수 있다. 결국 긴장된 근육들을 충분히 이완시킨 후에야 안정적으로 아사나를 수행할 수 있게 된다. 그러면 자연스럽게 B가 A의 위치로 이동하게 된다.

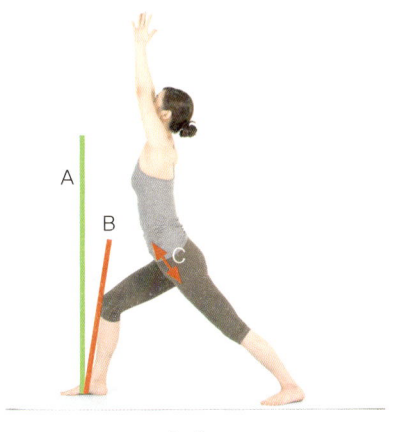

3-2

사진 3-2의 A는 무릎과 발목의 정렬선이다.

B는 무릎을 덜 굽힌 상태이다.

C는 엉덩허리근이 긴장한 상태이다.

앞무릎과 발목이 수직이 되지 않고 무릎을 굽힐 수 있는 여분이 남아 있다는 것은 자세의 안정성이 떨어지고 에너지의 온전한 흐름이 제한된다는 의미이다. 주된 원인은 C와 같이 뒷다리의 엉덩허리근이 충분히 이완되지 않아서 무릎을 더 굽히지 못하기 때문이다. 앞무릎을 더 굽히기 위해서는 뒷다리의 엉덩허리근이 더 깊게 이완되어야 있어야 하는데 그렇지 않으면 엉덩허리근에 긴장이 생기기 때문에 무릎을 덜 구부리게 되는 것이다.

엉덩허리근이 충분히 이완되면 B는 A의 위치로 이동하게 된다.

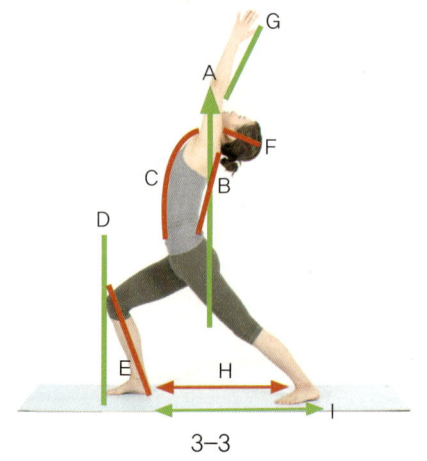

3-3

사진 3-3의 A는 관상면의 무게중심선이다.
B는 과도하게 뒤로 젖혀진 무게중심선이다.
C는 가로막이 과도하게 팽창되고 상체가 과도하게 젖혀진 상태이다.
D는 무릎과 발목의 정렬선이다.
E는 과도하게 굽혀진 무릎 각도이다.
F는 과도하게 뒤로 젖혀진 머리 각도이다.
G는 자연스러운 머리의 각도이다.
H는 앞발 뒤꿈치와 뒷발 사이의 좁은 거리이다.
I는 앞발 뒤꿈치와 뒷발 사이의 적절한 거리이다.
H와 같이 앞발 뒤꿈치와 뒷발 사이의 거리가 좁을 경우 무릎을 구부리면 무릎이 발목을 넘어가면서 무릎 연골, 인대 및 무릎을 펴는 작용을 하는 넙다리네갈래근에 과도한 긴장이 생긴다. 무너진 무릎 각도를 보상하기 위해 B와 같이 상체를 과도하게 뒤로 젖히고 C와 같이 가로막과 상체를 과도하게 팽창시키고 그로 인해 F와 같이 목 역시 과도하게 뒤로 젖히게 된다. 결국 I와 같이 양발 사이의 거리가 적절하게 유지되면 이 모든 문제들은 쉽게 개선할 수 있게 된다.

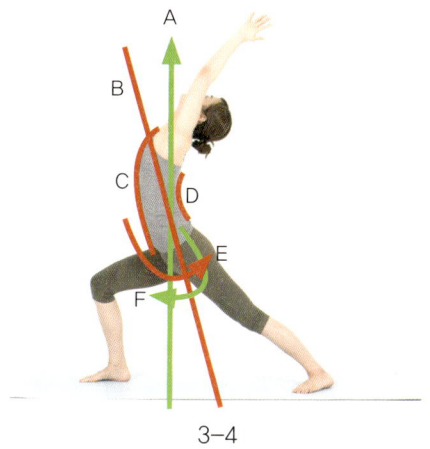

3-4

사진 3-4의 A는 관상면의 무게중심선이다.

B는 과도하게 앞으로 기운 무게중심선이다.

C는 가로막이 과도하게 팽창되고 상체가 과도하게 젖혀진 상태이다.

D는 과도한 등의 만곡 상태이다.

E는 과도하게 열린 골반 상태이다.

F는 적절하게 감은 골반 방향이다.

B와 같이 무게중심이 앞으로 무너질 경우 앞쪽의 굽힌 다리는 과도하게 하중을 받아 쉽게 피로하게 되고 뒷다리는 지면을 밀어내는 반발력을 통해 형성되어야 할 에너지가 형성되지 않아 상체를 수직으로 세우지 못하게 만든다. 또한 무게중심이 무너진 상체의 균형을 보상하기 위해서 D와 같이 등을 과도하게 뒤로 젖히게 되고 그로 인해 당연히 가로막과 상체는 과도하게 팽창된다. 사진 3-1에서 설명한 것처럼 골반을 감지 못하는 원인이 동일한 상태에서 아사나를 과도하게 완성시키고자 하는 의지가 앞서면 이처럼 부자연스러운 자세를 만들게 된다.

사진 3-1에서 언급한 관련 근육들을 사전에 충분히 이완시킨 후 복근들을 수축하고 척추를 세운 뒤 F와 같이 골반을 감아 주면 자연스러운 자세를 유지할 수 있게 된다.

사진 3-5~3-7은 자세의 완성도를 높일 수 있도록 순차적으로 난이도를 조절할 수 있는 대안을 제시한 것들이다.

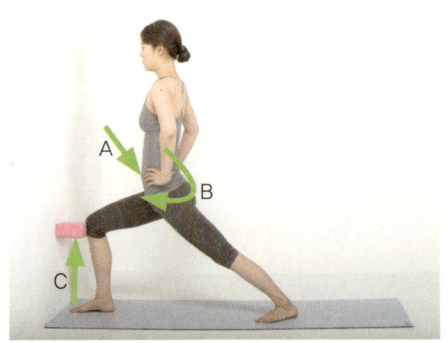

3-5

사진 3-5의 A는 양손을 골반을 잡도록 한 것이다.
B는 뒤로 뻗은 다리 쪽 골반을 감아 골반과 몸통이 중립이 되도록 제시한 것이다.
C는 벽에 블록을 대고 무릎으로 밀어서 무릎의 각도와 미는 힘을 조절할 수 있는 대안이다.

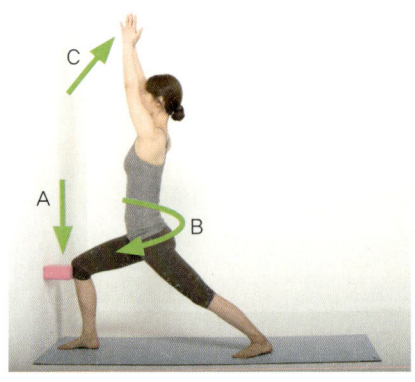

3-6

사진 3-6의 A는 벽에 블록을 대고 무릎으로 밀어서 무릎의 각도와 미는 힘을 조절할 수 있도록 한 것이다.
B는 뒤로 뻗은 다리 쪽 골반을 감아 골반과 몸통이 중립이 되도록 제시한 것이다.
C는 팔을 자연스럽게 천정을 향해 끌어올리도록 제시한 것이다.

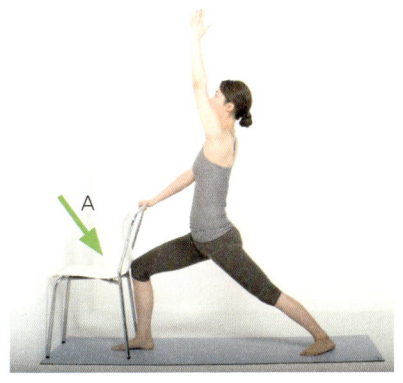

3-7

사진 3-7은 의자를 이용해서 A와 같이 무릎을 구부리는 각도와 미는 힘을 조절할 수 있는 대안이다.

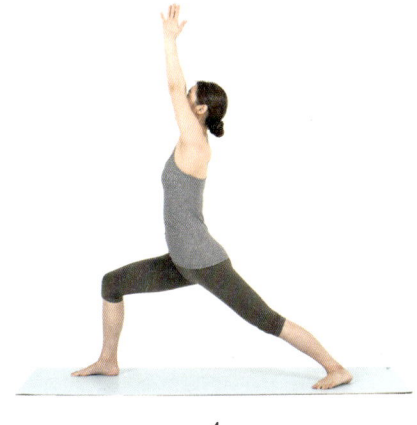

4

사진 4는 사진 3-5~3-7의 대안 과정을 거쳐 균형 잡힌 정렬 상태의 비라바드라사나 A이다.

# 빠당구스타사나 (Padangusthasana, 선 전굴 자세 A)
# &
# 빠다하스타사나 (Padahastasana, 선 전굴 자세 B)

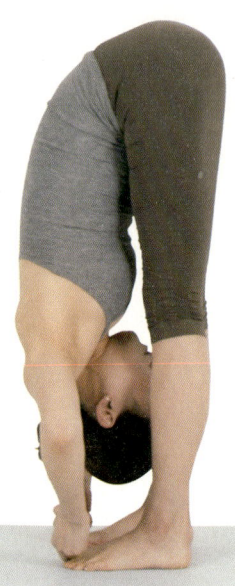

빠당구스타사나(Padangusthasana, 선 전굴 자세 A)와 빠다하스타사나(Padahastasana, 선 전굴 자세 B)의 경우 강한 전굴 자세인데 척추는 중립을 유지한 상태에서 뒤넙다리근과 종아리 근육들을 늘여야 한다.

두 아사나는 손의 위치와 잡는 모양이 조금 다른데 빠다하스타사나가 좀 더 깊은 전굴 자세이다. 기본적으로 같은 수련 원리를 적용하기 때문에 여기서는 빠당구스타사나만 설명하기로 한다.

이 두 아사나들에서 주의할 점 중의 하나는 상체를 숙일 때 어깨를 너무 과도하게 당기지 말아야 한다는 점이다. 상체를 숙여 손으로 발가락을 잡거나 손바닥을 발바닥 밑에 넣는 과정에서 팔꿈치를 과도하게 굽혀 상체를 더 깊게 숙이려는 경우가 있다.

그러나 운동목적을 분석해 보면, 상체를 숙이면서 엉덩관절을 움직임의 축으로 두어 척추 중립 및 신장을 유지하기만 하면 자연스럽게 뒤넙다리근 및 종아리 근육들은 이완되기 때문에 굳이 팔을 강하게 당겨서 상체를 허벅지에 밀착시켜야 할 이유가 없다.

즉, 상체를 허벅지에 밀착시키려고 팔꿈치를 구부리면서 위팔두갈래근(Biceps Brachii)을 수축하고 어깨와 목 사이를 좁히는 어깨올림근(Levator Scapulae) 및 등세모근 윗갈래(Trapezius Upper Fiber)를 수축하는 것은 전혀 불필요한 근육 활동이다.

이 근육들이 개입하면 목과 어깨에 불필요한 긴장과 통증이 발생할 수 있다.

이 두 아사나에서 손으로 발가락을 잡을 때는 손가락 굽힘근들(Flexor Digitorum)만 관여하면 된다.

- 완성 자세에 호흡을 5회 반복한다.
- 드리스티는 코끝이다.

- 아래는 바르지 않은 자세이다. 바르지 않은 정렬 상태 및 자세를 표시해 보고 그 이유를 설명해 보시오.

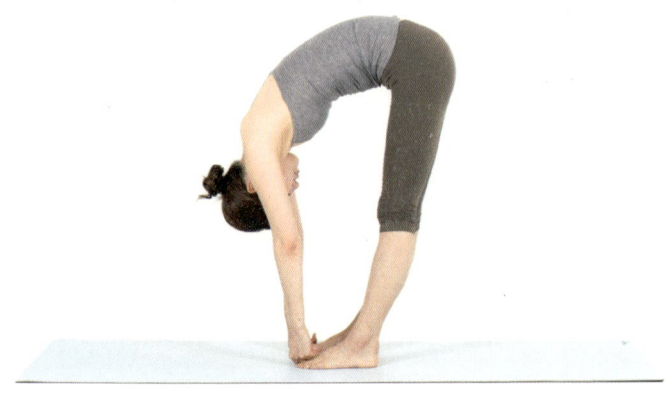

1-1

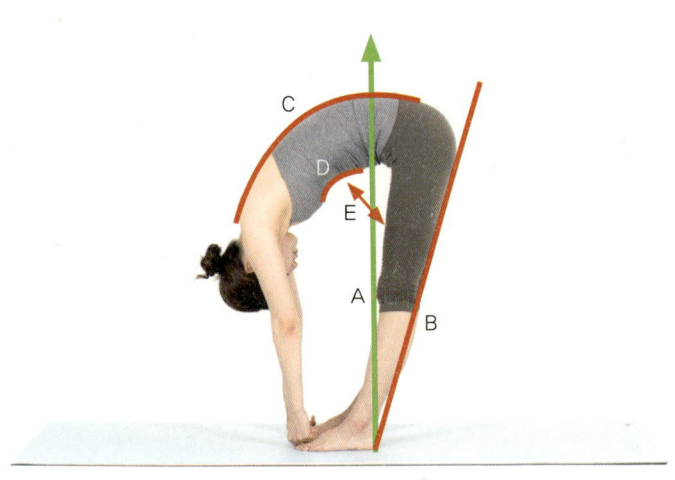

1-1

사진 1-1은 빠당구스타사나에서 일반적으로 행하는 바르지 않은 자세이다.
사진 1-1의 A는 관상면의 무게중심선이다.
B는 과도하게 뒤로 넘어간 무게중심선이다.
C는 등이 과도하게 말린 상태이다.

D는 가로막과 복부가 과도하게 압박된 상태이다.

E는 멀어진 배와 허벅지 사이의 거리이다.

이와 같은 상태의 주된 원인은 뒤넙다리근과 종아리 근육들이 충분히 이완되지 않은 상태에서 무리해서 전굴을 깊게 했기 때문이다.

전굴 자세의 운동목적을 고려하면, C는 척추중립에서 벗어난 상태여서 척추에 과도한 긴장을 유발하고, D는 가로막이 압박됨으로써 호흡이 짧고 횟수가 많아져 호흡효율이 떨어진 상태이다. 또한 C와 같이 등이 말린 채 상체를 숙이면 정작 이완시키고자 하는 뒤넙다리근 및 종아리 근육에는 자극이 전해지지 않으므로 운동목적에서 벗어난다. 자연스러운 아사나가 되기 위해서는 B가 A의 위치로 이동해야 한다.

B가 A의 위치로 이동하지 못하는 이유는 책 첫머리에서 이미 언급한 '신체의 대칭구조로 인해서 신체의 전후, 상하가 반대로 긴장과 이완 상태를 이루기 때문이다.

하체의 뒤넙다리근(Hamstrings), 종아리 근육인 장딴지근(Gastrocnemius)과 가자미근(Soleus)은 상체 등 근육인 척주세움근이 수축되고 상체 앞쪽의 근육인 복근, 가슴근 및 엉덩허리근이 먼저 충분히 이완되지 않으면 신체의 대칭구조로 인해서 이완되기 어렵다는 것을 이해해야 한다.

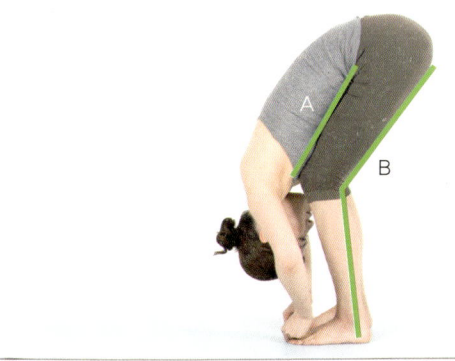

1-2

사진 1-2의 A는 배-가슴-허벅지를 밀착시킨 상태이다.

B는 무릎을 구부린 상태이다.

A와 같이 배-가슴-허벅지를 밀착시키면 척추의 긴장은 제거되고 호흡 또한 자연스럽게 바뀐다. 그리고 이완시키고자 의도한 뒤넙다리근 및 종아리 근육들에 늘이고자 하는 힘을 전달할 수 있다.

이때 무게중심을 엄지발가락으로 이동시키면 해당 근육들을 더 깊게 이완시킬 수 있다.
B와 같이 무릎을 구부려 뒤넙다리근 및 종아리 근육들에 가해진 불필요한 긴장을 제거하면서 호흡을 하면 해당 근육들이 천천히 이완되기 시작하는데 이때 배와 허벅지를 밀착시킨 상태에서 서서히 무릎을 펴면 된다.

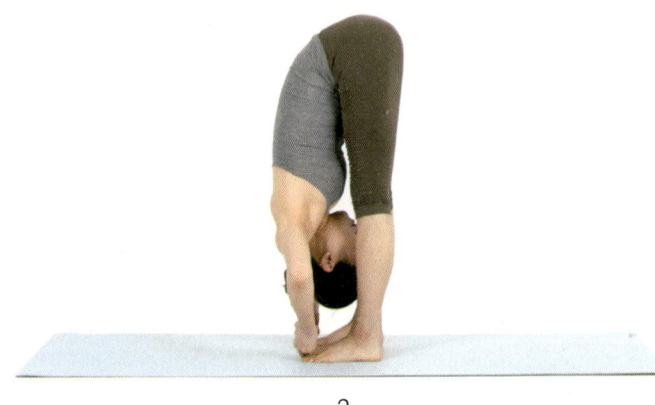

2

사진 2는 균형 잡힌 정렬 상태의 빠당구스타사나이다.

# 우띠따트리코나사나

(Utthita Trikonasana, 삼각 자세)

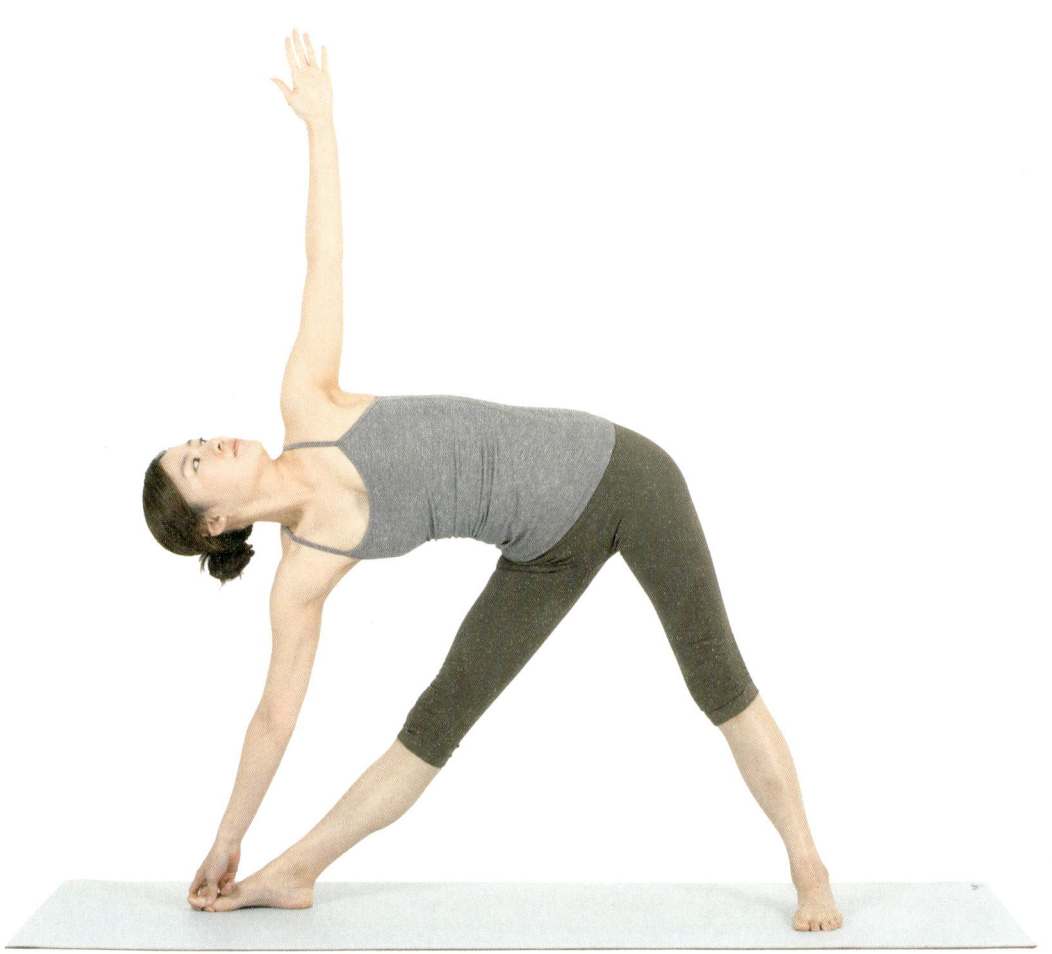

우띠따트리코나사나(Utthita Trikonasana, 삼각 자세)의 경우 측면 정렬(관상면의 정렬선)을 맞춰 가슴과 엉덩이가 전후로 돌출되지 않을 정도까지만 상체를 낮춰야 한다. 이렇게 할 때 운동목적에 맞게 측면 옆구리 근육과 앞다리의 뒤넙다리근 및 종아리 근육들을 늘이고 호흡을 자연스럽게 할 수 있다. 가슴이 관상면의 정렬선으로부터 벗어나 위치할 경우 응시점을 바라보려는 노력 때문에 목과 어깨가 긴장하게 된다.

- 호흡은 완성 자세에서 5회 반복한다.
- 드리스티는 위로 뻗은 손이다.

- 아래는 바르지 않은 자세이다. 바르지 않은 정렬 상태 및 자세를 표시해 보고 그 이유를 설명해 보시오.

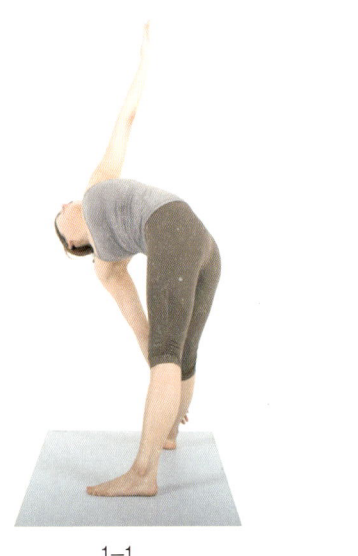
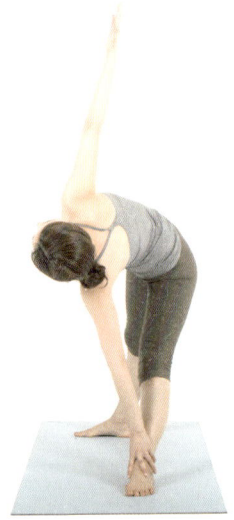

1-1　　　　　　　　　　　　　　　1-2

사진 1-1과 1-2는 우띠따트리코나사나에서 일반적으로 행하는 바르지 않은 자세이다.

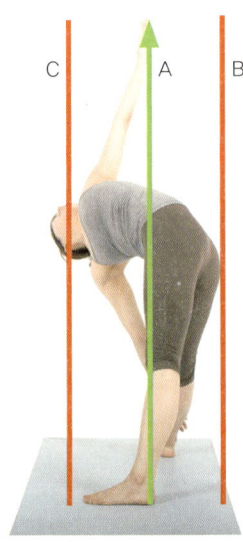

1-1

사진 1-1의 A는 관상면의 무게중심선으로 정렬선이다.
B는 과도하게 뒤로 빠진 엉덩이 정렬선이다.
C는 과도하게 무너진 가슴정렬선이다.
가슴과 엉덩이의 정렬이 앞뒤로 무너진 이유는 하체 앞다리의 뒤넙다리근 및 종아리 근육들, 그리고 상체 측면을 감싸고 있는 근육들이 충분히 이완되지 않은 상태에서 과도하게 상체를 측면으로 숙였기 때문이다.
정렬에서 벗어난 상태에서 응시점을 바라보려고 하는 순간 목과 어깨 주변 근육들은 긴장하게 되고 호흡은 짧고 횟수가 증가하여 효율이 떨어진다.
이 경우 측면으로 기울여 내려가는 정도를 낮추면 B와 C는 A의 정렬선과 일치하게 되어 운동목적에 부합된다.

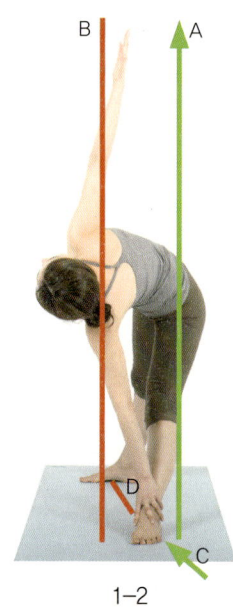

사진 1-2의 A는 관상면의 무게중심선으로 정렬선이다.
B는 과도하게 무너진 가슴정렬선이다.
C는 유연성의 한도보다 깊게 숙여 발을 잡아 정렬이 무너진 상태이다.
D는 앞발 뒤꿈치와 뒷발의 안쪽 발날 중간이 일직선상에 있어 균형이 불안정해진 상태이다.

아쉬탕가 요가 수련 시 지도자가 섬세한 동작 설명을 하는데 우띠따트리코나사나의 경우 가능하다면 엄지발가락을 잡도록 지도한다. 하지만 대부분의 요가 수련자의 몸 상태는 정렬을 유지하면서 엄지발가락을 잡을 수 있을 정도로 유연하지 못하다.
앞발 뒤꿈치와 뒷발의 발날 중심이 일직선상에 위치하게 되면 좌우 보폭이 좁아져 중심을 잃기 쉽다. 이러한 불균형 상태를 보상하기 위해 상체의 가슴은 전방으로 무너지고 하체의 엉덩이는 후방으로 돌출되어 정렬이 무너지는 원인이 된다. 따라서 충분히 유연하지 않다면 억지로 엄지발가락을 잡을 필요가 없고 앞발 뒤꿈치와 뒷발의 좌우 보폭을 좀 더 넓게 벌려 주는 것이 좋다.

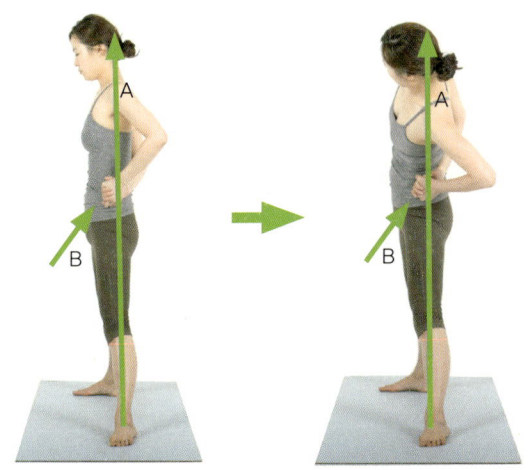

1-3

사진 1-3은 가슴과 골반의 정렬이 무너지지 않도록 측면으로 숙이는 자세의 대안이다.
A는 관상면의 무게중심선으로 정렬선이다.

B는 옆구리 측면에서 양손을 맞잡은 상태이다.

우띠따트리코나사나에서 정렬을 맞추는 연습을 하기 위해서는 한쪽 팔을 등 뒤로 감고 다른 손으로 옆구리 측면에서 잡은 상태에서 시선은 천정을 향하도록 한다. 그리고 측면으로 기울이면서 관상면의 무게중심선 정렬이 무너지지 않는 유연성의 한도까지만 내려가면 된다.
시선을 천정을 향해 두는 이유는 팔을 뻗었을 때 드리스티를 고려한 것이기도 하지만 위를 보는 과정에서 가슴을 확장하여 열어 줌으로써 정렬을 유지하기 쉽기 때문이다.

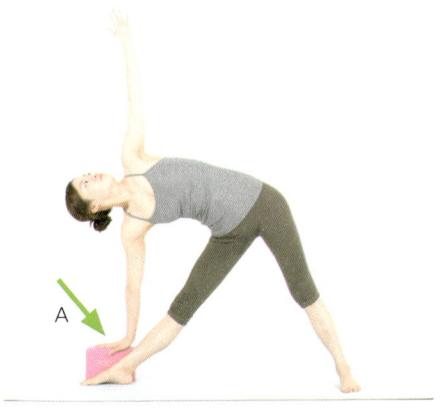

1-4

사진 1-4는 측면으로 숙일 때 A와 같이 블록을 이용함으로써 부족한 유연성을 보완하여 정렬을 유지할 수 있는 대안이다.

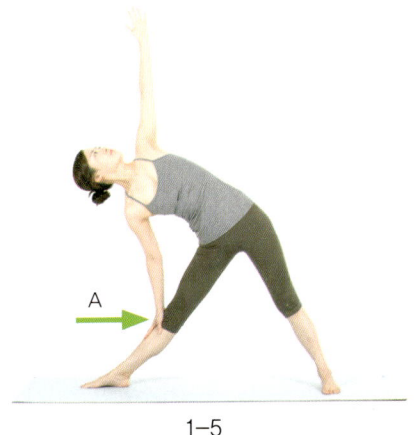

1-5

사진 1-5는 측면으로 숙일 때 A와 같이 손으로 정강이나 무릎 같은 신체 한 부분을 가볍게 접촉함으로써 부족한 유연성을 보완하여 정렬을 유지할 수 있는 대안이다.

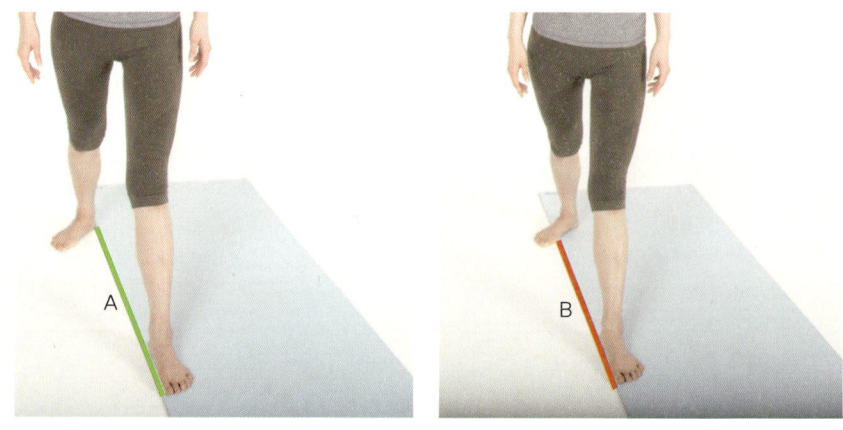

1-6

사진 1-6은 사진 1-2에서 설명한 발의 정렬에 대한 상세 이미지이다.
A는 앞발날 안쪽과 뒷발날 뒤꿈치에 정렬한 상태이다.
B는 앞발날 안쪽과 뒷발날 중간에 정렬한 상태이다.
유연성이 충분치 않다면 앞발 안쪽선과 뒷발 뒤꿈치를 양옆으로 더 벌려놓는 것이 안정적인 균형 유지에 좋고 유연성이 충분하다면 앞발 안쪽선과 뒷발 뒤꿈치가 좀 더 안쪽으로 교차되어도 문제는 없다.
따라서 자신의 유연성 정도를 확인하여 앞발과 뒷발의 위치를 결정하는 것이 필요하다.

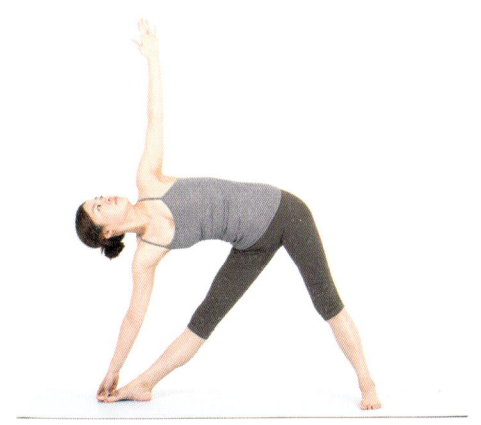

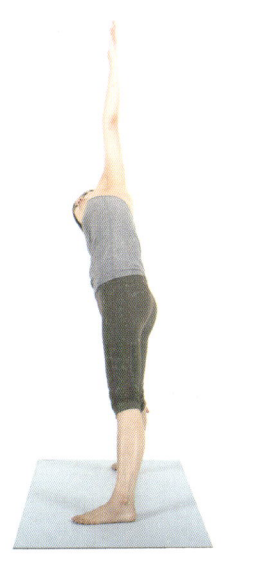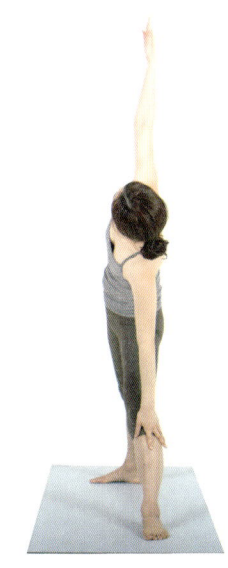

2

사진 2는 앞의 순차적인 대안 과정을 거쳐 균형 잡힌 정렬 상태의 우띠따트리코나사나이다.

# 빠리브르타트리코나사나

(Parivrtta Trikonasana, 회전 삼각 자세)

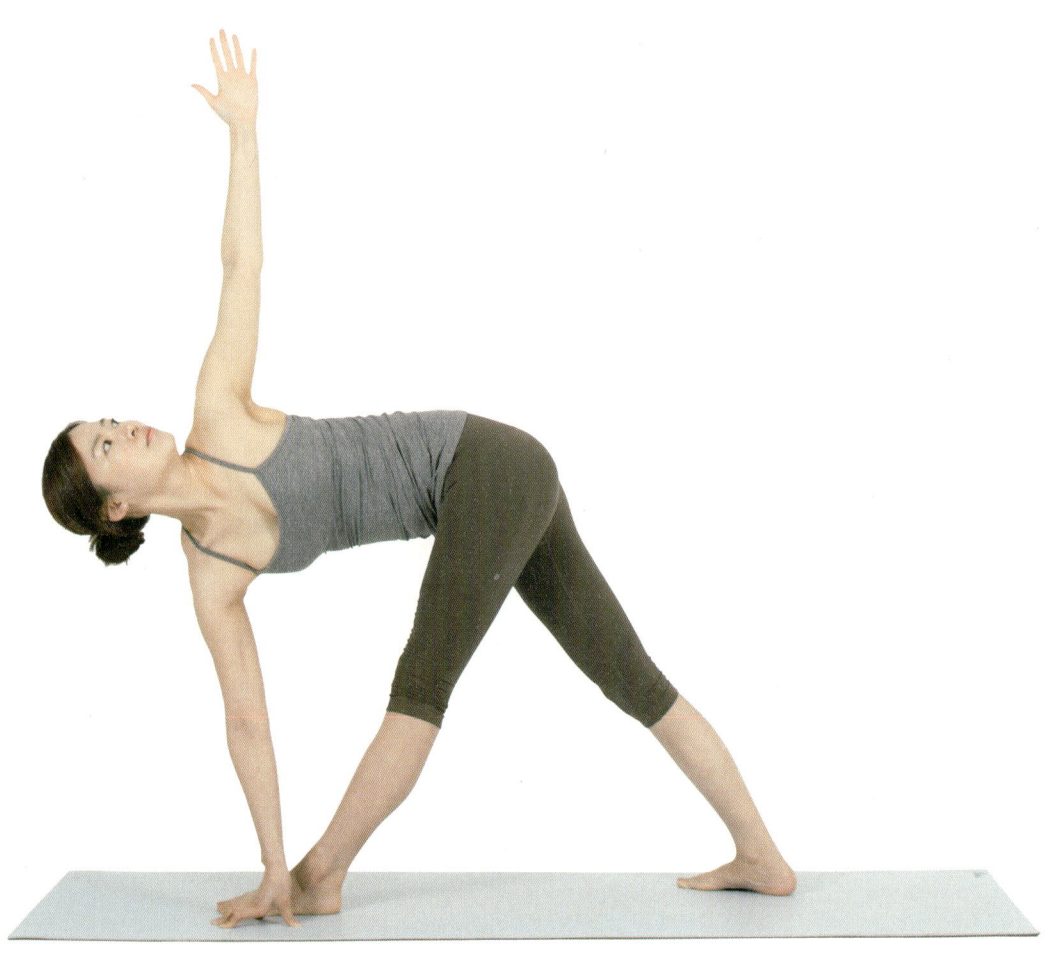

빠리브르타트리코나사나(Parivrtta Trikonasana, 회전 삼각 자세)는 관상면의 정렬(측면 정렬)을 유지하면서 하체의 유연성 향상, 골반정렬, 균형 그리고 흉추의 회전력과 엉덩이 측면 근육들의 유연성을 향상시킬 수 있는 아사나이다.

상체에서 회전은 흉추에서 발생하는데 이는 골격 구조의 특징에서 기인한다. 경추는 굽힘(Flexion)과 신장(Extension), 좌우 굽힘과 신장, 그리고 회전(Rotation)을 비교적 자유롭게 수행할 수 있는 골격 구조-척추골돌기(Vertebral Process)-를 가지고 있다.

흉추는 척추골돌기가 굽힘과 신장에 적합하지 않고 대신 회전에 적합한 형태이기 때문에 상체에서 회전은 흉추에서 발생한다고 하는 것이다.

요추는 척추골돌기가 굽힘과 신장에 적합한 형태로 되어 있다.

- 호흡은 완성 자세에서 5회 반복한다.
- 드리스티는 위로 뻗은 손이다.

- 아래는 바르지 않은 자세이다. 바르지 않은 정렬 상태 및 자세를 표시해 보고 그 이유를 설명해 보시오.

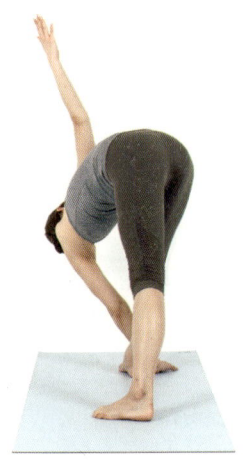
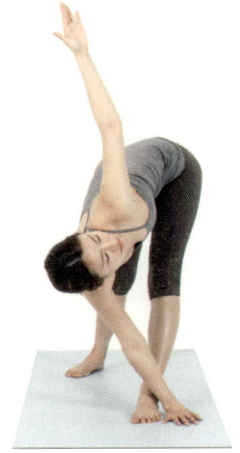

1-1　　　　　　　　　　1-2

사진 1-1과 1-2는 빠리브르타트리코나사나에서 일반적으로 행하는 바르지 않은 자세이다.

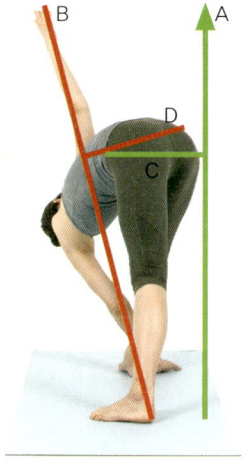

1-1

사진 1-1의 A는 관상면의 정렬선이다.
B는 과도하게 무너진 가슴정렬선이다.
C는 골반정렬선이다.
D는 틀어진 골반정렬선이다.
A선에 가슴과 앞다리가 일직선상에 위치해야 정렬이 맞음에도 불구하고 실제 가슴의 위치는 B선 상에 놓인 이유는 크게 세 가지로 구분할 수 있다.
첫째는 상체의 회전력은 흉추에서 발생하는데 흉추 부위에서 회전에 관여하는 근육들이 충분히 이완되어 있지 않아서이다. 둘째는 엉덩이 측면에서 골반이 중립을 유지하기 위해서는 앞다리 쪽 엉덩이 측면 근육들이 충분히 이완되어 있어야 하는데 그렇지 않아서이다. 셋째는 양다리의 뒤넙다리근 및 종아리 근육들이 충분히 이완되어 있지 않기 때문이다.
D와 같이 골반정렬이 맞지 않은 상태에서 상체를 숙이면 양다리의 뒤넙다리근 및 종아리 근육들을 충분히 이완시킬 수 없어서 운동목적에서 벗어난다. 따라서 골반은 반드시 C와 같이 수평을 이룰 수 있도록 앞다리 쪽 골반을 뒤를 향해 밀어서 골반정렬을 맞춰야 한다. 정렬에서 벗어난 상태에서 응시점을 바라보려고 하는 순간 목과 어깨 주변 근육들은 긴장하게 되고 호흡은 짧고 횟수가 증가하여 효율이 떨어진다.
이 경우 상체를 숙여 내려가는 정도를 낮추면 B는 A의 정렬선과 일치하게 되고 D는 C의 정렬선과 일치하게 되어 운동목적에 부합된다.

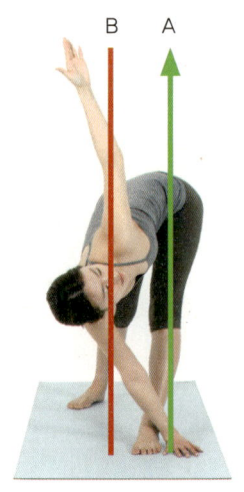

1-2

사진 1-2의 A는 관상면의 정렬선이다.
B는 무너진 가슴정렬선이다.
위와 같이 정렬에서 벗어난 원인은 사진 1-1에서 설명한 내용과 동일하다.

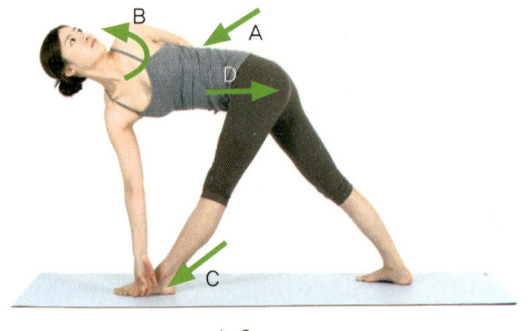

1-3

사진 1-3~1-5는 대안 자세이다.
사진 1-3은 가슴을 확장하기 위한 대안 자세이다.
A는 흉추회전을 돕기 위해 팔을 등 뒤로 감은 상태이다.
B는 흉추를 회전시켜 가슴을 정면 벽을 향해 열어 준 상태이다.
C는 하체 뒤넙다리근 및 종아리 근육들이 충분히 이완되어 있지 않을 때 손가락을 세워 부족한 유연성을 보완한 상태이다.

D는 앞다리 쪽 골반을 뒤쪽을 향해 밀어 줌으로써 골반정렬을 맞춘 상태이다.

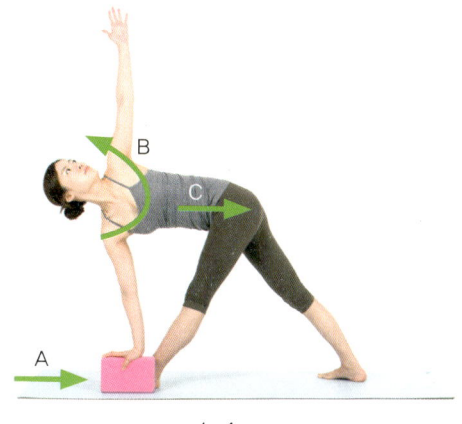

1-4

사진 1-4의 A는 블록을 이용하여 부족한 유연성을 보완하여 정렬을 맞춘 상태이다.
B는 흉추를 회전시켜 가슴을 확장시키면서 팔을 끌어올린 상태이다.
C는 앞다리 쪽 골반을 뒤로 밀어 골반정렬을 맞춘 상태이다.
유연성 정도를 고려하지 않고 깊은 자극이 가해지는 아사나를 무리해서 수행하는 것이 아사나를 잘하는 것은 아니다.
아사나 수행을 잘하는 것은 현재 자신의 몸 상태에 맞는 수준에서 정렬을 맞춰서 수행하는 것이다.

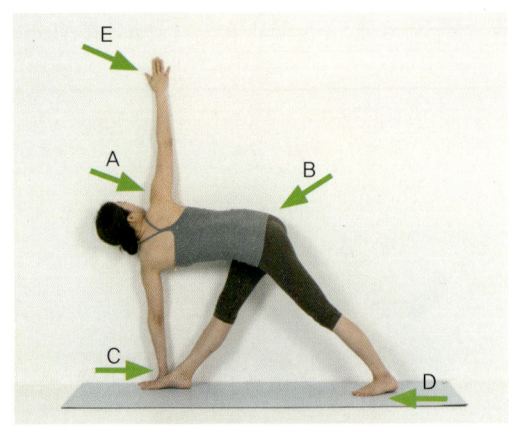

1-5

사진 1-5는 벽을 이용하여 정렬을 맞추는 대안이다.

A는 가슴을 벽에 밀착시킨 상태이다.

B는 앞다리의 골반을 뒤로 밀어 정렬을 맞추면서 엉덩이 측면을 벽에 밀착시킨 상태이다.

C는 정렬에 도움이 되는 손의 위치를(필요 시 손가락을 세우거나 블록을 사용하면 된다) 보여 준다.

D는 뒷발을 확고하게 바닥에 밀착시킨 상태이다.

E는 위로 뻗은 팔의 손바닥을 벽에 밀착시켜 가슴을 확장한 상태이다.

벽과 신체 앞면이 밀착될 때 흉추의 회전력이 극대화되고 엉덩이 측면 근육들이 충분히 이완되어 완성도 높은 빠리브르타트리코나사나를 수행할 수 있다.

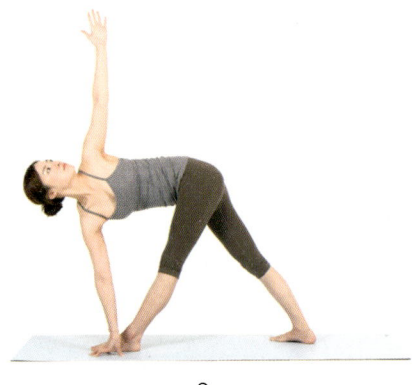

2

사진 2는 앞의 순차적인 과정을 거쳐 균형 잡힌 정렬 상태의 빠리브르타트리코나사나이다.

# 우띠따빠르스바코나사나

(Utthita Parsvakonasana, 측면 각 자세)

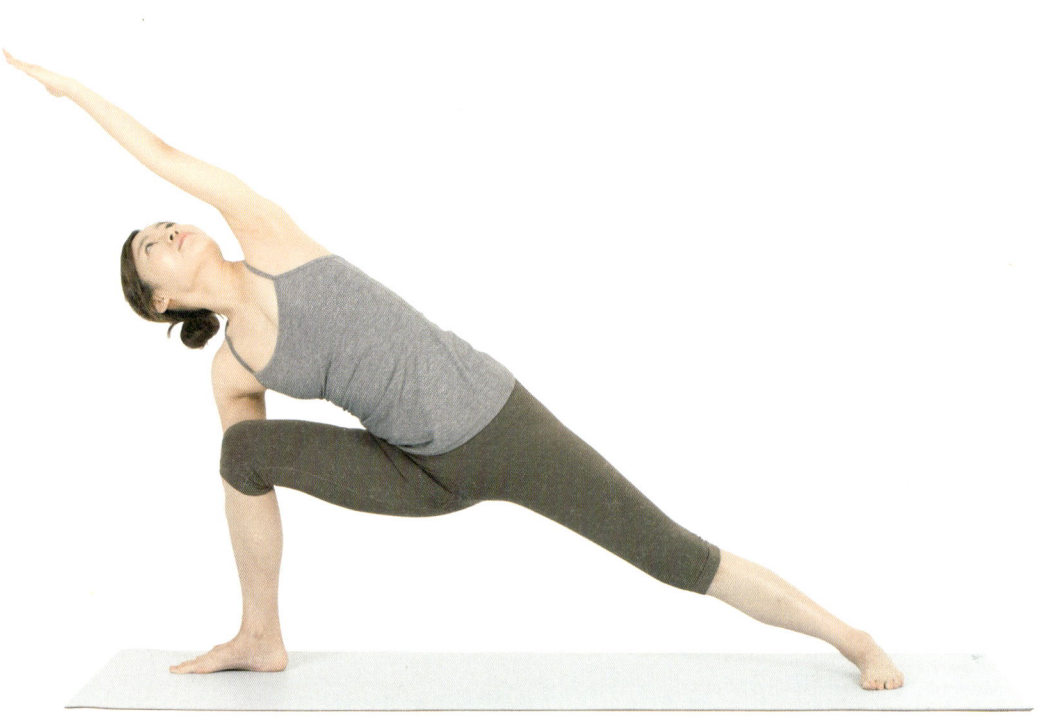

우띠따빠르스바코나사나(Utthita Parsvakonasana, 측면 각 자세)는 측면 정렬을 유지하면서 신체를 측면을 향해 확장시키는 아사나이다. 몸의 유연성 수준에 따라 정렬이 무너지지 않도록 아사나 수행을 해야 하는데 특히 유의할 점은 무릎과 발목의 각도이다. 만일 무릎이 발목보다 앞으로 돌출되면 무릎 연골과 인대들에 과도한 압력이 가해져 통증이나 긴장이 생길 수 있다. 그 영향으로 발목 또한 과도하게 꺾일 수 있다. 우띠따빠르스바코나사나의 특성상 앞으로 접은 다리에 체중이 더 많이 실릴 수밖에 없지만 뒷다리에 하중을 싣지 않는 것은 아니다. 만일 하중을 앞다리에만 과도하게 실을 경우 넙다리네갈래근이 쉽게 피로해질 수 있다. 뒤로 뻗은 다리 쪽 엉덩허리근 및 모음근들이 충분히 이완되어 있지 않은 경우 측면 정렬이 무너질 수 있다.

- 호흡은 완성 자세에서 5회 반복한다.
- 드리스티는 측면으로 뻗은 손이다.

- 아래는 바르지 않은 자세이다. 바르지 않은 정렬 상태 및 자세를 표시해 보고 그 이유를 설명해 보시오.

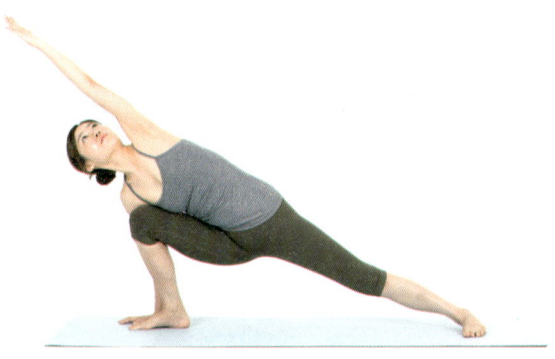

1-1

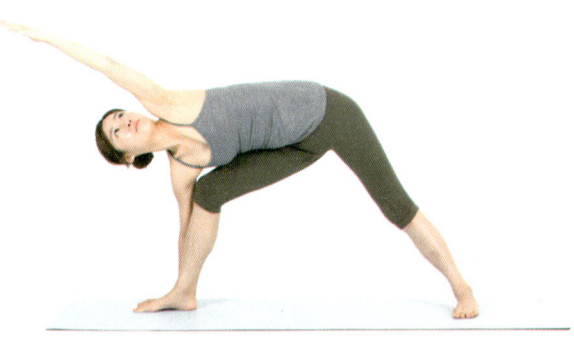

1-2

사진 1-1과 1-2는 우띠따빠르스바코나사나에서 일반적으로 행하는 바르지 않은 자세이다.

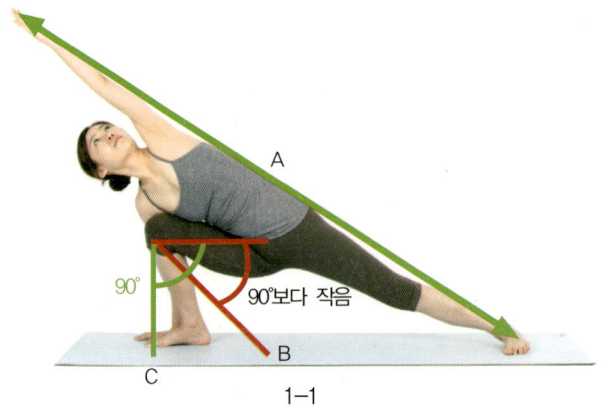

1-1

사진 1-1의 A는 측면 정렬선이다.
A의 측면 정렬선은 척추중립을 유지하면서 팔과 다리를 각각 손과 발을 향해 늘인다는 느낌을 ↔ 화살표로 표현한 것이다.
이 느낌으로 아사나 수행을 하면 손끝에서 발끝까지 신체 전 영역으로 에너지가 충분히 전달되는 것을 느낄 수 있을 것이다.
B는 과도하게 굽혀진 무릎의 각도이다.
C는 무릎과 발목의 수직 상태이다.
무릎이 발목보다 돌출될 경우 무릎 연골이 과도하게 압박되고 인대에 긴장이 커져 통증이 생기거나 부상을 입을 수 있다.
또한 무릎을 펴는 작용을 하는 넙다리네갈래근은 쉽게 피로해진다.
발목 역시 과도하게 꺾임으로써 통증이 유발될 수 있다.
이러한 현상의 주된 원인은 앞다리와 뒷다리의 간격이 너무 좁은 상태에서 측면 정렬선을 맞추려 했기 때문이다.
이 경우 뒤로 뻗은 다리의 발바닥을 더 멀리 보내어 무릎이 발목 위에 올 수 있는 거리를 확보하면 위에 언급한 모든 문제들이 해결된다.

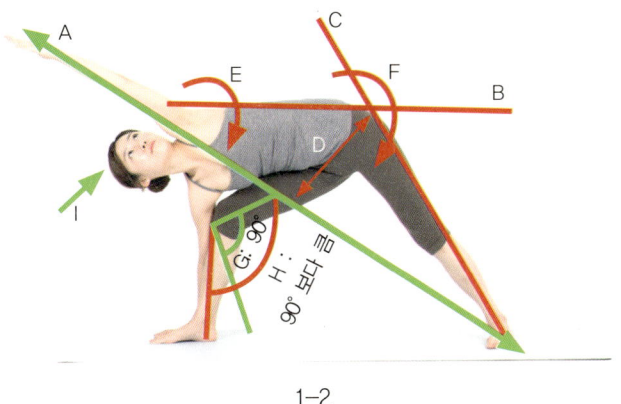

1-2

사진 1-2의 A는 측면 정렬선이다.

B와 C는 골반이 들림으로 인해 D만큼 A의 측면 정렬선으로부터 멀어진 몸통과 다리의 정렬선을 나타낸다.

E는 흉추가 충분히 회전되지 않아 정렬이 무너진 가슴 상태이다.

F는 엉덩이 볼기근들 및 회전근들이 충분히 이완되지 않아 정렬이 무너진 골반 상태이다.

G는 무릎과 발목의 각도가 수직일 때를 나타낸다.

H는 앞다리와 뒷다리의 간격이 충분치 않아 골반이 과도하게 들어올려져 오히려 무릎이 충분히 굽혀지지 않은 상태이다.

I는 목이 과도하게 긴장된 상태이다.

골반이 들리게 되면서 상체가 낮아지고 그로 인해 머리 위치 또한 낮아진다. 드리스티 때문에 사선으로 뻗은 팔의 손끝을 보려는 시도가 목과 어깨에 과도한 긴장을 유발한다.

이러한 현상의 주된 원인은 사진 1-1과 마찬가지로 앞다리와 뒷다리의 간격이 너무 좁은 상태에서 아사나를 수행했기 때문이다.

이 경우 뒤로 뻗은 다리의 발바닥을 더 멀리 보내 앞무릎이 발목 위에 올 수 있는 거리를 확보하면 위에 언급한 모든 문제들이 해결된다.

사진 1-3~1-5는 난이도에 따른 순차적인 대안을 제시한 것들이다.

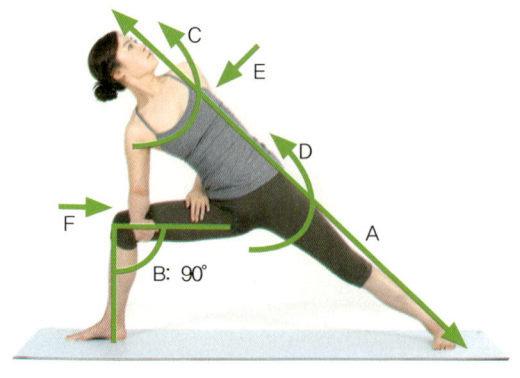

1-3

사진 1-3의 A는 측면 정렬선이다.

B는 무릎과 발목의 수직 각도이다.

C는 흉추를 회전시켜 가슴을 정면 벽을 향해 열어준 상태이다.

D는 골반을 연 상태이다.

E는 팔꿈치를 등 뒤로 감아 흉추회전을 도와 가슴을 연 상태이다.

F는 팔꿈치를 무릎에 얹어 부족한 유연성을 보완한 상태이다.

신체 측면 근육들과 뻗은 다리의 엉덩허리근 및 모음근들이 충분히 이완되어 있지 않을 때는 팔꿈치를 굽힌 다리 허벅지 위에 놓으면 긴장이 완화되어 아사나가 안정될 수 있다.

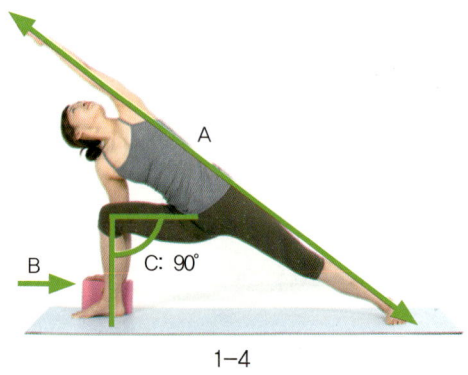

1-4

사진 1-4의 A는 측면 정렬선이다.

B는 블록을 이용하여 부족한 유연성을 보완한 상태이다.

C는 무릎과 발목의 수직 각도이다.

사진 1-3의 설명이 동일하게 적용되며 차이는 블록을 이용하여 부족한 유연성을 보상했다는 점이다.

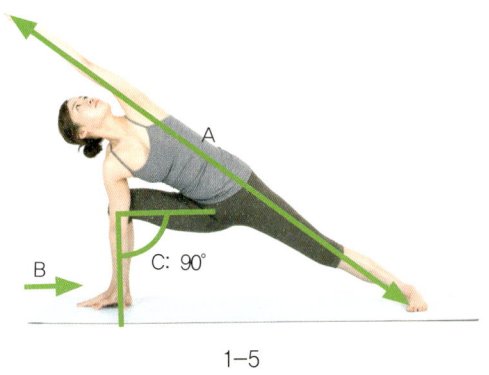

1-5

사진 1-5의 A는 측면 정렬선이다.
B는 바닥에 짚은 팔의 손가락을 세워 유연성을 보완한 상태이다.(필요하다면 정강이를 잡거나 발목을 잡아도 좋다)
C는 무릎과 발목의 수직 각도이다.
사진 1-3의 설명이 동일하게 적용된다.
손가락을 세워 부족한 유연성을 보상했다는 차이가 있다.

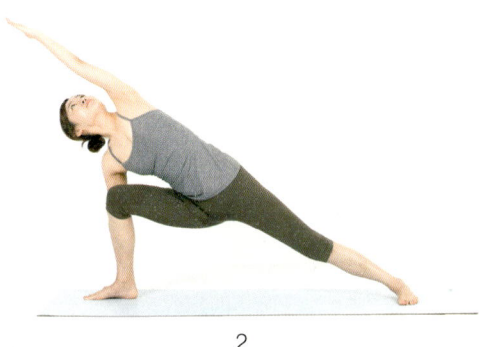

2

사진 2는 앞의 순차적인 과정을 거쳐 균형 잡힌 정렬 상태의 빠르스바코나사나이다.

# 빠리브르타빠르스바코나사나

(Parivrtta Parsvakonasana, 회전 측면 각 자세)

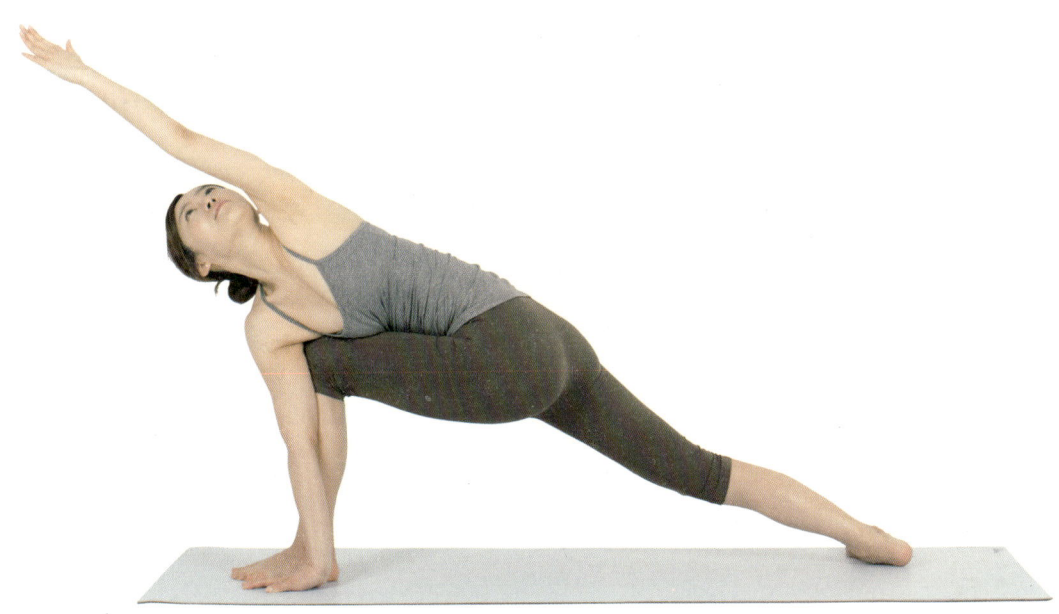

빠리브르타빠르스바코나사나(Parivrtta Parsvakonasana, 회전 측면 각 자세)는 관상면의 정렬(측면 정렬)을 유지하면서 상체의 유연성 향상, 골반정렬, 균형 그리고 흉추의 회전력과 엉덩이 측면 근육들의 유연성을 향상시킬 수 있는 아사나이다.

상체에서 회전은 흉추에서 발생하고 하체는 엉덩이 측면 근육들이 충분히 이완되어 있을 때 회전이 자연스러워진다.

회전에 대한 자세한 설명은 빠리브르타트리코나사나의 설명을 참조하기 바란다.

- 호흡은 완성 자세에서 5회 반복한다.
- 드리스티는 뻗은 손이다.

- 아래는 바르지 않은 자세이다. 바르지 않은 정렬 상태 및 자세를 표시해 보고 그 이유를 설명해 보시오.

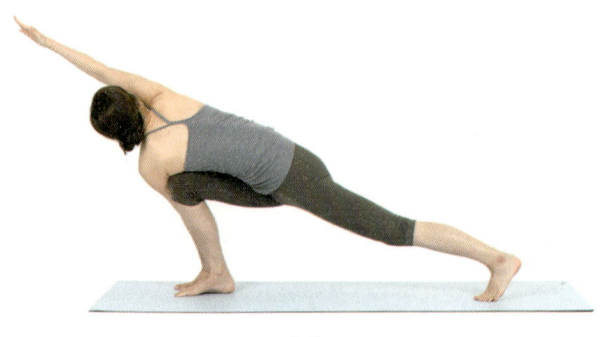

1-1

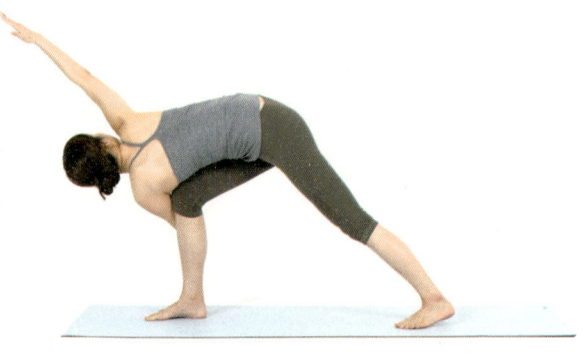

1-2

사진 1-1과 1-2는 빠리브르타빠르스바코나사나에서 일반적으로 행하는 바르지 않은 자세이다.

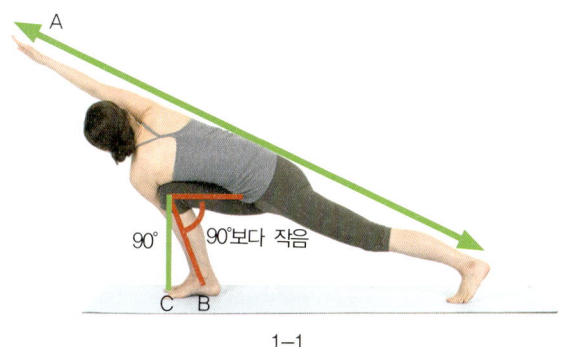

1-1

사진 1-1의 A는 측면 정렬선이다.
B는 과도하게 굽혀진 무릎의 각도이다.
C는 무릎과 발목이 수직을 이룬 각도이다.
무릎이 발목보다 돌출될 경우 무릎 연골이 과도하게 압박되고 인대에 긴장이 커져 통증이 생기거나 부상을 입을 수 있다. 또한 무릎을 펴는 작용을 하는 넙다리네갈래근은 쉽게 피로해진다. 발목 역시 과도하게 꺾여 통증이 유발될 수 있다. 이는 앞다리와 뒷다리의 간격이 너무 좁은 상태에서 측면 정렬선을 맞추려 했기 때문에 발생한 문제다.
이 문제들은 뒤로 뻗은 다리의 발바닥을 더 멀리 보내 무릎이 발목 위에 올 수 있는 거리를 확보하면 해결된다.

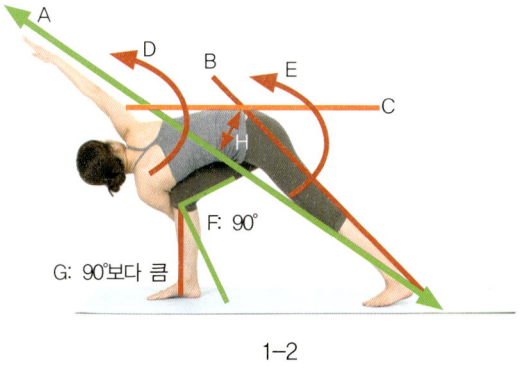

1-2

사진 1-2의 A는 측면 정렬선이다.

B와 C는 골반이 들림으로 인해 H만큼 A의 측면 정렬선으로부터 멀어진 몸통과 다리의 정렬선이다.

D는 흉추가 충분히 회전되지 않아 정렬이 무너진 가슴 상태이다.

E는 엉덩이 볼기근들 및 회전근들이 충분히 회전되지 않아 정렬이 무너진 골반 상태이다.

F는 무릎과 발목의 이상적인 수직 각도이다.

G는 무릎이 충분히 굽혀지지 않은 상태이다.

골반이 들리면서 상체가 낮아지고 그로 인해 머리 위치 또한 낮아진다. 드리스티 때문에 사선으로 뻗은 팔의 손끝을 보려는 시도가 목과 어깨에 과도한 긴장을 유발한다.

이러한 현상의 주된 원인은 사진 1-1과 마찬가지로 앞다리와 뒷다리의 간격이 너무 좁은 상태에서 아사나를 수행했기 때문이다.

이 경우 뒤로 뻗은 다리의 발바닥을 더 멀리 보내어 앞무릎이 발목 위에 올 수 있는 거리를 확보하면 위에 언급한 모든 문제들이 해결된다.

사진 1-3~1-7은 자세의 완성도를 높일 수 있도록 순차적으로 난이도를 조절할 수 있는 대안을 제시한 것들이다.

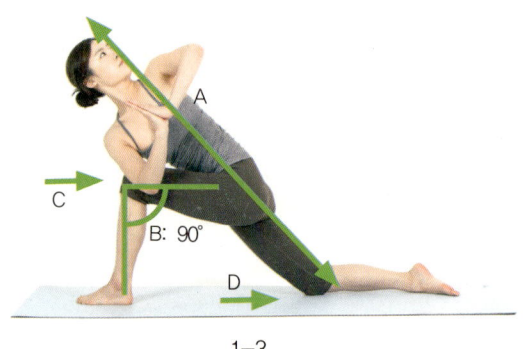

1-3

사진 1-3의 A는 측면 정렬선이다.

B는 무릎과 발목의 수직 각도이다.

C는 팔꿈치를 무릎에 대고 흉추를 회전시켜 가슴을 정면 벽을 향해 열어주기 유리한 상태이다.

D는 자세 안정화를 위해 무릎을 바닥에 댄 상태이다.

뒷무릎을 바닥에 대고 양손을 합장한 상태에서 비틀기를 할 경우 흉추회전력을 극대화시킬 수 있다.

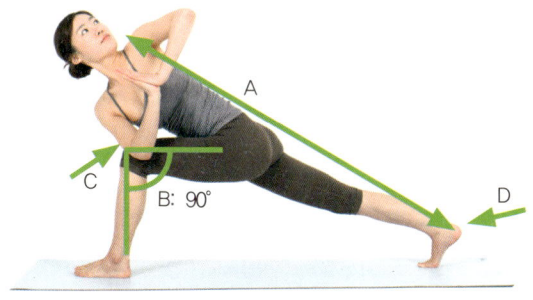

1-4

사진 1-4의 A는 측면 정렬선이다.

B는 무릎과 발목의 수직 각도이다.

C는 팔꿈치를 무릎에 대고 흉추를 회전시켜 가슴을 정면 벽을 향해 열어 주기 유리한 상태이다.

D는 뒤꿈치를 세우고 다리를 뻗은 상태이다.

뒤꿈치를 들 수밖에 없는 이유는 흉추의 회전력이 충분치 않고 엉덩이 측면 근육들이 적절히 이완되어 있지 않아 부족한 회전력을 보상하기 위해서이다.

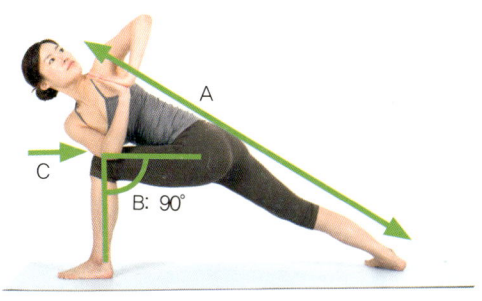

1-5

사진 1-5의 A는 측면 정렬선이다.

B는 무릎과 발목의 수직 각도이다.

C는 팔꿈치를 무릎에 대고 흉추를 회전시켜 가슴을 정면 벽을 향해 열어 주기 유리한 상태이다.

사진 1-4와 차이는 뒤로 뻗은 다리의 발바닥을 밀착시켰다는 점이다. 이렇게 발바닥을 밀착시킬 수 있는 이유는 흉추의 회전력이 향상되었고 굽힌 다리의 엉덩이 측면 근육들이 충분히 이완되었기 때문이다.

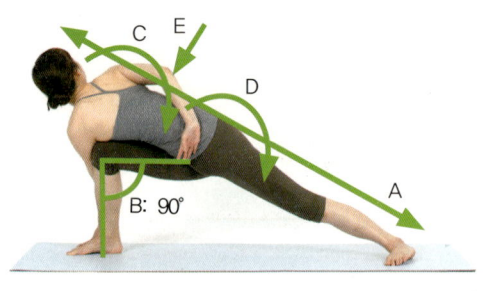

1-6

사진 1-6의 A는 측면 정렬선이다.
B는 무릎과 발목의 수직 각도이다.
C는 흉추를 회전시켜 가슴을 정면 벽을 향해 열어 주기 유리한 상태이다.
D는 엉덩이 측면 근육을 이완시켜 골반을 열어 준 상태이다.
E는 팔을 등 뒤로 감아 흉추회전을 용이하게 만든 상태이다.
팔을 등 뒤로 감으면 가슴을 확장하고 흉추를 회전시키기가 수월해진다.

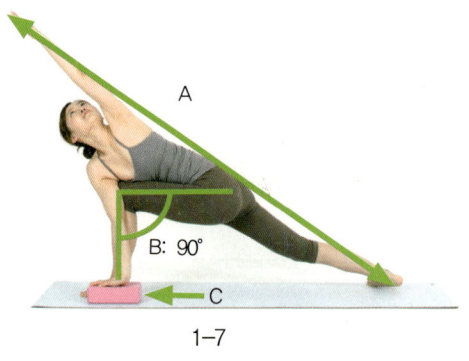

1-7

사진 1-7의 A는 측면 정렬선이다.
B는 무릎과 발목의 수직 각도이다.
C는 블록을 이용하여 부족한 유연성을 보완하여 정렬을 유지하는 방법이다.
관련 근육들의 유연성이 떨어질 경우 블록을 이용하여 근육의 긴장을 완화시켜 줌으로써 자세의 안정성을 확보할 수 있고 호흡의 질을 높게 유지할 수 있다.

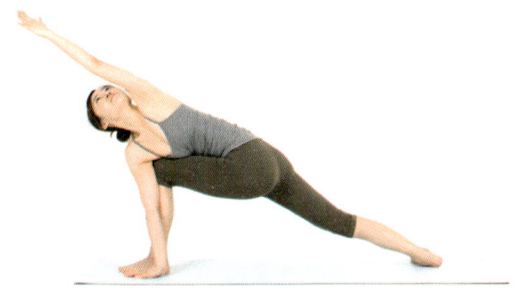

2

사진 2는 앞의 순차적인 과정을 거쳐 균형 잡힌 정렬 상태의 빠리브르타빠르스바코나사나이다.

# 쁘라사리타빠도타나사나

(Prasarita Padottanasana, 넓은 다리 벌리기 자세)

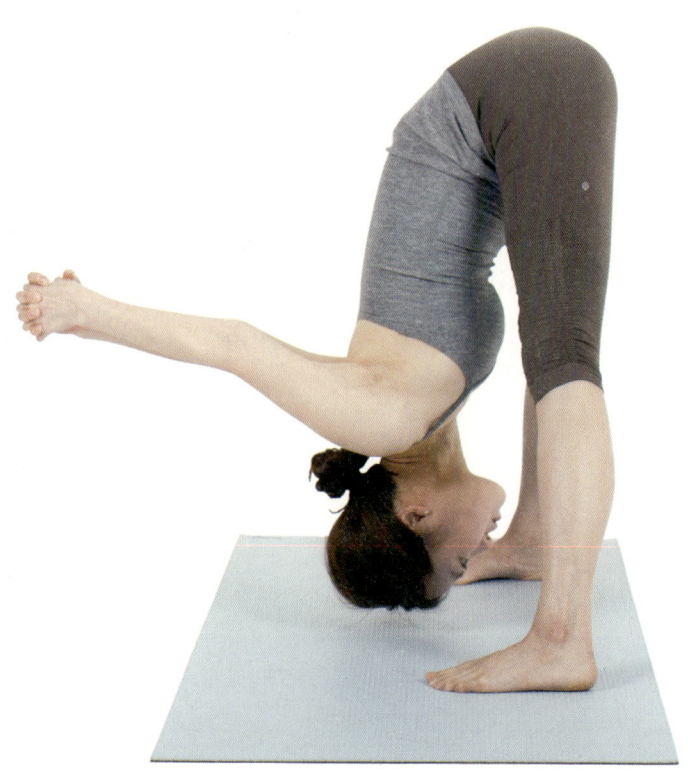

쁘라사리타빠도타나사나(Prasarita Padottanasana, 넓은 다리 벌리기 자세)는 다리를 넓게 벌려 상체를 굽히는 자세인데 우선 다리를 넓게 벌린다는 기준을 이해할 필요가 있다. 상체를 굽혔을 때 정수리가 바닥에 닿기 직전까지를 기준으로 양다리 폭을 결정하면 된다. 쉽게 말해서 뒤넙다리근 및 종아리 근육들의 유연성이 좋으면 다리 폭을 좁히고 유연성이 떨어지면 다리를 좀 더 넓게 벌리면 된다.

유연성이 좋은 상태에서 상체를 숙였을 때 고개나 등이 말릴 정도가 되면 정렬이 깨져 운동목적에서 벗어나게 되므로 자신의 유연성 정도에 따라 다리 폭을 결정하면 된다. 상체를 숙이는 모든 자세에서 운동목적의 우선권은 척추중립 및 신장이라는 것을 잊지 말아야 한다. 따라서 측면에서 봤을 때 척추가 신장되어 길게 늘여진 상태를 유지해야 한다. 자세를 충분히 알아차리지 못하면 등이 말린 상태로 상체를 숙이게 되므로 주의해야 한다.

쁘라사리타빠도타나사나는 실제로는 4개의 아사나로 구성되어 있지만 팔 모양이 조금 다를 뿐 다리를 충분히 벌린 상태에서 상체를 숙여 뒤넙다리근 및 종아리 근육들을 이완시킨다는 부분은 동일하므로 여기서는 일부 동작만 제시한다.

- 호흡은 완성 자세에서 5회 반복한다.
- 드리스티는 코끝이다.

- 아래는 바르지 않은 자세이다. 바르지 않은 정렬 상태 및 자세를 표시해 보고 그 이유를 설명해 보시오.

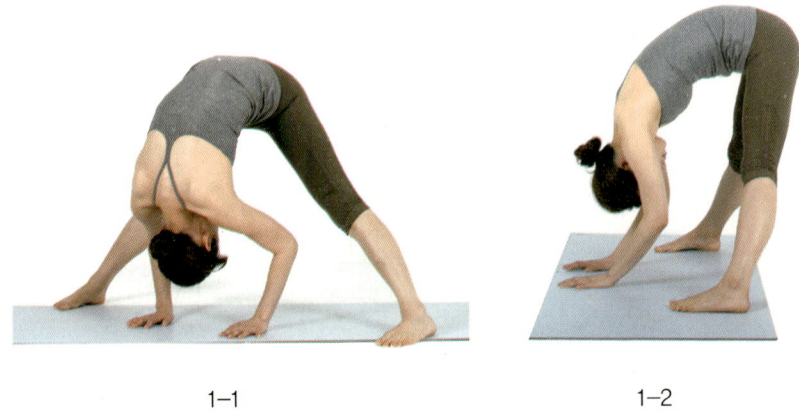

1-1                    1-2

사진 1-1~1-2는 쁘라사리타빠도타나사나에서 일반적으로 행하는 바르지 않은 자세이다.

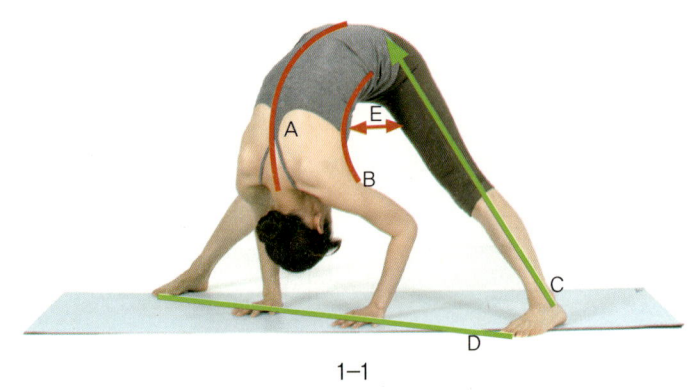

1-1

사진 1-1의 A는 등이 과도하게 말린 상태이다.
B는 A의 영향으로 가로막과 복부가 과도하게 압박된 상태이다.
C는 관상면의 무게중심선이다. 다리를 완전히 폄으로써 등이 더욱 과도하게 말린 상태이다.
D는 손가락과 발가락의 정렬선이다.

E는 배와 허벅지의 거리가 멀어져 있는 상태이다.

E와 같이 배와 허벅지의 거리가 멀어져 터널이 형성되면 상체를 숙임으로써 생겨난 모든 힘은 뒤넙다리근 및 종아리 근육들을 늘이는 힘으로 사용되지 못하고 척추—특히 요추—를 과도하게 신장시켜 통증이나 부상을 유발하는 원인이 되기도 한다.

또한 가로막과 복부가 압박되면 호흡이 짧아지고 횟수가 증가하여 호흡효율이 떨어진다. 사진 1-1과 같은 바르지 않은 자세의 주원인은 뒤넙다리근 및 종아리 근육들이 긴장되었기 때문이며, 또한 양발 사이가 과도하게 멀 경우 정수리가 바닥에 닿고 등이 말리기 때문이다. 이런 자세가 되면 운동목적에서 벗어나게 된다.

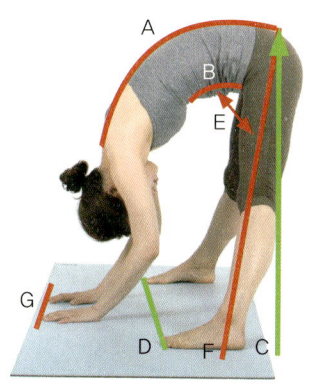

1-2

사진 1-2는 측면에서 본 모습이다.

A~E까지의 모든 설명은 사진 1-1과 동일하다.

추가적으로 F는 관상면의 무게중심선이 뒤로 무너진 상태이다.

G는 손가락과 발가락의 정렬선이 과도하게 앞으로 나간 상태이다.

관상면의 무게중심선이 뒤로 무너지면 정작 이완시키고자 하는 뒤넙다리근 및 종아리 근육들에는 늘이는 자극이 제대로 전달되지 않는다. 그리고 이러한 원인은 여전히 뒤넙다리근 및 종아리 근육들의 긴장이 높아 상체를 숙인 상태에서 다리를 다 펴서는 안 되는 상태이기 때문이다.

전굴에서 우선권은 척추중립 및 신장이고 다음으로 뒤넙다리근 및 종아리 근육들을 이완시키는 것임을 기억하자.

G는 손의 위치가 과도하게 전방에 놓인 상태인데 상체의 어떤 부위든 관상면의 무게중심

선에서 거리가 멀어질수록 그에 비례해서 요추의 긴장도 증가한다. 따라서 가능하다면 관상면의 무게중심선과 상체의 신체 부위는 최대한 가깝게 밀착시키는 것이 좋다.

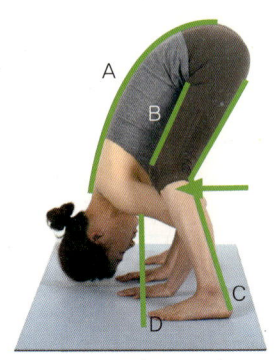

1-3

사진 1-3~1-5는 자세의 완성도를 높일 수 있도록 순차적으로 난이도를 조절할 수 있는 대안을 제시한 것들이다.

사진 1-3의 A는 현재 몸 상태에서 가장 이완된 척추 상태이다.

B는 배와 허벅지를 밀착시킨 상태이다.

C는 무릎을 구부려 뒤넙다리근 및 종아리 근육들의 긴장을 낮춘 상태이다.

D는 손과 발의 정렬선을 일치시킨 상태이다.

운동목적으로 보면 전굴의 우선권은 척추중립 및 신장에 있으므로 뒤넙다리근 및 종아리 근육들이 충분히 이완되어 있지 않을 때는 무릎을 구부려서라도 배와 허벅지를 밀착시켜 척추중립을 유지하는 것이 바람직하다.

손의 위치 역시 손과 발의 일직선상에 놓이는 것이 관상면의 무게중심선에 일치되어 척추의 긴장을 줄이는 데 가장 좋은 자세가 된다.

뒤넙다리근 및 종아리 근육들의 유연성이 높지 않을 때는 사진 1-3과 같이 아사나를 수행하는 것이 좋다.

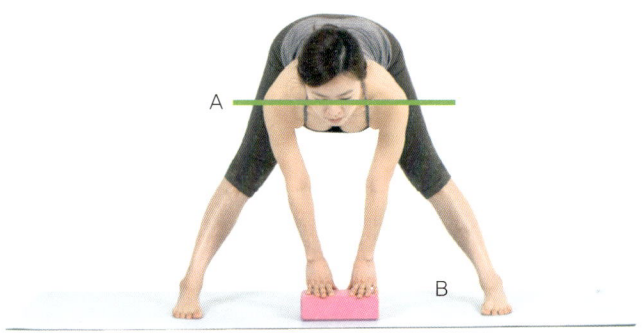

1-4

사진 1-4와 1-5는 뒤넙다리근 및 종아리 근육들의 유연성이 낮을 경우 블록을 이용하여 정렬에 맞게 아사나를 수행할 수 있는 방법들이다.

사진 1-4 A는 어깨정렬을 맞춘 상태이다.

B는 블록을 이용하여 유연성이 떨어지는 뒤넙다리근 및 종아리 근육들의 긴장을 해소시켜 주는 방법이다.

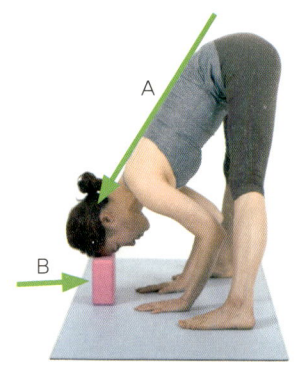

1-5

사진 1-5의 A는 척추중립 및 신장 상태이다.

B는 이마를 블록에 대서 정렬을 맞추고 유연성이 떨어지는 뒤넙다리근 및 종아리 근육들의 긴장을 해소시켜 주는 방법이다.

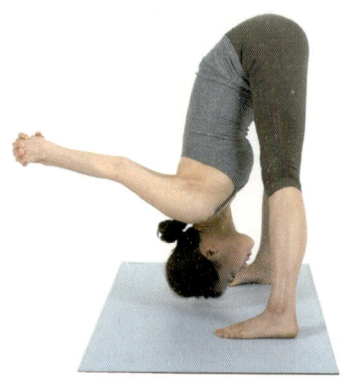

2

사진 2는 앞의 순차적인 과정을 거쳐 균형 잡힌 정렬 상태의 쁘라사리타빠도타나사나 C이다.

# 빠르스보타나사나

(Parsvottanasana, 측면 전굴 자세)

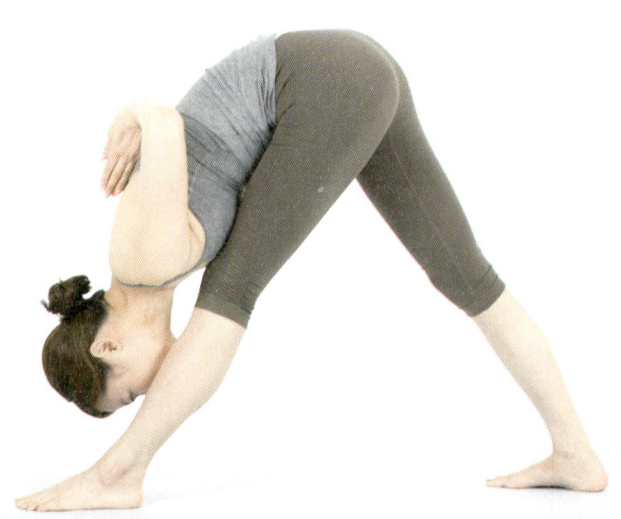

빠르스보타나사나(Parsvottanasana, 측면 전굴 자세)는 등 뒤로 합장한 채 한쪽 허벅지 위로 상체를 굽히는 자세인데 어깨정렬과 골반정렬을 유지하면서 아사나를 수행해야 한다. 이상적인 전굴은 배와 허벅지가 맞닿은 상태에서 마치 폴더가 접혀지듯 배-가슴-턱이 허벅지 및 정강이와 밀착되는 자세이다.

빠르스보타나사나에서 이러한 이상적 전굴 자세를 수행하기 위해서는 가장 우선적으로 뒤 넙다리근 및 종아리 근육들의 유연성이 충분히 확보되어야 하고 다음으로는 어깨의 유연성이 확보되어야 한다.

신체 상태에 따라 순차적으로 아사나의 완성도를 높일 수 있는 방법들을 연습할 때 항상 잊지 말아야 할 두 가지 원칙이 있다. 첫째로 몸이 허용하는 수준에서 아사나를 수행하고 절대 억지로 몸의 한계를 넘어서려 하지 않아야 한다는 점, 둘째로 호흡이 이완에서 가장 중요하다는 것을 인식해야 한다는 점이다. 긴장이 남아 있는 신체 부위에 더 오래 집중하고 호흡을 하면서 몸이 이완 신호를 보낼 때 그 느낌을 통해서 아사나를 더 깊게 하면 된다.

요가 아사나 수련 시 통증이 생기거나 부상을 당하는 대부분의 원인은 위에 언급한 두 가지 원칙을 잘 지키지 않아서일 때가 많다.

- 호흡은 완성 자세에서 5회 반복한다.
- 드리스티는 발가락이다.

- 아래는 바르지 않은 자세이다. 바르지 않은 정렬 상태 및 자세를 표시해 보고 그 이유를 설명해 보시오.

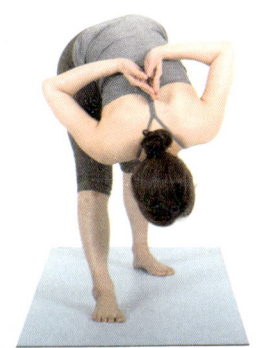
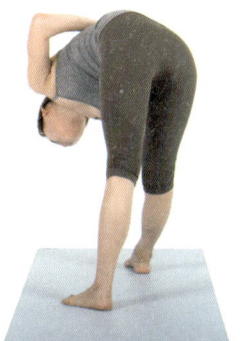

1-1

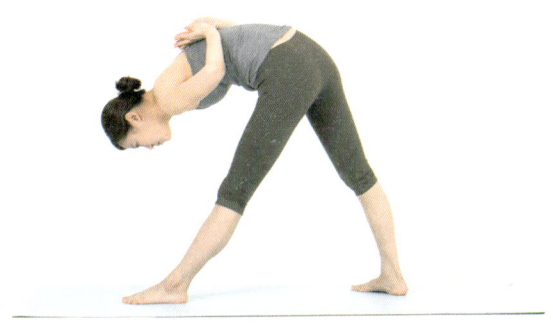

1-2

사진 1-1~1-2는 빠르스보타나사나에서 일반적으로 행하는 바르지 않은 자세이다.

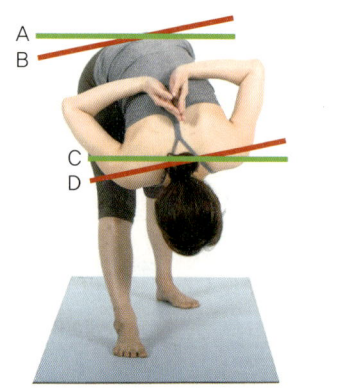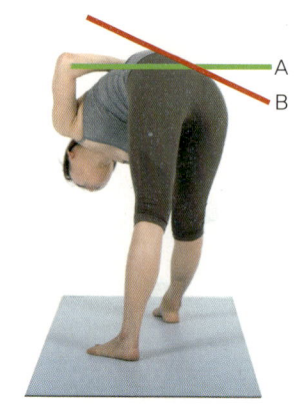

1-1

사진 1-1은 전면과 후면에서의 정렬 상태이다.
A는 골반의 정렬선이다.
B는 골반의 깨진 정렬선이다.
C는 어깨의 정렬선이다.
D는 어깨의 깨진 정렬선이다.
빠르스보타나사나의 기본 형태는 전굴 자세이기 때문에 먼저 척추중립 및 신장이 되어야 하고 그 다음에는 뒤넙다리근 및 종아리 근육들을 이완시켜야 한다.
그런데 어깨와 골반의 정렬선이 깨지면 척추가 한쪽으로 휘게 되어 중립 상태가 깨진다. 앞다리 골반은 앞으로 빠지고, 뒷다리 골반은 뒤로 빠지면서 뒤넙다리근 및 종아리 근육들을 이완시킬 힘이 전해지지 않으므로 운동목적에서 벗어나게 된다. 어깨와 골반의 중립이 깨진 주된 이유는 뒤넙다리근 및 종아리 근육들의 유연성이 떨어져 있기 때문이다.

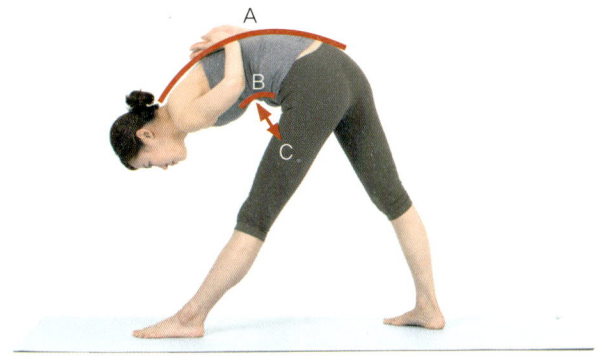

1-2

사진 1-2의 A는 등이 과도하게 말린 상태이다.

B는 가로막과 복부가 과도하게 압박된 상태이다.

C는 배와 허벅지 사이의 거리가 멀어진 상태를 표시한 것이다.

이 상태에서는 호흡이 짧아지고 횟수가 많아져서 호흡효율이 떨어지고 척추-특히 요추-를 과도하게 신장시켜 통증이나 부상을 유발하는 원인이 되기도 한다.

사진 1-3~1-8은 자세의 완성도를 높일 수 있도록 순차적으로 난이도를 조절할 수 있는 대안이다.

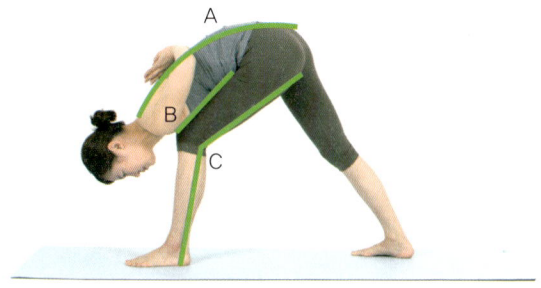

1-3

사진 1-3은 뒤넙다리근 및 종아리 근육들의 유연성이 낮을 경우 무릎을 구부려 정렬에 맞게 아사나를 수행할 수 있는 대안이다.

A는 척추중립 및 신장 상태이다.

B는 배와 허벅지가 밀착된 상태이다.

C는 무릎을 구부려 뒤넙다리근 및 종아리 근육들의 긴장을 완화시킨 상태이다.
정렬을 유지한 상태에서 유연성을 키우고자 한다면 이 대안 자세에서 배와 허벅지를 밀착시킨 상태에서 가능한 수준만큼 굽힌 다리를 조금씩 펴 주면 된다.

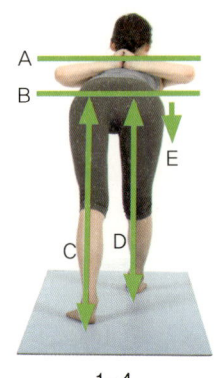

1-4

사진 1-4의 A는 어깨정렬선이다.
B는 골반중립 상태이다.
C와 D는 앞뒤로 뻗은 다리의 뒤넙다리근 및 종아리 근육들을 늘이면서 발바닥이 지면을 밀어서 생긴 반발력을 골반을 향해 끌어올린 상태이다.
E는 앞다리 쪽 골반을 중립 상태로 정렬하기 위해 뒤쪽을 향해 밀어주는 상태를 표시한 것이다.
어깨와 골반을 중립 상태로 정렬한 후에 상체를 더 깊게 숙여 주면 척추중립 및 신장이 이루어지고 뒤넙다리근 및 종아리 근육들이 충분히 이완되므로 운동목적에 부합된다.

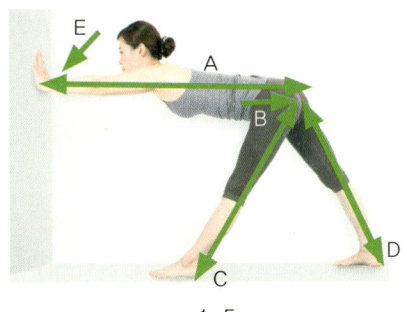

1-5

사진 1-5는 벽을 이용해서 척추중립을 유지하고 뒤넙다리근 및 종아리 근육들을 이완할 수 있는 방법이다.

A는 팔-등-골반에 이르는 정렬선이다.

B는 골반정렬을 맞추기 위해 앞으로 뻗은 다리 쪽 골반을 뒤로 밀어 주는 상태이다.

C와 D는 앞뒤로 뻗은 다리의 뒤넙다리근 및 종아리 근육들을 늘이면서 발바닥이 지면을 밀어서 생긴 반발력을 골반을 향해 끌어올린 상태이다.

E는 손바닥으로 벽을 밀면서 척추를 신장시키고 있는 상태이다.

손바닥을 벽에 대고 안정성을 유지한 상태에서 발바닥의 버티는 힘과 상응하여 신체의 정렬을 맞추는 연습을 하면 정렬에 대한 감각을 터득하기 쉽다.

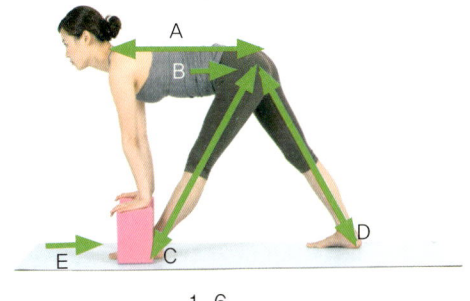

1-6

사진 1-6은 블록을 이용해서 척추중립을 유지하고 뒤넙다리근 및 종아리 근육들을 이완할 수 있는 방법이다.

손으로 블록을 짚고 안정성을 유지한 상태에서 발바닥의 버티는 힘과 상응하여 몸의 정렬을 맞추는 연습을 하면 정렬에 대한 감각을 터득하기 쉽다.

A는 등-골반에 이르는 정렬선이다.

B는 골반정렬을 맞추기 위해 앞으로 뻗은 다리 쪽 골반을 뒤로 밀어 주는 상태이다.
C와 D는 앞뒤로 뻗은 다리의 뒤넙다리근 및 종아리 근육들을 늘이면서 발바닥이 지면을 밀어서 생긴 반발력을 골반을 향해 끌어올린 상태이다.
E는 손으로 블록을 짚어 부족한 유연성을 보상한 상태이다.

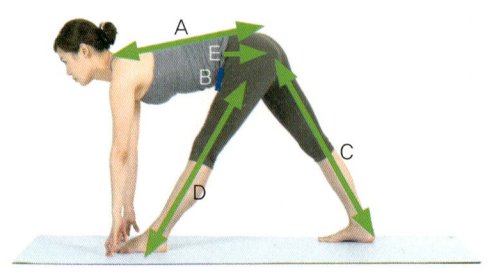

1-7

사진 1-7은 뒤넙다리근 및 종아리 근육들의 유연성이 상체를 깊이 숙일 수 있을 정도가 아닌 상태에서 보조 도구를 이용하지 않고 손가락을 세워 바닥을 짚은 상태에서 뒤넙다리근 및 종아리 근육들을 이완할 수 있는 방법이다.
A는 등-골반에 이르는 정렬선이다.
B는 뒤넙다리근 및 종아리 근육들의 유연성이 높지 않기 때문에 배꼽에서 두덩뼈에 이르는 하복부와 허벅지 정도만 밀착시킨 상태이다.
C와 D는 앞뒤로 뻗은 다리의 뒤넙다리근 및 종아리 근육들을 늘이면서 발바닥이 지면을 밀어서 생긴 반발력을 골반을 향해 끌어올린 상태이다.
E는 골반정렬을 맞추기 위해 앞으로 뻗은 다리 쪽 골반을 뒤로 밀어주는 상태이다.
손가락을 세워 뒤넙다리근 및 종아리 근육들의 긴장을 완화시키면서 발바닥의 버티는 힘과 상응하여 몸의 정렬을 맞추는 연습을 하면 정렬에 대한 감각을 터득하기 쉽다.

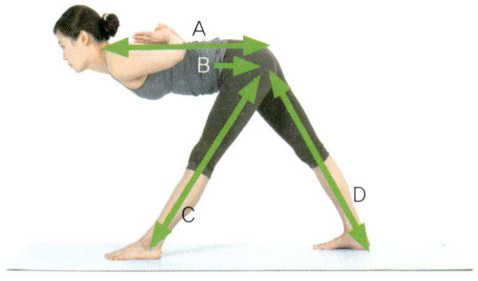

1-8

사진 1-8은 사진 1-7을 통해서 정렬과 이완 연습을 한 뒤 양손을 등 뒤 어깨뼈 사이에서 합장 한 후 상체를 숙이는 상태이다.

A는 등–골반에 이르는 정렬선이다.

B는 골반정렬을 맞추기 위해 앞으로 뻗은 다리 쪽 골반을 뒤로 밀어 주는 상태이다.

C와 D는 앞뒤로 뻗은 다리의 뒤넙다리근 및 종아리 근육들을 늘이면서 발바닥이 지면을 밀어서 생긴 반발력을 골반을 향해 끌어올린 상태이다.

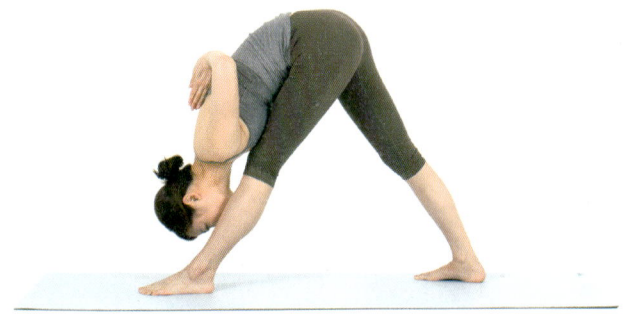

2

사진 2는 앞의 순차적인 과정을 거쳐 균형 잡힌 정렬 상태의 빠르스보타나사나이다.

# 우띠따하스타빠당구스타사나
(Utthita Hasta Padangusthasana, 선 다리 들기 자세)

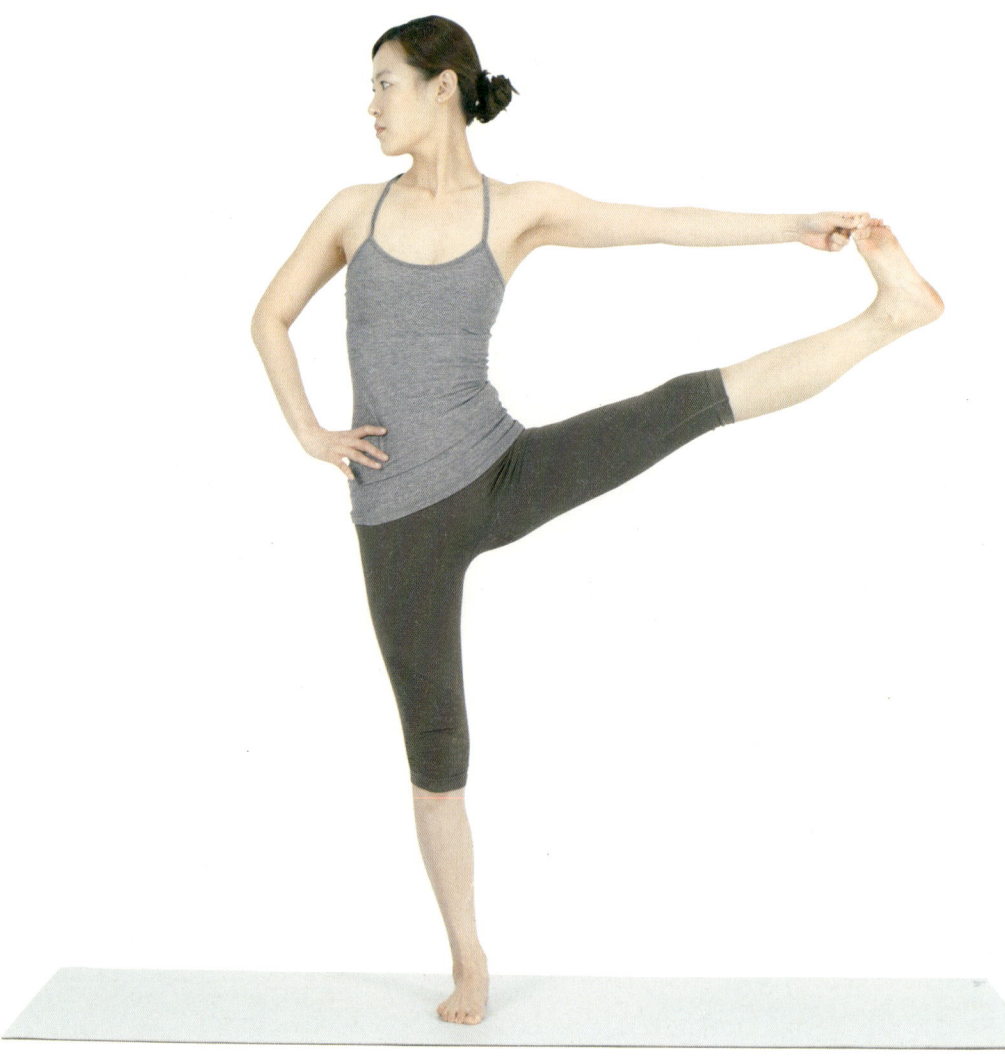

우띠따하스타빠당구스타사나(Utthita Hasta Padangusthasana, 선 다리 들기 자세)는 한쪽 다리로 선 상태에서 이루어지는 일련의 아사나로 구성되어 있다. 연속된 아사나의 흐름이기 때문에 개별 아사나로 설명하는 것에 한계가 있지만 크게 보면 세 가지 자세로 구성된다.

첫 번째 자세는 선 자세에서 한손으로 엄지발가락을 잡고 다리를 뻗는 자세이다.
- 호흡은 완성 자세에서 5회 반복한다.
- 드리스티는 발가락이다.

두 번째 자세는 그 상태에서 뻗은 다리를 측면으로 벌리는 자세이다.
- 호흡은 완성 자세에서 5회 반복한다.
- 드리스티는 선 다리 쪽 측면이다.

세 번째 자세는 정면을 향해 선 자세에서 양손을 허리에 댄 채 한쪽 다리를 들어올려 지면과 수평으로 유지하는 자세이다.
- 호흡은 완성 자세에서 5회 반복한다.
- 드리스티는 발가락이다.

우띠따하스타빠당구스타사나는 Standing Sequence에서 가장 힘든 자세인데 그 이유는 강력한 근력과 유연성을 동시에 요구하는 아사나이기 때문이다.
한다리로 설 때 가장 중요한 두 근육은 허벅지의 넙다리네갈래근과 엉덩이의 큰볼기근의 강력한 힘이다. 보조적으로 엉덩이 바깥쪽 측면의 중간볼기근·작은볼기근(Gluteus Medius&Minimus)·회전근과 안쪽 측면의 모음근들 등도 충분히 강화되어 있어야 한쪽 다리로 안정감 있게 설 수 있다. 다리를 사각 기둥으로 비유했을 때 각 근육들이 기둥의 동서남북에 부착된 형상이므로 근육들 간 길항작용이 적절히 수행될 때 기둥의 안정성이 높아지는 것과 같다.
일반적으로 요가 수련 시 호흡은 요가식 완전호흡으로 신체가 중립 상태일 때의 자연호흡이다. 요가식 완전호흡은 가로막의 움직임에 따라 마실 때 배가 나오고 필요한 경우 가슴까지 확장되고 내쉴 때 가슴이 가라앉고 그 다음에 배가 가라앉는 방식의 호흡이다.
그런데 우띠따하스타빠당구스타사나같이 강력한 근력이 필요한 아사나의 경우 요가식 호흡이 적합하지 않을 수 있다는 것을 이해할 필요가 있다. 왜냐하면 다리를 수평으로 들어올릴 때는 코어 근육들의 안정성이 확보되어야 효율적으로 근력을 사용할 수 있는데, 마시는 숨에서 배가 나오게 되면 복압이 낮아져 코어의 안정성이 떨어지고 근육이 충분한 힘을 발휘할 수 없기 때문이다.

따라서 우띠따하스타빠당구스타사나처럼 강한 근력이 필요한 경우 한시적으로는 필라테스 호흡처럼 아랫배를 강력히 조인 상태에서 호흡 시 갈비뼈를 측면으로 확장 및 이완시키는 측면호흡을 하는 것이 더 적절하다. 강력한 근력이 필요한 아사나들의 경우 일정 수준에서는 호흡 방식이 변화될 수 있다는 것을 이해할 필요가 있다.

호흡에 대한 자세한 설명은 '아쉬탕가 수련과 관련된 핵심 요소들'을 참조하기 바란다.

- 아래는 바르지 않은 자세이다. 바르지 않은 정렬 상태 및 자세를 표시해 보고 그 이유를 설명해 보시오.

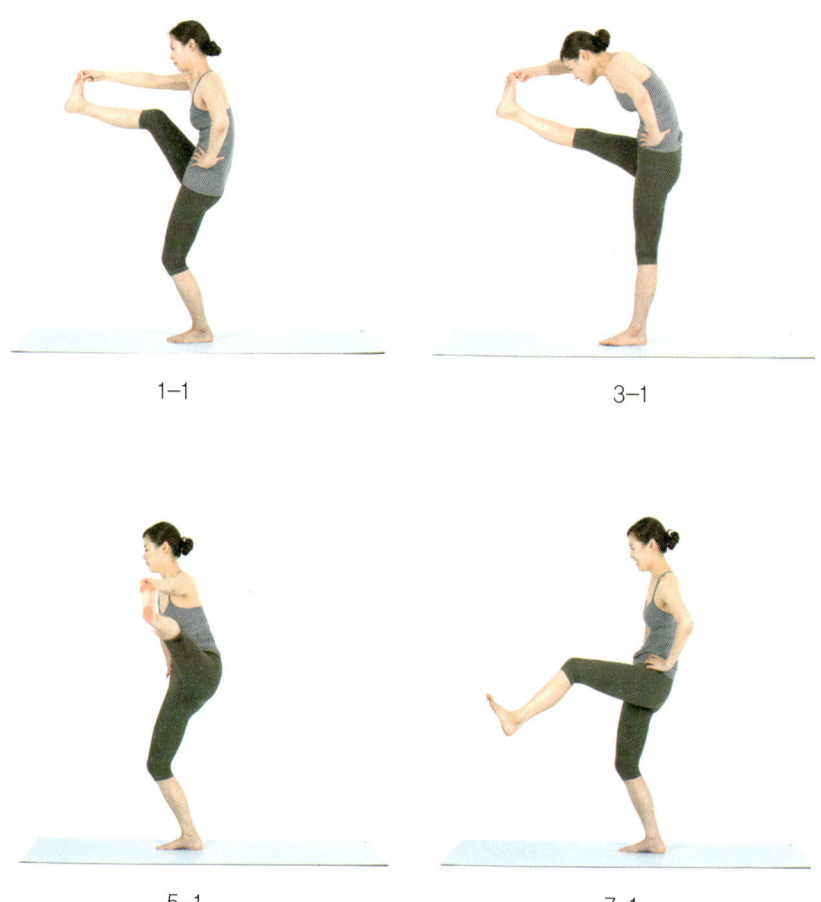

1-1

3-1

5-1

7-1

Standing Sequence

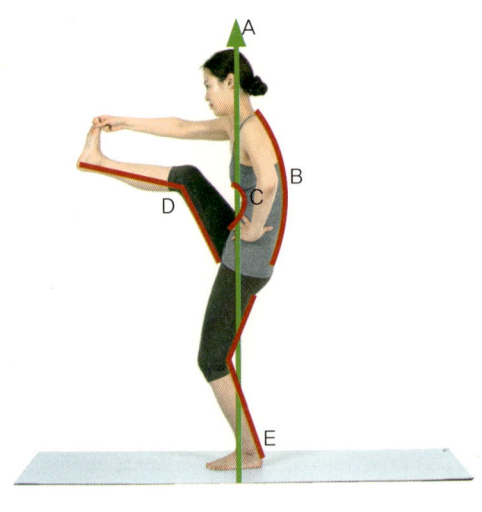

1-1

사진 1-1은 우띠따하스타빠당구스타사나에서 한손으로 뻗은 다리의 발가락을 잡았을 때 일반적으로 행하는 바르지 않은 자세이다.

- 호흡은 완성 자세에서 5회 반복한다.
- 드리스티는 발가락이다.

사진 1-1의 A는 관상면의 무게중심선이다.
B는 등이 과도하게 말린 상태이다.
C는 가로막과 복부가 과도하게 압박된 상태이다.
D와 E는 긴장된 뒤넙다리근 및 종아리 근육들의 상태이다.
우띠따하스타빠당구스타사나에서도 전굴을 하는데 차이는 선 자세에서 전굴을 한다는 점이다. 따라서 전굴할 때는 다른 전굴 아사나에서와 마찬가지로 운동목적에 맞춰 척추중립 및 신장이 되어야 하고 그 다음에 뒤넙다리근 및 종아리 근육들을 이완시켜야 한다.
사진 1-1의 D와 E처럼 오금이 경직된 상태를 보이는 것은 뒤넙다리근 및 종아리 근육들이 충분히 이완되지 않은 상태에서 무리하게 한쪽 다리를 높게 올렸기 때문이다. 그로 인해 B와 같이 등이 과도하게 말리고 C와 같이 가로막과 복부가 압박된 것이다. 이렇게 상체의 자세가 변형되어야 겨우 들어올린 다리 높이 정도에서 균형을 유지할 수 있는데 이렇게 되면 정렬은 깨진 상태이기 때문에 운동목적에서 벗어나게 된다.

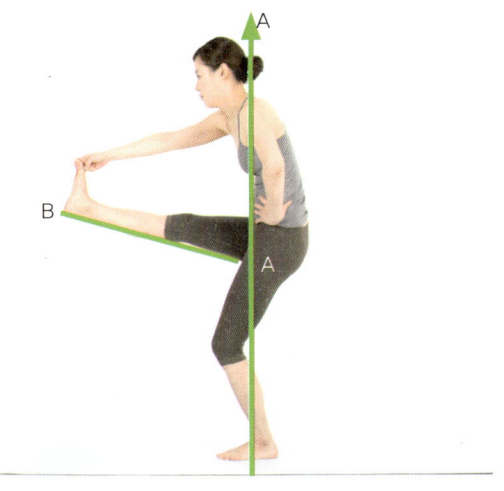

1-2

사진 1-2는 사진 1-1 상태의 대안 자세이다.

A는 관상면의 무게중심선이다.

B는 들어올린 다리를 쭉 편 상태이다.

양쪽 다리 모두 충분히 유연하지 않은 상태에서 아사나를 수행할 경우 사진 1-1과 같이 정렬에서 벗어나게 된다. 이런 경우 서서 체중을 지지하는 다리는 더 깊게 구부려 안정성을 높임과 동시에 뒤넙다리근 및 종아리 근육들의 긴장을 완화시키면 곧게 펴 들어올린 다리의 긴장을 조금 더 낮출 수 있다.

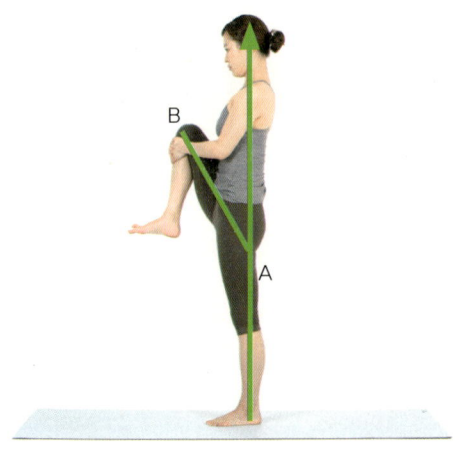

1-3

사진 1-3의 A는 관상면의 무게중심선이다.
B는 허벅지를 상체에 대고 무릎을 잡아 정렬을 유지한 상태이다.
이렇게 한 이유는 뒤넙다리근 및 종아리 근육들의 유연성이 충분히 이완되지 않았을 경우 무리해서 다리를 뻗기보다는 우선 정렬을 맞추고 균형을 유지하는 연습을 하는 것이 필요하기 때문이다.

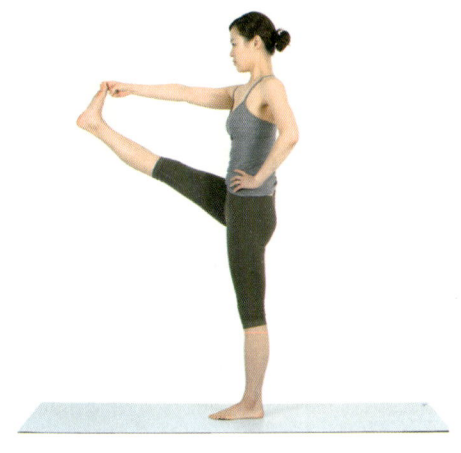

2

사진 2는 앞의 순차적인 과정을 거쳐 균형 잡힌 정렬 상태의 우띠따하스타빠당구스타사나이다.

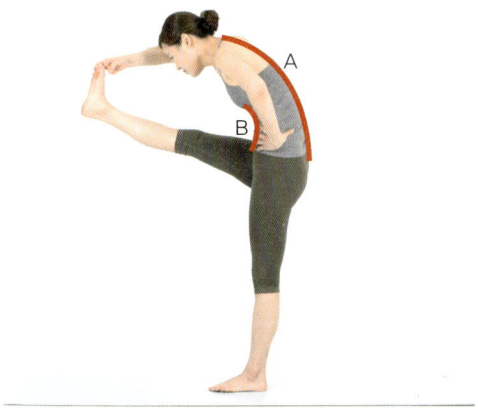

3-1

사진 3-1은 우띠따하스타빠당구스타사나에서 한손으로 뻗은 다리의 발가락을 잡고 상체를 숙였을 때 일반적으로 행하는 바르지 않은 자세이다.

A는 등이 과도하게 말린 상태이다.

B는 가로막과 복부가 과도하게 압박된 상태이다.

모든 전굴에 공통으로 적용되는 운동목적인 척추중립 및 신장이 지켜지지 않았기 때문에 척추 전체에 과도한 긴장이 발생하고(특히 요추는 긴장이 극대화되어 통증이 생기거나 부상을 입을 수 있다) 호흡이 짧고 횟수가 증가하여 호흡효율이 떨어진다.

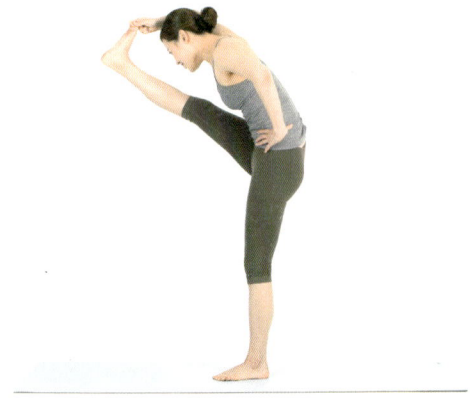

4

사진 4는 앞의 순차적인 과정을 거쳐 균형 잡힌 정렬 상태의 우띠따하스타빠당구스타사나이다.

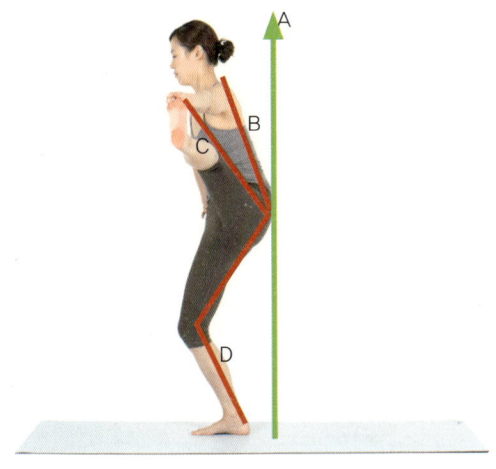

5-1

사진 5-1은 우띠따하스타빠당구스타사나에서 한손으로 뻗은 다리의 발가락을 잡고 다리를 측면으로 벌렸을 때 일반적으로 행하는 바르지 않은 자세이다.

A는 관상면의 무게중심선이다.

B는 과도하게 앞으로 기운 상체 각도이다.

C는 들어올린 다리를 뻗었지만 과도하게 앞으로 기운 각도이다.

D는 긴장된 다리 근육 상태이다.

다리를 뻗어 측면으로 확장시킨 이 자세에서의 운동목적을 고려해 보면 우선 상체를 세워 관상면의 무게중심선과 일치가 필요하다. 그리고 그 상태에서 가능하다면 측면으로 확장시킨 다리 역시 관상면의 무게중심선에 일치되도록 해야 한다.

선 다리 역시 관상면의 무게중심선과 일치되어야 한다. 하지만 뒤넙다리근 및 종아리 근육들의 유연성이 충분치 않다면 약간 구부리는 것은 허용된다. 결국 현재와 같이 정렬과 균형에서 벗어난 아사나 상태가 된 이유는 뒤넙다리근 및 종아리 근육들의 유연성이 부족한 것이 첫 번째 원인이고 들어올려 측면으로 확장한 다리의 모음근들이 충분히 유연하지 않은 것이 두 번째 원인이다.

그리고 다리를 측면으로 벌릴 때 근육의 상태 이외에 한 가지 더 고려할 것은 골반뼈 구조가 측면으로 다리를 벌리기에 적합하지 않게 형성된 선천적 원인도 있다는 것을 이해할 필요가 있다. 따라서 몸이 허용하는 수준까지만 아사나를 수행하는 것이 좋다.

사진 5-2~5-5까지는 대안 자세를 제시한 것들이다.

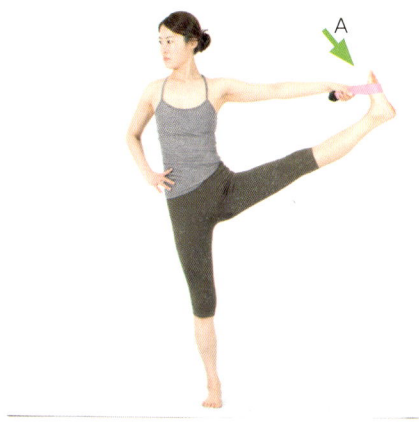

5-2

사진 5-2는 A와 같이 스트랩을 발바닥에 걸어 양다리를 모두 뻗을 수 있도록 제시한 대안이다. 이 대안 자세의 핵심은 뒤넙다리근 및 종아리 근육들의 부족한 유연성을 스트랩을 이용해 보상했다는 점이다.

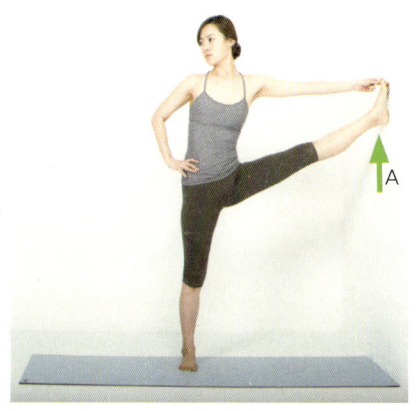

5-3

사진 5-3은 A와 같이 발바닥을 벽에 대어 무게중심을 보상하면서 정렬을 유지할 수 있도록 제시한 대안이다.

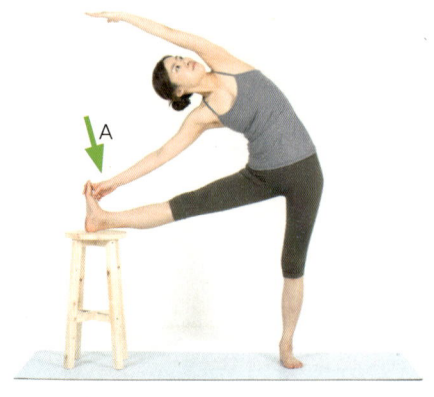

5-4

사진 5-4는 의자를 이용하여 무게중심을 보상하면서 뒤넙다리근 및 종아리 근육들의 유연성을 높일 수 있도록 제시한 대안이다.

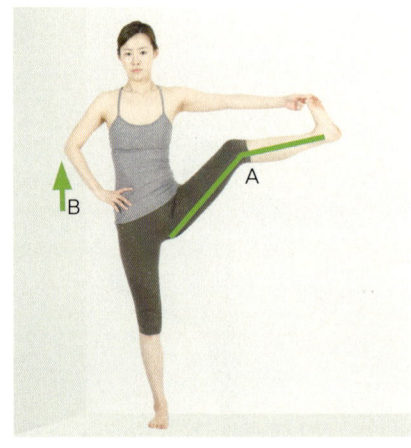

5-5

사진 5-5의 A는 들어올린 다리의 오금을 살짝 구부려 긴장을 낮추고 무게중심이 흔들리는 것을 방지한 상태이다.
B는 필요 시 팔꿈치를 벽에 살짝 대어 정렬을 유지할 수 있도록 제시한 대안이다.

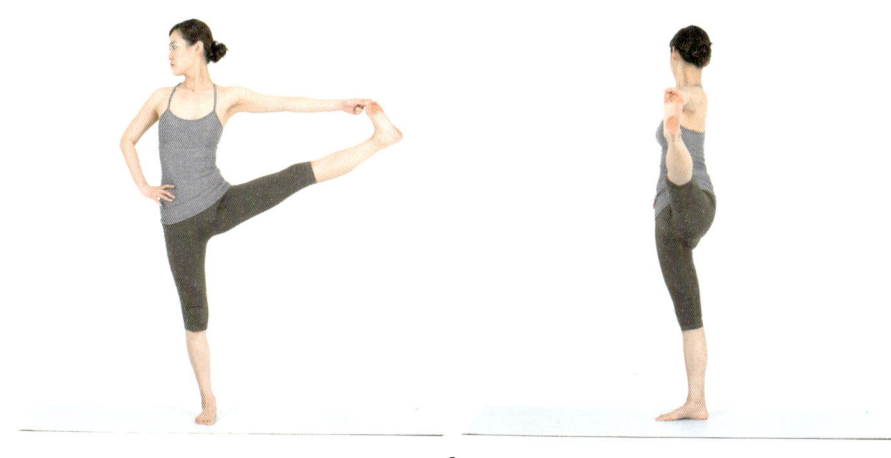

6

사진 6은 앞의 순차적인 과정을 거쳐 균형 잡힌 정렬 상태의 우띠따하스타빠당구스타사나이다.

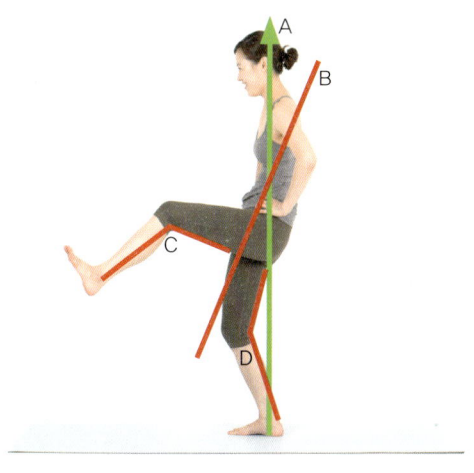

7-1

사진 7-1은 우띠따하스타빠당구스타사나에서 양손을 허리에 댄 채 들어올린 다리의 힘만으로 지면과 수평을 유지할 때 일반적으로 행하는 바르지 않은 자세이다.

A는 관상면의 무게중심선이다.

B는 과도하게 뒤로 기운 상체 각도이다.

C와 D는 긴장된 뒤넙다리근 및 종아리 근육들의 상태이다.

이 자세에서의 운동목적을 고려해 보면 우선 뒤로 기운 무게중심 B를 관상면의 무게중심선 A와 일직선상에 일치하도록 정렬을 맞춰야 한다. 그 상태에서 가능하다면 들어올려 뻗은 다리 C를 지면과 수평으로 뻗어야 한다. 선 다리 D 역시 무게중심선 A와 일직선상에 있어야 하지만, 들어올린 다리의 뒤넙다리근 및 종아리 근육들의 유연성이 충분치 않은 상태에서 각도를 낮추지 않아 B와 같이 무게중심선이 뒤로 넘어가 일직선상에 정렬을 맞추지 못한 것이다. 이 경우 들어올린 다리의 각도를 낮춰 주면 몸은 관상면의 무게중심선에 정렬된다. 들어올려 뻗은 다리 C와 같이 무릎이 굽혀지는 원인은 크게 두 가지이다. 첫째는 무릎을 펴주는 넙다리네갈래근의 근력이 충분치 않아서이고 둘째는 뒤넙다리근 및 종아리 근육들의 긴장이 남아 있기 때문이다.

뻗은 다리를 들어올려야 할 때 의도하는 수준까지 들어올리지 못하고 정렬이 무너지면 두 가지를 체크해야 한다.

첫째는 들어올리는 작용을 하는 근육의 근력이 충분한지 여부를 파악해야 하고 둘째는 들어올리는 것을 방해하는 길항근의 긴장도를 파악해야 한다.

들어올리는 근육의 힘은 충분한데 아래로 당기는 근육의 저항이 크다면 먼저 긴장된 근육을 이완시킨 후 아사나를 수행해야 한다. 들어올리는 근육의 힘이 약하고 아래로 당기는 근육의 저항이 큰 경우 역시 먼저 긴장된 근육을 이완시킨 후 들어올리는 근육의 힘을 강화시켜야 한다.

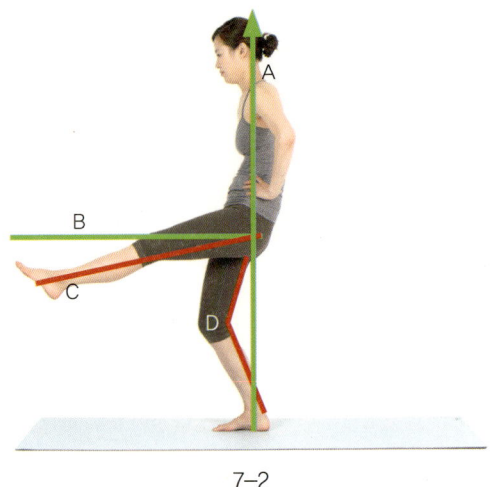

7-2

사진 7-2는 사진 7-1의 대안 자세이다.
A는 관상면의 무게중심선이다.
B는 들어올린 다리가 지면과 이상적으로 수평을 유지했을 때 각도를 나타낸다.

C는 현재 근력 상태에서 들어올릴 수 있는 정도이다.

D는 선 다리의 무릎을 살짝 구부려 무게중심을 낮춘 상태를 나타낸 것이다.

D와 같이 무릎을 살짝 구부리면 중력중심을 향해 자세를 낮췄기 때문에 안정감이 높아진다는 장점이 있다. 무게중심을 낮추면 선 다리의 근력이 충분치 않을 경우에도 균형을 유지하는 데 도움이 된다. C와 같이 뻗은 다리의 각도가 낮아지는 이유는 다리를 들어올리는 주동근인 엉덩허리근이나 협동근인 넙다리곧은근의 근력이 충분치 않거나 길항근들인 뒤넙다리근 및 종아리 근육들의 저항이 크기 때문이다.

다리를 들어올릴 때 주동근인 엉덩허리근의 협동근인 넙다리곧은근은 엉덩허리근보다 표면에 위치하므로 엉덩허리근이 충분히 근력을 발휘하지 못할 경우 넙다리곧은근이 다리를 들어올리는 역할을 주로 담당하게 된다. 이 경우 들어올린 다리의 허벅지 상박에 강한 근육통이 생기게 된다. 이는 넙다리곧은근이 허벅지 표면에 위치하고 있어서 엉덩허리근 대신 다리를 들어올리는 역할을 하고 있기 때문이다.

따라서 넙다리곧은근의 긴장이 높아질 때 반드시 먼저 다리를 들어올리는 주동근인 엉덩허리근이 충분히 강화되었는지를 파악해야 하고 그렇지 않다고 판단되면 먼저 엉덩허리근을 강화시켜야 한다. 또 하나 고려할 부분은 다리를 들어올릴 때 아래로 잡아당기는 힘이 강하면 들어올린 다리를 수평으로 유지하기 어렵다는 점이다. 이때는 두 가지 힘이 작용하는데 첫 번째 힘은 중력이고 두 번째 힘은 큰볼기근·뒤넙다리근·종아리 근육들과 같이 다리 뒤편에 있는 근육들의 저항이다. 따라서 다리를 들어올려 수평으로 유지할 때 다리 뒤편에 있는 근육들을 충분히 이완시킨 후 다리를 들어올리는 것이 완성도 높은 아사나 수행의 지름길이라는 것을 이해할 필요가 있다.

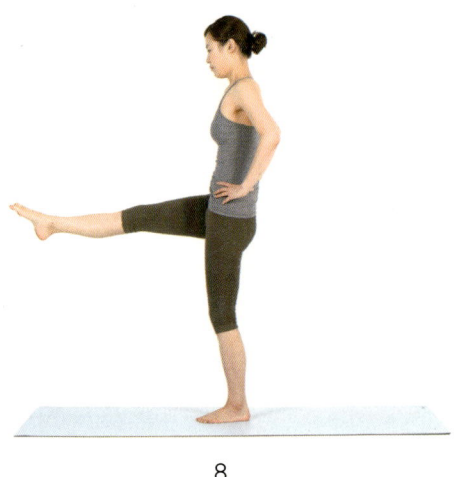

8

사진 8은 앞의 순차적인 과정을 거쳐 균형 잡힌 정렬 상태의 우띠따하스타빠당구스타사나이다.

# 아르다받다빠드모타나사나

(Ardha Baddha Padmottanasana, 반 가부좌로 감싼 선 전굴 자세)

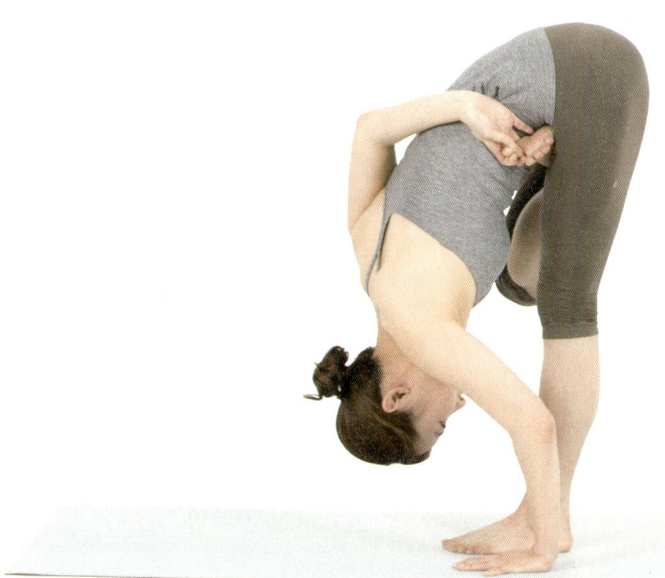

아르다받다빠드모타나사나(Ardha Baddha Padmottanasana, 반 가부좌로 감싼 선 전굴 자세)는 한 다리로 서서 반대편 다리의 발등을 샅굴부위(Groin)에 두고 팔을 등 뒤로 감아 발가락을 잡고 상체를 숙이는 일련의 아사나의 흐름으로 구성되어 있다.
크게 보면 두 개의 동작으로 분류할 수 있다.
첫 번째 자세는 한 다리로 선 상태에서 준비하는 자세이다.
- 호흡은 완성 자세에서 5회 반복한다.
- 드리스티는 코끝이다.
두 번째 자세는 그 상태에서 상체를 완전히 숙여 주는 전굴이다.
- 호흡은 완성 자세에서 5회 반복한다.
- 드리스티는 코끝이다.

팔을 등 뒤로 감아 발가락을 잡을 때 어깨와 골반의 정렬이 무너지는 가장 주된 원인은 상체에서는 큰가슴근, 어깨세모근, 위팔두갈래근 같은 근육들이 충분히 이완되어 있지 않아서이고 하체에서는 엉덩허리근, 모음근들 같은 근육들이 충분히 이완되어 있지 않아서이다. 따라서 어깨와 골반의 정렬이 무너질 경우 반드시 위에 열거한 주요 근육들을 먼저 이완시켜야 한다.
한 다리로 설 때 안정성을 확보해 주는 중요한 하체의 네 방향의 근육들이 있다. 앞쪽에서는 허벅지의 넙다리네갈래근 뒤쪽에서는 엉덩이의 큰볼기근·뒤넙다리근·종아리 근육들, 엉덩이 바깥쪽 측면의 작은볼기근·중간볼기근·회전근들, 허벅지 안쪽의 모음근들이다. 이 근육들은 필수적으로 충분히 강화되어 있어야 한다.
추가적으로 정강이의 전후에서 작용하는 종아리 근육들과 발바닥의 섬세한 근육들이 유기적으로 작용할 때 한다리로 서서 정렬과 균형을 유지하기 수월하다.
아르다받다빠드모타나사나에서 상체를 숙일 때 주의할 점은 무릎을 먼저 구부려 무게중심을 낮춰 안정감을 확보하고 그 다음으로 상체는 등이 말리지 않도록 가슴을 확장시켜 척추중립 및 신장을 이룬 상태에서 서서히 숙여야 한다는 점이다.
무릎을 구부리면 중력중심이 낮아져서 안정감이 커질 뿐 아니라 신체의 하중을 큰볼기근 및 넙다리네갈래근 등으로 분산할 수 있어 척추 부위에 가해지는 불필요한 자극을 제거할 수 있다.
상체를 숙인 완성 자세에서는 선 다리의 무릎을 곧게 펴야 하지만 선 상태에서 숙이기 위해 하는 전환 자세에서는 무릎을 구부리는 것이 운동목적에 부합된다.
만일 전환 자세에서 무릎을 구부리지 않고 상체를 숙인다면 척추 특히 요추에 과도한 긴장이 생겨 통증이 발생하거나 부상을 입을 수 있다.

- 아래는 바르지 않은 자세이다. 바르지 않은 정렬 상태 및 자세를 표시해 보고 그 이유를 설명해 보시오.

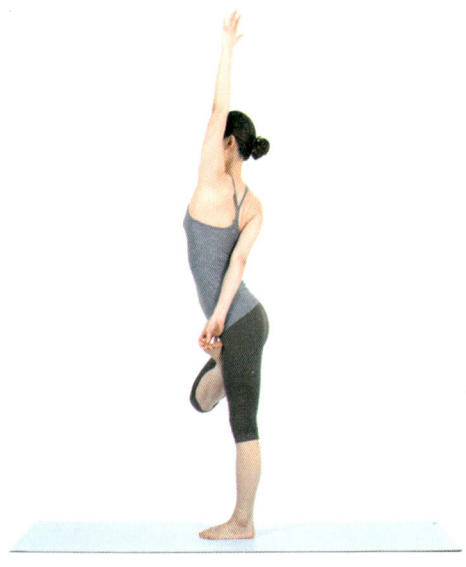

1-1

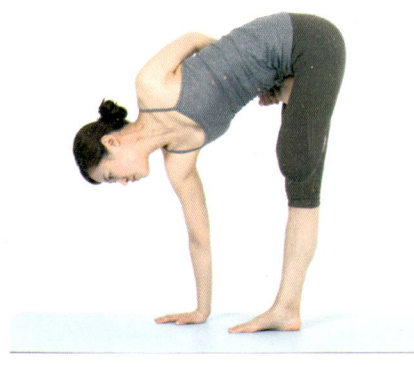

3-1                    3-2

Standing Sequence

사진 1-1은 아르다받다빠드모타나사나의 선 자세를 수행할 때 일반적으로 행하는 바르지 않은 자세이다.

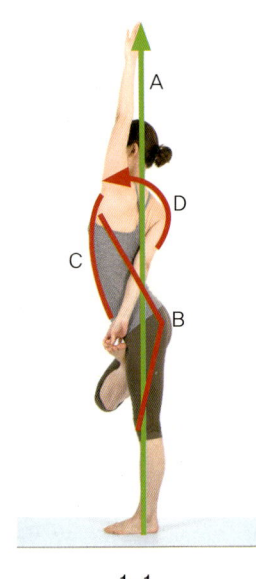
1-1

A는 관상면의 무게중심선이다.
B는 과도하게 뒤로 빠진 골반 상태이다.
C는 과도하게 확장된 가로막 상태이다.
D는 과도하게 열려 정렬이 무너진 어깨와 가슴 상태이다.
B와 같이 골반이 뒤로 빠지고 C와 같이 가로막이 과도하게 확장된 주된 원인은 엉덩허리근의 긴장으로 인한 것이다. 엉덩허리근의 과도한 긴장은 요추 전만을 심화시키면서 척주세움근을 과도하게 수축시키고 배곧은근(Rectus Abdominis)을 비롯한 복근들을 과도하게 이완시켜 정렬이 깨진 상태를 만든다. 또한 앞에 이미 설명한 가슴과 팔의 근육들이 충분히 이완되지 않은 상태에서 팔을 등 뒤로 감아 들어올린 다리의 엄지발가락을 잡으려고 하면 부족한 유연성을 보상하기 위한 기제가 작동한다. 엉덩이를 뒤로 빼고 가슴을 확장시켜야 보상이 이루어져 팔을 등 뒤로 감을 수 있는데 이때 팔을 뒤로 감은 쪽 가슴이 과도하게 열려서 정렬이 깨진다. 요가 아사나 수행에서 정렬을 중요시하는 이유는 신체 상태가 정렬에서 벗어날 경우 불필요한 근육의 긴장을 불러일으키고 호흡효율을 떨어뜨리기 때문이다.

사진 1-2~1-5는 정렬과 균형을 연습할 수 있도록 제시한 대안 자세이다.

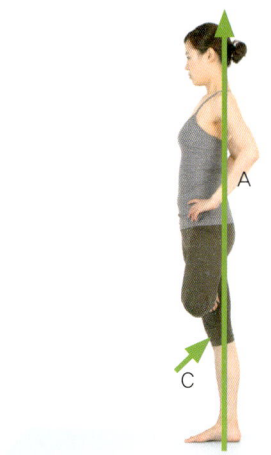 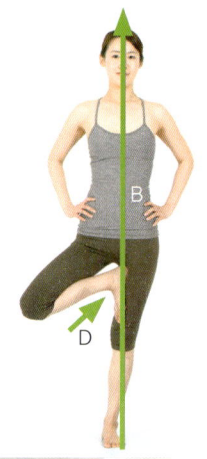

1-2

사진 1-2의 A는 관상면의 무게중심선이다.

B는 시상면의 무게중심선이다.

C는 관상면의 무게중심선에 정렬을 맞춘 무릎 상태이다.

D는 시상면의 무게중심선에 정렬을 맞춘 발 상태이다.

자세 안정화를 위해서 처음부터 팔을 등 뒤로 감아 발가락을 잡지 않고 정렬을 맞추는 연습 과정이다.

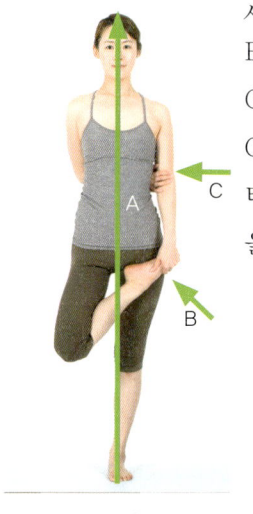

사진 1-3의 A는 시상면의 무게중심이다.

B는 들어올린 다리 쪽 발을 반대편 손으로 잡은 상태이다.

C는 팔을 등 뒤로 감아 반대편 팔을 잡은 상태이다.

C와 같이 반대편 팔을 잡고 있는 이유는 아직 균형감이 충분히 터득되지 않았고 팔과 어깨의 유연성이 충분치 않아 발가락을 잡을 경우 정렬이 깨지는 것을 방지하기 위해서이다.

1-3

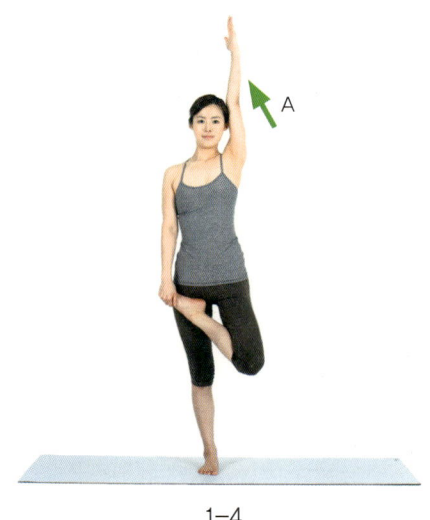

1-4

사진 1-4의 A는 사진 1-3 상태에서 한쪽 팔을 들어올려 균형감을 기를 수 있는 방법이다.

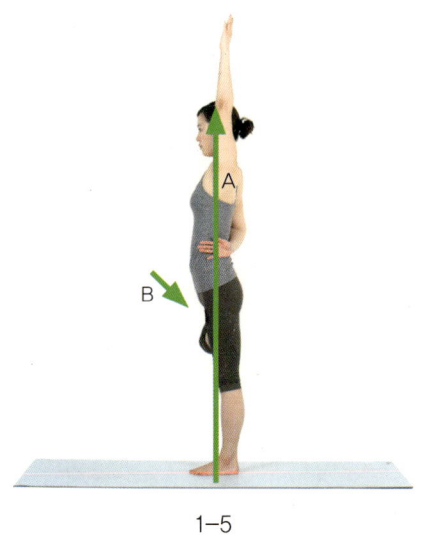

1-5

사진 1-5의 A는 관상면의 무게중심선이다.
B는 팔을 등 뒤로 감았지만 유연성이 부족하여 발을 잡지 않고 균형과 정렬을 유지한 상태이다.

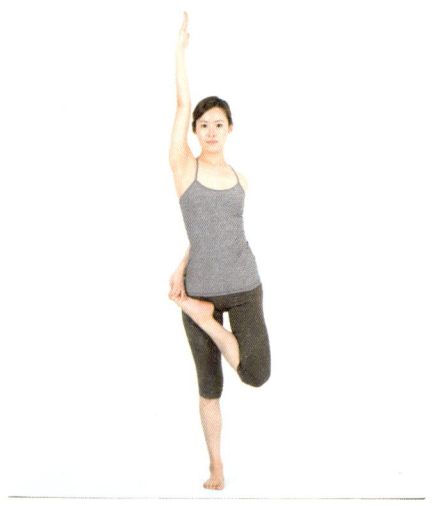

2

사진 2는 앞의 순차적인 과정을 거쳐 균형 잡힌 정렬 상태의 아르다받다빠드모타나사나이다.

사진 3-1과 3-2는 아르다받다빠드모타나사나에서 상체를 숙일 때 일반적으로 행하는 바르지 않은 자세이다.

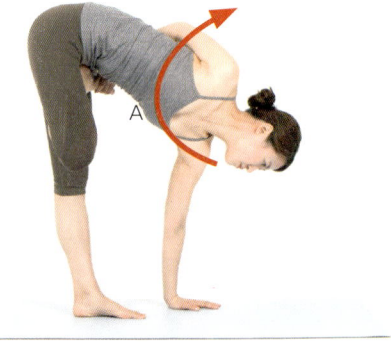

3-1

사진 3-1의 A는 뒤로 감은 팔이 과도하게 열린 상태이다.
이는 위에 이미 설명한 팔과 가슴의 근육들이 충분히 이완되지 않은 상태에서 무리하게 들어올린 다리의 엄지발가락을 잡았기 때문이다.

Standing Sequence

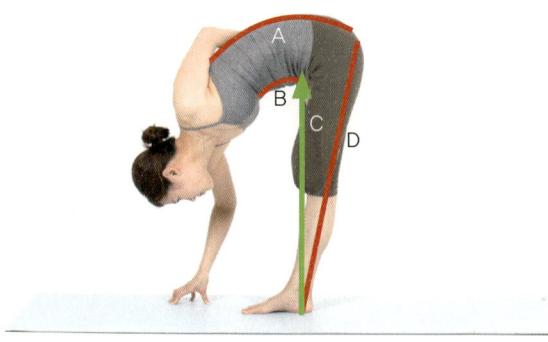

3-2

사진 3-2의 A는 등이 과도하게 말린 상태이다.

B는 가로막과 복부가 과도하게 압박된 상태이다.

C는 관상면의 무게중심선이다.

D는 과도하게 뒤로 무너진 관상면의 무게중심선이다.

A와 같이 등이 과도하게 말리고 B와 같이 가로막이 과도하게 압박된 원인은 뒤넙다리근 및 종아리 근육들이 충분히 이완되지 않은 상태에서 상체를 너무 깊이 숙였기 때문이다. 이때 뒤넙다리근 및 종아리 근육들의 긴장이 높아지면 이를 보상하기 위해 A와 같이 등을 말고 D와 같이 무게중심을 뒤쪽으로 무너뜨릴 수밖에 없다.

B와 같이 가로막과 복부가 압박되면 호흡이 짧아지고 횟수가 늘어나 호흡효율이 떨어진다.

사진 3-3~3-5는 대안 자세를 제시한 것들이다.

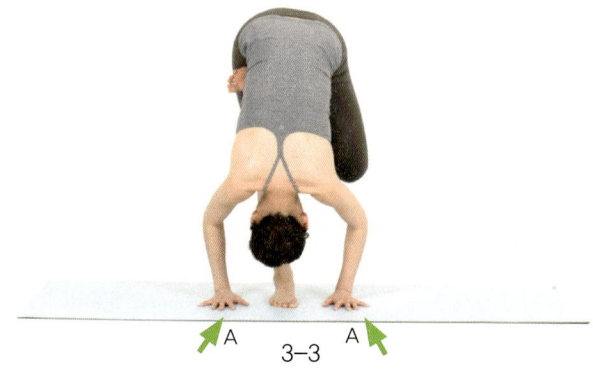

3-3

사진 3-3은 한쪽 다리로 균형을 잡기 어려울 때 A와 같이 양손을 바닥을 짚어 균형과 정렬을 유지할 수 있는 방법이다.

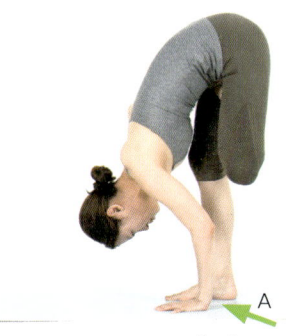

3-4

사진 3-4는 위에 이미 설명한 근육들의 근력 및 유연성이 충분치 않은 상태에서 균형과 정렬을 깨뜨리지 않기 위해 팔을 감지 않고 상체를 숙인 상태이다. A는 균형을 유지하기 위해 한손을 바닥에 댄 상태이다. 필요하다면 손바닥을 바닥에 밀착시키지 않고 손가락을 세워 하체 근육의 긴장을 보상하는 것도 좋은 방법이다.

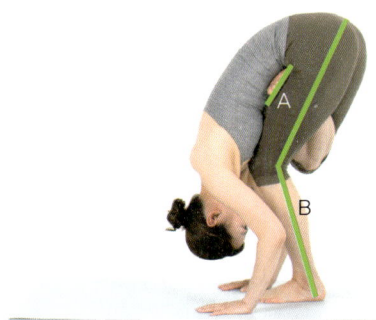

3-5

사진 3-5의 A는 배와 허벅지를 밀착시킨 상태이다.
B는 무릎을 구부려 무게중심을 낮춘 상태이다.
A와 같이 상체를 숙일 때 배와 허벅지를 밀착시키면 척추 특히 요추에 가해졌던 불필요한 긴장을 해소할 수 있다.
B는 무릎을 구부려 뒷넙다리근 및 종아리 근육들의 긴장을 해소한 상태인데 무릎을 구부려 척추중립 및 신장 상태를 유지하면 호흡이 느리고 완만한 자연호흡으로 바뀔 수 있다.

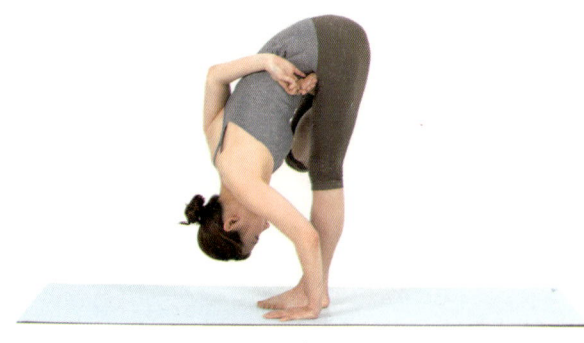

4

사진 4는 앞의 순차적인 과정을 거쳐 균형 잡힌 정렬 상태의 아르다받드모타나사나이다.

사진 5-1~6은 아르다받드모타나사나를 수행하는 전 과정을 순차적으로 제시한 것이다.

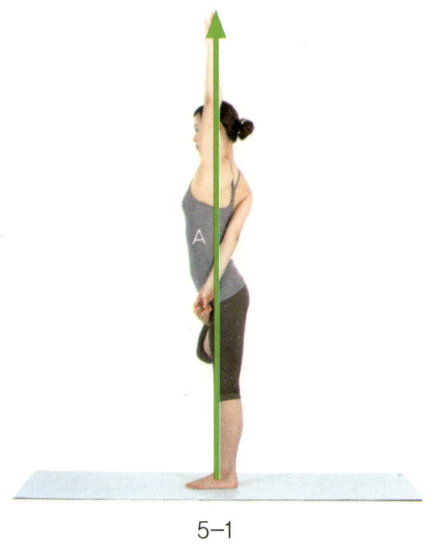

5-1

사진 5-1의 A는 관상면의 무게중심선을 나타난 것이다.
상하체가 이 무게중심선과 일직선상에 위치할 때가 바른 신체 정렬상태이다.

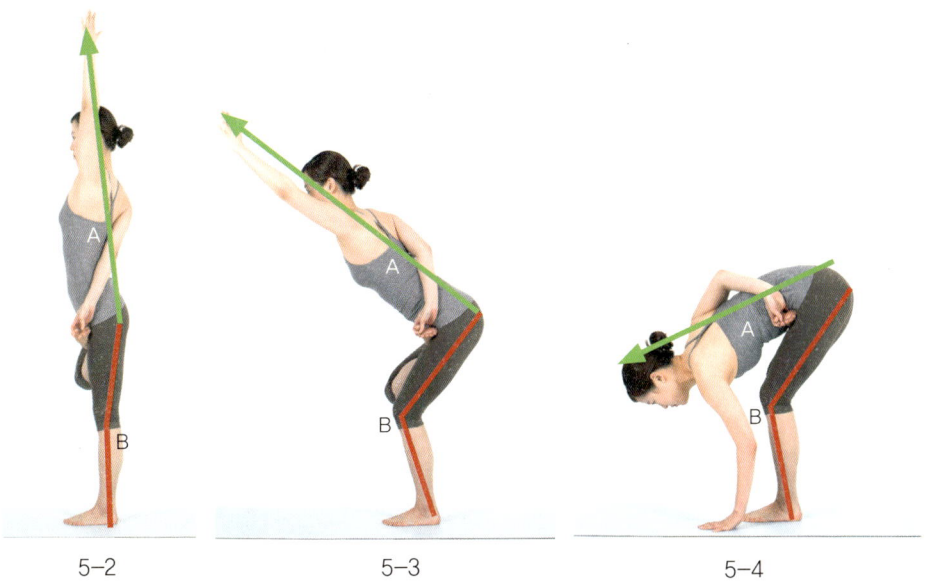

5-2             5-3             5-4

사진 5-2~5-4는 상체를 숙이는 순차적인 과정을 보여 준다.

A는 상체에서 관상면의 무게중심선이다.

B는 무게중심을 낮춰 안정감을 높이기 위해 무릎을 구부린 상태이다.

여기서 주목할 점은 상체는 A와 같이 지속적으로 척추중립 및 신장 상태를 유지해야 한다는 점이다.

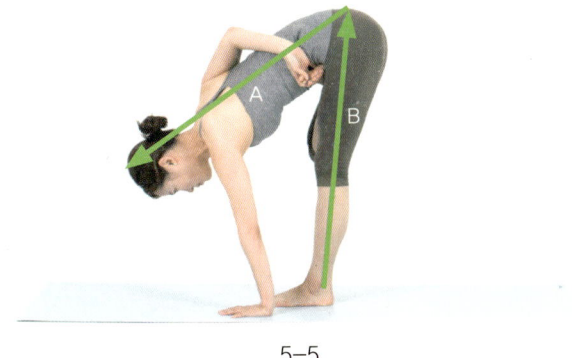

5-5

사진 5-5 의 A는 상체에서 관상면의 무게중심선이다.

B는 손이 바닥에 닿은 후 아사나의 완성을 위해 다리를 편 상태이다.

여기서 주목할 점은 상체는 A와 같이 지속적으로 척추중립 및 신장 상태를 유지해야 한다는 점이다.

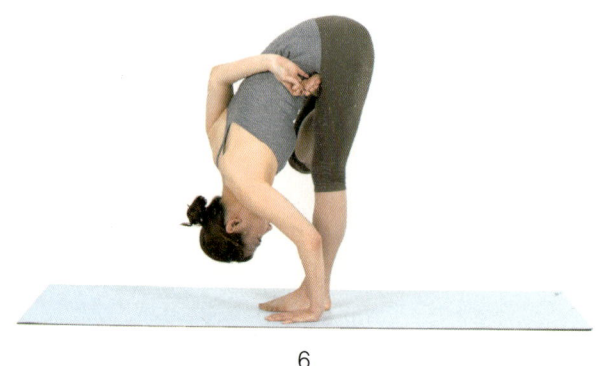

6

사진 6은 앞의 순차적인 과정을 거쳐 균형 잡힌 정렬 상태의 아르다받다빠드모타나사나이다.

# 비라바드라사나

(Virabhadrasana, 전사 자세)

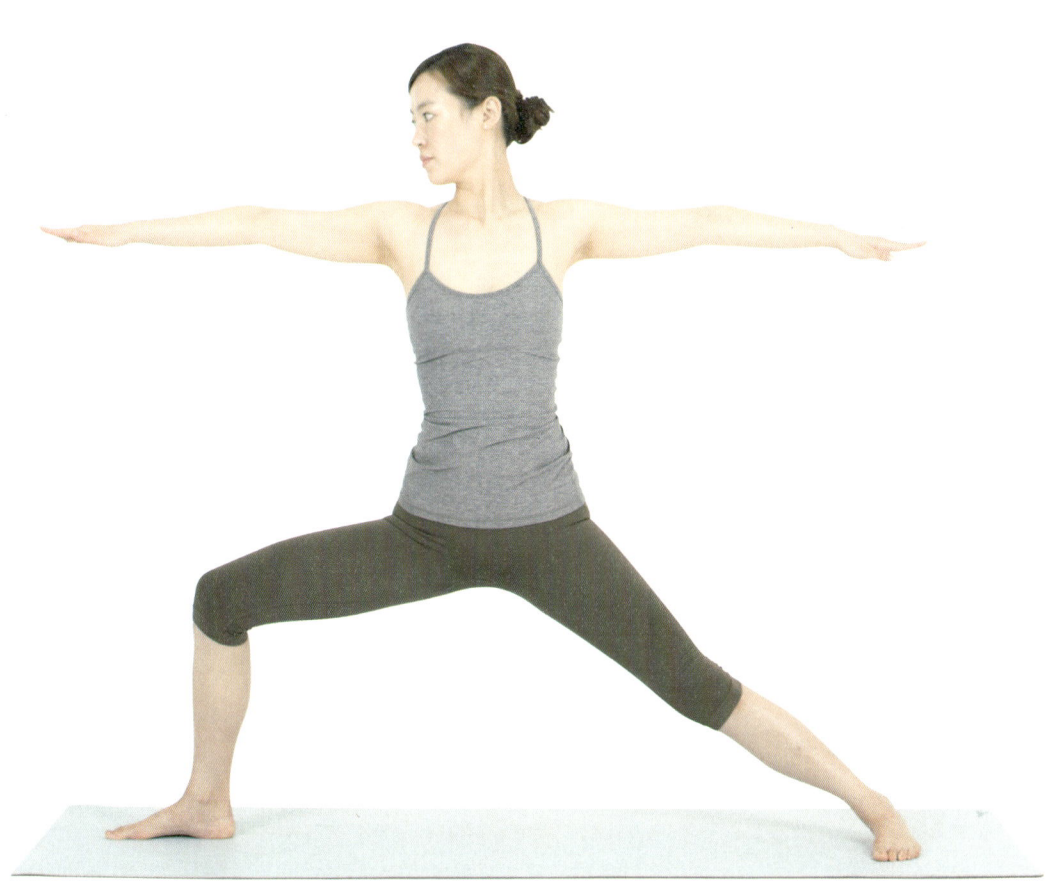

비라바드라사나는 비라바드라사나 A와 B(Virabhadrasana A&B, 전사 자세 A&B)로 이루어져 있다. 이미 수리야나마스까라 B에서 비라바드라사나 A와 관련된 내용은 설명했으므로 중복되는 내용은 생략하고 여기서는 비라바드라사나 B에 관련된 내용만 설명한다. 비라바드라사나 B는 앞 무릎은 90도에 가깝게 구부리고 뒷다리는 발바닥을 바닥에 밀착시킨 채 힘차게 뻗어야 한다. 앞뒤 다리의 발바닥을 지면에 강하게 밀착하여 밀어내면서 발바닥과 지면 사이의 반발력을 몸의 중심인 골반 쪽으로 끌어올려야 한다. 그래야 체중을 하체로 쏟는 느낌이 아닌 하체의 에너지를 상체 쪽으로 부상시키는 듯한 느낌을 찾을 수 있다. 이렇게 형성된 에너지를 양팔까지 보내고 손가락 끝에서 힘을 표출시킬 때 섬세한 에너지가 온몸을 통해 순환된다.
이러한 에너지의 느낌을 모르면 전체적으로 몸이 아래쪽으로 쳐지는 느낌이 들고 어깨와 팔이 무겁게 느껴진다.

- 호흡은 완성 자세에서 5회 반복한다.
- 드리스티는 손가락이다.

- 아래는 바르지 않은 자세이다. 바르지 않은 정렬 상태 및 자세를 표시해 보고 그 이유를 설명해 보시오.

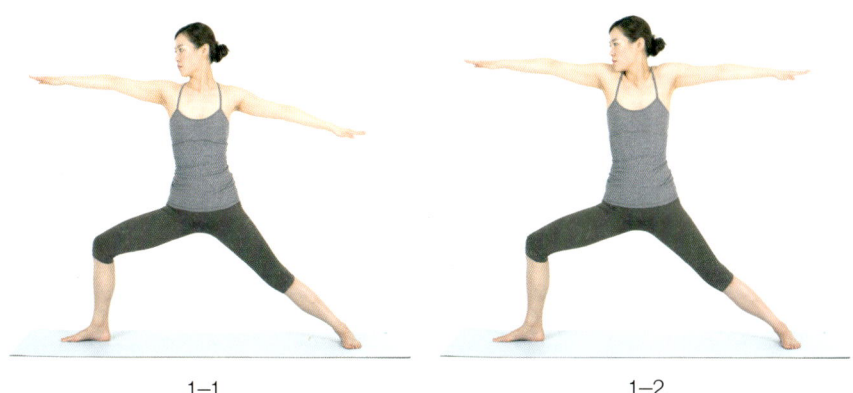

1-1　　　　　　　　　　　　　1-2

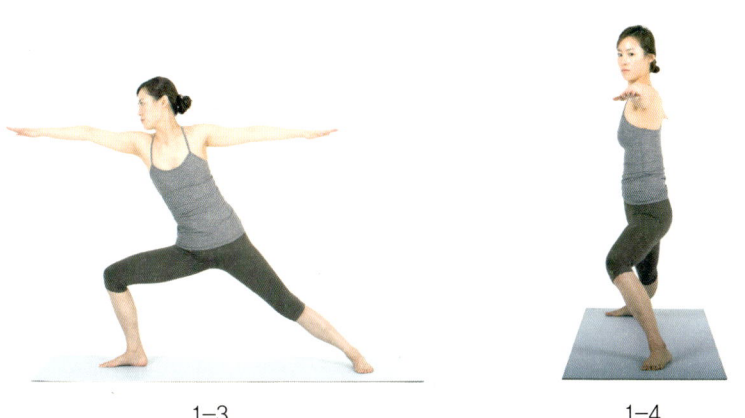

1-3　　　　　　　　　　　　　1-4

사진 1-1~1-4는 비라바드라사나 B에서 일반적으로 행하는 바르지 않은 자세이다.

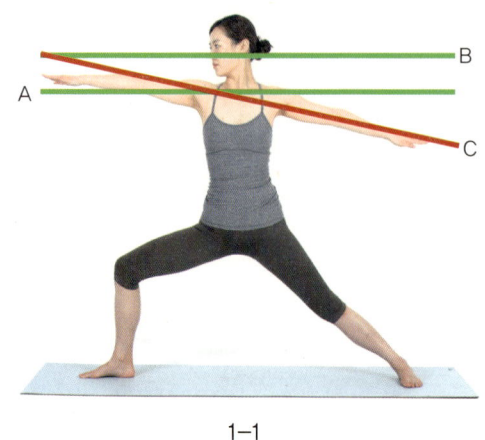

1-1

사진 1-1의 A는 이완된 상태의 팔과 어깨의 정렬선이다.
B는 귀와 바닥의 수평선이다.
C는 팔과 어깨의 정렬선이 무너져 앞 팔은 높아지고 뒤 팔은 낮아진 상태이다.
A와 B의 간격 즉 어깨와 귀 사이는 충분히 멀어져 있어야 한다. 어깨와 귀 사이가 가깝다는 말은 과도하게 어깨를 머리 쪽으로 끌어올려 불필요한 근육의 긴장을 유발하고 있다는 의미이다. 아사나 수행에 집중하다 보면 긴장으로 인해 어깨와 귀 사이가 과도하게 가까워진 경우를 볼 수 있다.
C는 시선이 앞쪽 팔을 향하면서 뒤쪽 팔에 주의를 기울이지 않아 팔이 쳐진 상태를 보여주는데 이는 몸에 대한 알아차림이 약한 상태이다.
요가 아사나 수련의 목적이 다양하지만 그중 가장 중요한 목적은 알아차림을 통한 자각상태를 유지하는 것이다.
몸에 대한 자각 수준을 높이는 훈련을 통해 몸보다 더 섬세한 마음까지 자각할 수 있을 때 요가 수련의 완성도가 향상되고 있음을 알 수 있을 것이다.

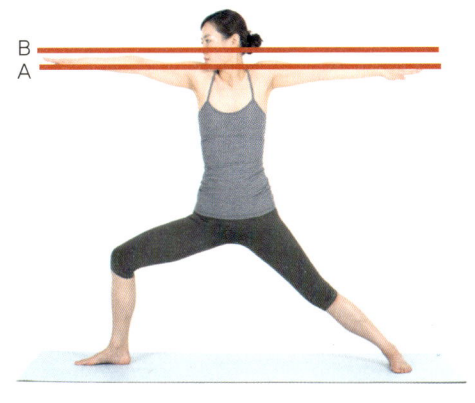

1-2

사진 1-2의 A는 긴장된 팔과 어깨의 정렬 상태이다.

B는 귀와 바닥의 수평면이다.

이미 사진 1-1의 설명에서 언급한 것처럼 몸에 대한 알아차림이 약할 경우 긴장으로 인해 의식하지 못하는 사이에 귀와 어깨 사이의 근육들을 수축하게 된다.

이 자세에서는 어깨를 귀를 향해 끌어올릴 이유가 없음에도 불구하고 끌어올림으로써 불필요한 근육 운동을 유발하고 에너지를 소모하므로 운동목적에서 벗어난다.

몸을 효율적으로 사용하기 위해서는 반드시 필요한 근육만 운동에 관여시켜야 한다.

또한 귀와 어깨 사이의 근육들이 수축하면 경추 추간판들 간격이 좁아져 신경뿌리(Nerve Root)가 눌림으로써 통증이 유발될 수 있다. 동시에 호흡에 관여하는 근육들이 흉곽을 과도하게 들어올림으로써 수축된 근육들로 인해 호흡을 얕게 만들고 호흡횟수를 증가시켜 호흡효율을 떨어뜨린다.

따라서 어깨와 귀 사이는 멀어져 있어야 한다.

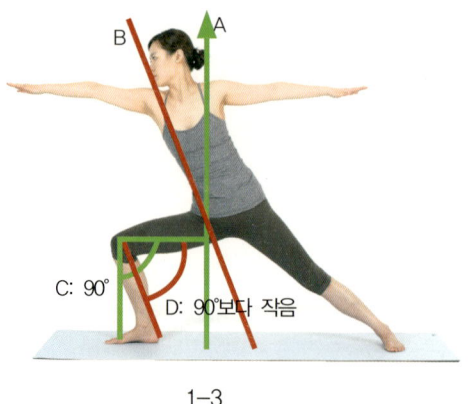

1-3

사진 1-3의 A는 시상면의 무게중심선이다.
B는 전방으로 기울어진 시상면의 무게중심선이다.
C는 안정적인 무릎과 발목의 각도이다.
D는 과도하게 전방으로 돌출된 무릎 각도이다.

시상면의 무게중심선이 B와 같이 전방으로 기울어질 경우 앞다리에 과도한 체중이 실리면서 넙다리네갈래근이 쉽게 피로해지고 뒷다리의 힘은 약화된다. 이는 앞다리와 뒷다리가 체중을 공동으로 분산하면서 동시에 발바닥이 지면을 밀어내는 반발력을 골반 쪽으로 끌어올려 몸을 가볍게 만드는 에너지 흐름을 방해한다는 의미이다. 이렇게 무게중심이 무너진 상태에서 아사나 수행을 하면 에너지가 쉽게 고갈된다.

D와 같이 무릎이 발목보다 전방으로 돌출된 원인은 앞발과 뒷발 사이의 거리가 과도하게 가깝거나 시선 방향으로 주의력이 과도하기 때문이다.

무릎이 발목보다 전방으로 돌출되면 무릎 인대뿐만 아니라 무릎과 연결된 근육과 힘줄에도 과도한 긴장이 유발되어 다칠 위험이 커진다. 부상을 방지하기 위해서는 반드시 무릎의 위치를 발목과 수직으로 만들거나 발목이 무릎보다 조금 더 앞쪽에 위치해 있어야 하며 뒤꿈치에 무게중심이 있어야 한다. 앞뒤 발 사이의 거리가 좁다면 뒷다리를 조금 더 뒤로 이동시켜 보폭을 좀 더 넓히면 된다.

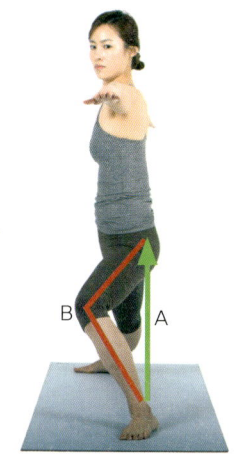

1-4

사진 1-4의 A는 관상면에서의 무릎과 발목의 정렬선이다.
B는 과도하게 안쪽으로 무너진 무릎 상태이다.
무릎이 안쪽을 향해 무너질 경우 발목과 무릎에 과도한 긴장을 유발시킬 수 있고 허벅지의 넙다리네갈래근은 쉽게 피로해질 수 있다. 모음근들의 과도한 수축과 볼기근들 및 회전근들의 과도한 이완은 무릎이 과도하게 안쪽으로 무너지는 원인이 된다.

사진 1-5와 1-6은 대안 자세를 제시한 것들이다.

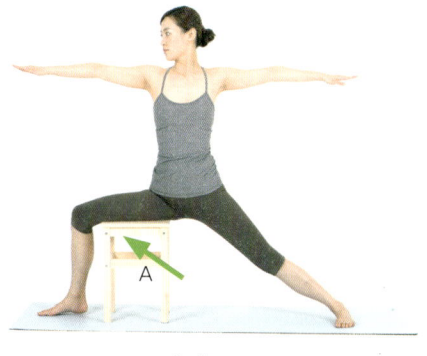

1-5

사진 1-5의 A는 의자를 이용하여 적당한 무릎의 각도를 만들 수 있도록 제시한 것이다.

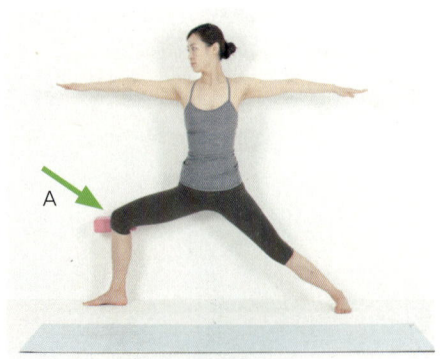

1-6

사진 1-6의 A는 허벅지 측면과 벽 사이에 블록을 끼워 무릎이 관상면 상에서 일직선이 되도록 제시한 대안이다.

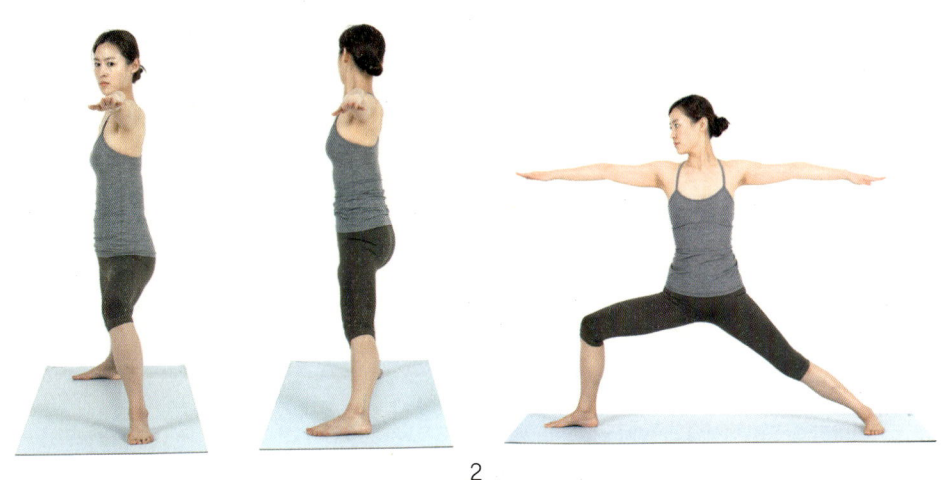

2

사진 2는 앞의 순차적인 과정을 거쳐 균형 잡힌 정렬 상태의 비라바드라사나 B이다.

# 쉬어가는 페이지

## 몸은 알아차림의 대상

저는 몸을 '부딪힘이 많은 친구'라고 비유를 많이 합니다. 친구가 있는데 자신하고 부딪힘이 많다면 둘 중 하나의 관계를 선택해야 할 것 입니다. 그 사람과 더 이상 친구로 지내지 않고 단절하거나 아니면 앞으로도 친구로 지내기 위해 두 사람 간의 타협점을 찾는 것 입니다. 친구야 최악의 경우에 안 보면 그만이겠지만 몸은 사실 안 볼 수 있는 대상이 아닙니다. 몸은 평생 같이 가야 할 대상이기 때문입니다. 그럼 평생 같이해야 할 친구인 몸이 자신의 욕심만큼 따라오지 않을 때는 어떻게 해야 할까요? 생각으로 억지로 몸을 끌어가려는 욕심을 내려놓고 몸의 수준에 맞춰 양보하면서 서서히 몸을 만들어 가야 합니다.

우리가 몸 상태를 인정하고 받아들여야 하는 데는 그만한 이유가 있습니다. 먼저 현재 몸 상태는 자신의 물리적 역사의 최종 판이기 때문입니다. 균형 잡힌 섭생, 충분한 휴식 그리고 적절한 운동을 통해서 몸을 관리해 왔다면 당연히 그에 합당하는 상태로 바뀌어 있을 것이고 그렇지 않았다면 건강하지 않은 상태로 바뀌어 있을 것 입니다.

다음으로 현재 몸 상태는 의식의 최종 판이기 때문입니다. 물리적인 측면에서 아무리 몸 관리를 잘해도 의식의 상태에 따라서 몸 상태는 쉽게 달라질 수 있습니다. 아무리 섭생을 잘하고 휴식하고 운동해도 마음 속에 온갖 독을 뿜어내는 생각과 감정이 남아있다면 몸은 경직되고 병이 나게 마련입니다. 사람은 정신과 육체가 융합된 존재이기에 육체만 관리한다고 건강해지는 것이 아니라는 것을 이해해야 합니다.

이러한 사실을 이해했다면 왜 우리가 수련할 때 몸과 싸우지 않아야 하는지 이해가 될 것 입니다. 몸은 싸움의 대상이 아니며 더군다나 지배의 대상도 아닙니다. 몸은 끊임없이 정신과 육체의 상태를 비춰주는 역할을 합니다. 현재 몸에 대해서 어떠한 관념을 가지고 있든 또는 어떠한 관념을 가지고 바라봐왔든 지금 이 순간 이후로는 몸을 알아차림의 대상으로 바라보면 어떨까요? 자신의 정신적 육체적 상태를 알아차리는 대상으로 몸을 바라본다면 몸을 통해서 많은 것들을 배울 것 입니다.

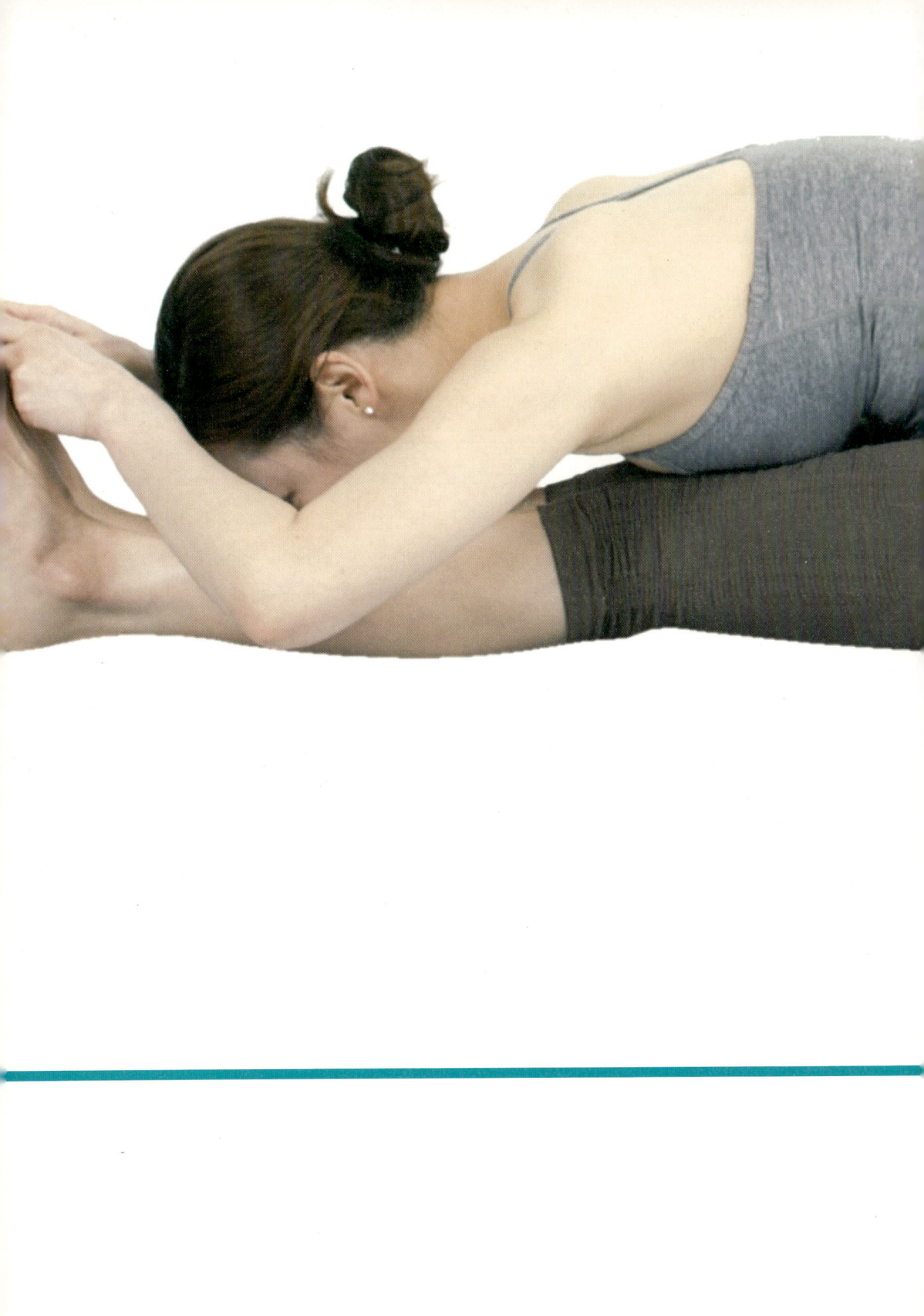

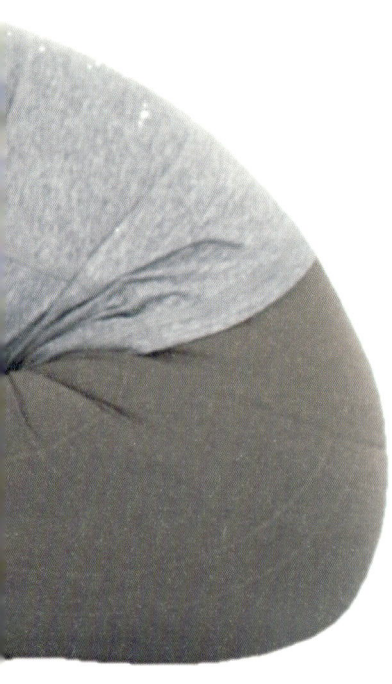

# PART 2

## Sitting Sequence

# 단다사나

(Dandasana, 막대기 자세)

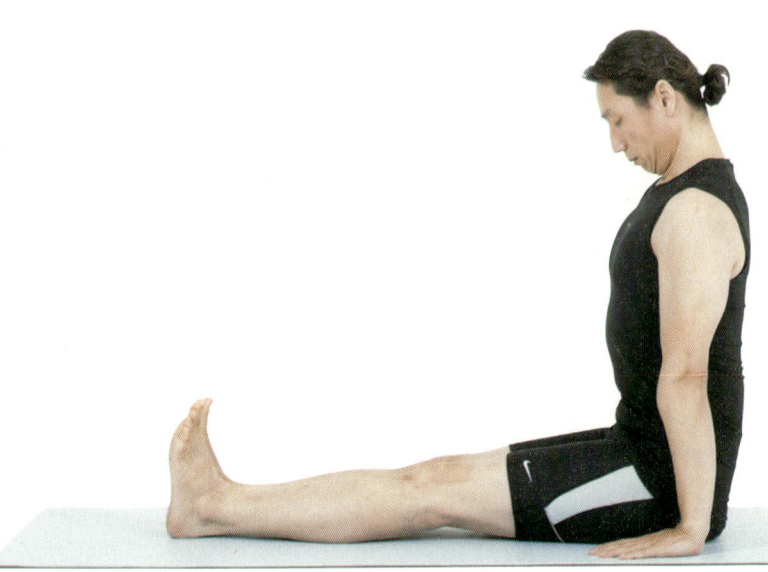

단다사나(Dandasana, 막대기 자세)에서는 몸통과 다리의 각도가 수직에 가깝게 앉아 척추중립 및 신장을 유지한 상태에서 발가락은 당기고 뒤꿈치는 밀어 꼬리뼈와 뒤꿈치가 멀어지게 해야 한다. 단다사나는 아쉬탕가 요가 프라이머리 시리즈(Ashtanga Yoga Primary Series) Sitting Sequence의 시작으로 앉은 자세에서 어떻게 정렬과 균형을 맞춰야 하는지를 상징적으로 보여 준다.

Sitting Sequence에서는 상체를 전굴하는 아사나가 주를 이루는데 이때 반드시 주지할 내용은 척추중립 및 신장이다. 앉은 자세에서 척추중립 및 신장이 되지 않은 상태에서 전굴할 경우 운동목적에서 벗어나게 되어 통증이 생기거나 긴장이 유발된다.

- 호흡은 완성 자세에서 5회 반복한다.
- 드리스티는 코끝이다.

- 아래는 바르지 않은 자세이다. 바르지 않은 정렬 상태 및 자세를 표시해 보고 그 이유를 설명해 보시오.

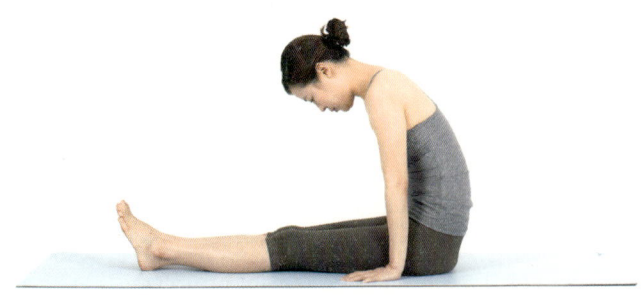

1-1

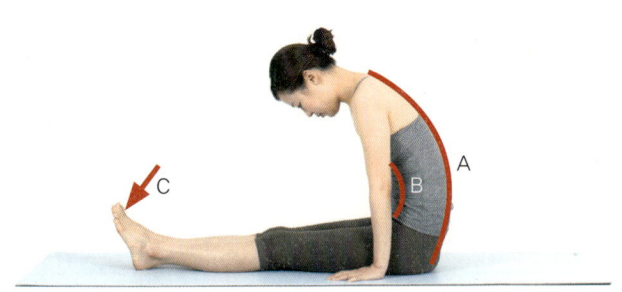

1-1

사진 1-1은 단다사나에서 일반적으로 행하는 바르지 않은 자세이다.

사진 1-1의 A는 등이 과도하게 말린 상태이다.

B는 가로막과 복부가 과도하게 압박된 상태이다.

C는 발가락을 당기지 않은 상태이다.

A와 같이 등이 둥글게 말린 이유는 크게 두 가지로 볼 수 있다. 첫째는 뒤넙다리근 및 종아리 근육이 충분히 이완되지 않은 상태에서 다리를 뻗을 경우 근육의 긴장을 보상하기 위해서 등이 말린 경우이다. 둘째는 상체 길이보다 팔 길이가 짧은 경우이다. A와 같은 상태에서는 어깨와 귀 사이가 가까워지고 B와 같이 가로막과 복부가 압박되어 호흡이 짧아지고 횟수가 증가하여 호흡효율이 나빠진다. 이 자세에서는 호흡이 짧고 빠른 가슴호흡으로 바뀐다.

A와 같이 등이 말리고 C와 같이 발가락을 당기지 않으면 뒤넙다리근 및 종아리 근육은 늘어나지 못한다. 왜냐하면 등이 말리면서 꼬리뼈가 바닥에 가까워지면 궁둥뼈(Ischium) 역시 앞쪽으로 이동하게 되고 발가락이 앞을 향하게 됨으로써, 뒤꿈치와 궁둥뼈(Ischium) 사이의 거리가 가까워져 척추로 힘이 전이되기 때문이다. 이로써 정작 늘이고자 하는 뒤넙다리근 및 종아리 근육들은 늘어나지 못하고, 자극을 가하지 말아야 할 요추 부위의 근육, 근막, 힘줄 및 인대에 과도한 자극을 가하여 통증이나 부상이 생길 수 있다.

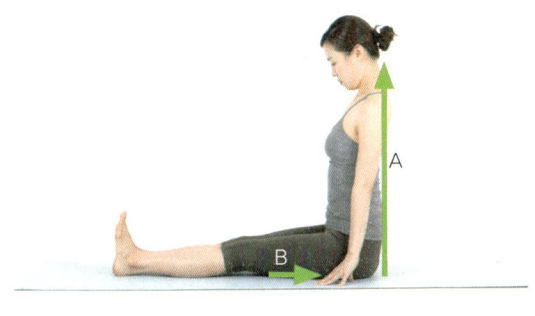

1-2

사진 1-2의 A는 척추중립 및 신장 상태이다.
B는 손가락을 세워 짧은 팔 길이를 보상하거나 경직된 뒤넙다리근 및 종아리 근육들의 긴장을 완화시킨 상태이다.

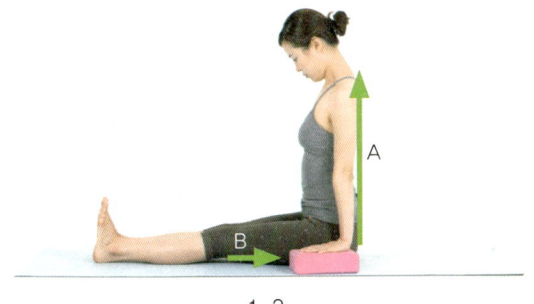

1-3

사진 1-3의 A는 척추중립 및 신장 상태이다.
B는 손바닥 밑에 블록을 받쳐 짧은 팔 길이를 보상하거나 경직된 뒤넙다리근 및 종아리 근육들의 긴장을 완화시킨 상태이다.

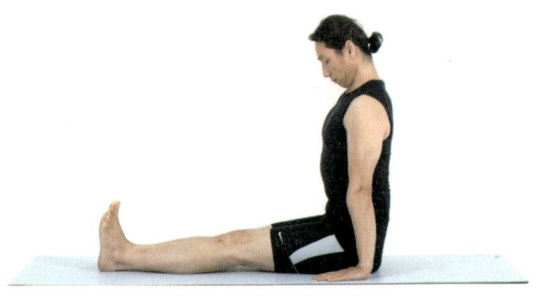

2

사진 2는 앞의 순차적인 과정을 거쳐 균형 잡힌 정렬 상태의 단다사나이다.

# 빠스치마타나사나

(Paschimattanasana, 앉은 전굴 자세)

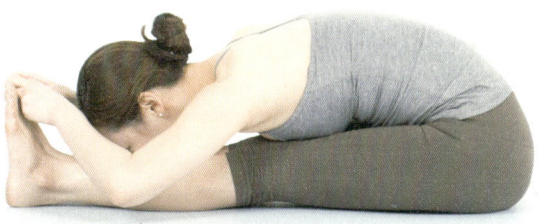

빠스치마타나사나(Paschimattanasana, 앉은 전굴 자세)는 앉은 자세에서 수행하는 대표적인 전굴 자세이다. 이 자세의 목적은 척추중립 및 신장을 유지한 상태에서 넙다리 뒤편의 뒤넙다리근과 종아리 근육들인 장딴지근(Gastrocnemius)과 가자미근(Soleus)을 이완시키는 것이다.

빠스치마타나사나를 수행할 때 주의할 사항은 뒤넙다리근과 종아리 근육들이 긴장되어 있을 때는 유연성을 높이고 싶더라도 등이 과도하게 말린 상태에서는 상체를 깊게 숙여 무리해서 발을 잡으려고 하지 않아야 한다는 점이다.

빠스치마타나사나는 실제로 전굴의 난이도가 깊어지는 네 단계의 빈야사로 이루어져 있다. 하지만 기본적인 운동원리는 동일하고 난이도만 다르기 때문에 여기서는 통합해서 하나의 대표 자세만 다루기로 한다.

빠스치마타나사나는 양다리를 뻗은 상태에서 전굴을 하기 때문에 한다리만 뻗어서 전굴하는 다른 아사나들에 비해 뒤넙다리근 및 종아리 근육들의 저항이 더 클 수 있다.

마치 밧줄 한 개를 잡고 늘일 때와 밧줄 두 개를 잡고 늘일 때를 비교해 보면 당연히 후자가 저항이 큰 것과 같다.

따라서 뒤넙다리근 및 종아리 근육들의 유연성이 충분치 않을 때는 억지로 늘이기보다는 대안 자세를 적극 활용하기를 권한다.

전굴 시 가장 주의해야 할 점은 반드시 배와 허벅지를 밀착시켜야 한다는 것이다. 배와 허벅지 사이의 거리가 멀어지는 정도와 비례해서 요추의 긴장은 증가하고 호흡효율이 떨어지기 때문이다. 뒤넙다리근 및 종아리 근육들의 유연성 정도에 따라 배와 허벅지를 밀착시키는 정도가 달라지는데 자세한 내용은 '전굴의 기본 원칙'을 참조하기 바란다.

- 호흡은 완성 자세에서 5회 반복한다.
- 드리스티는 발가락이다.

- 아래는 바르지 않은 자세이다. 바르지 않은 정렬 상태 및 자세를 표시해 보고 그 이유를 설명해 보시오.

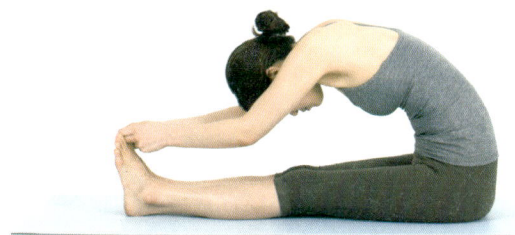

1-1

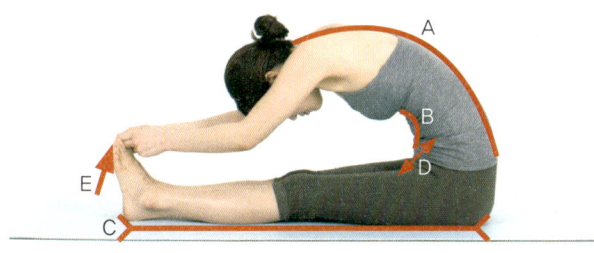

1-1

사진 1-1은 빠스치마타나사나에서 일반적으로 행하는 바르지 않은 자세이다.
사진 1-1의 A는 등이 과도하게 말린 상태이다.
B는 가로막과 복부가 과도하게 압박된 상태이다.
C는 뒤꿈치와 좌골이 가까워진 상태이다.
D는 배와 허벅지가 멀어진 상태이다.
E는 발가락을 당기지 않은 상태이다.
A와 같이 등이 과도하게 말린 원인은 C의 뒤꿈치와 궁둥뼈(좌골) 사이의 거리가 가까워진 데 있는데 이때 뒤넙다리근 및 종아리 근육들은 수축되어 있다.
이는 평소 앉은 자세에서 척추중립이 무너진 자세로 등을 말고 오랜 기간을 생활했기 때문에 신체의 대칭구조로 인해 하체의 뒤넙다리근 및 종아리 근육들이 수축되었기 때문이다.
전굴할 때 뒤넙다리근 및 종아리 근육들을 늘이고자(이완) 한다면 신체의 대칭구조를 이해하고 먼저 굽은 등을 펴서 척추중립을 유지해야 한다. 척추가 중립 상태로 유지될 때 신체의 대칭구조로 인해 뒤넙다리근 및 종아리 근육들은 늘어날 준비가 된다. 이 상태가 된 후에야 비로소 운동목적에 맞게 전굴을 수행할 수 있다.

등이 말림으로 인해 B와 같이 가로막과 복부가 과도하게 압박되면 호흡이 짧아지고 호흡 횟수가 증가하여 호흡효율이 떨어진다. D와 같이 배와 허벅지 사이의 거리가 멀어진 채로 상체를 숙이면 상체를 숙이면서 생긴 힘은 뒤넙다리근 및 종아리 근육들을 이완시키는 힘으로 작용하지 못하고 척추 특히 요추를 과도하게 늘이는 힘으로 작용하여 요추 부위에 통증을 일으키거나 부상을 유발할 수 있다.

E와 같이 발가락을 몸쪽으로 당기지 않으면 장딴지근 및 가자미근 같은 종아리 근육들을 늘이지 못한다.

왜냐하면 발가락을 몸쪽으로 당기지 않으면 종아리 근육들이 수축된 발바닥굽힘(Plantar Flexion) 상태가 되기 때문이다.

전굴의 목적 중 하나는 종아리 근육들을 늘여주기 위함인데 종아리 근육들이 이완되기 위해서는 발등굽힘(Dorsi Flexion)상태가 되어야 한다.

장딴지근 및 가자미근은 이는 곳은 다르지만 닿는 곳은 발꿈치뼈(Calcaneus)이고 발꿈치뼈에 부착되는 장딴지근과 가자미근의 힘줄이 아킬레스건(Achilles Tendon)이다.

따라서 종아리 근육들을 이완시키기 위해서는 발가락을 몸쪽으로 당겨 발등굽힘 상태로 만들고 전굴을 해야한다.

이 원리는 종아리 근육들을 이완시키려는 전굴에 공통적으로 적용된다.

하지만 모든 전굴시 발가락을 몸쪽으로 당겨야 하는 것은 아니다.

왜냐하면 전굴했을 때 발가락을 몸쪽으로 당기면 뒤넙다리근을 늘이면서 추가로 종아리 근육들을 늘여야 하는 부담이 생기기 때문인데 예외가 적용될 수 있는 대표적인 아사나로는 우띠따하스타빠당구스타사나와 우르드바묵카빠스치마타나사나가 있다.

전굴 자세에서 발가락을 몸쪽으로 당겨야 할 지 말아야 할 지 판단할 수 있는 기준은 유연성 수준에따라 달라지겠지만 종아리 근육들을 늘임으로 인해 전굴시 아사나의 안정성이 깨진다면 발가락을 뻗고 할 수도 있다.

물론 종아리 근육들이 충분히 유연하다면 우띠따하스타빠당구스타사나와 우르드바묵카빠스치마타나사나에서도 발가락을 몸쪽으로 당기고 전굴할 수 있다.

사진 1-2~1-8은 대안 자세를 제시한 것들이다.

공통적인 핵심 사항은 척추중립을 통해 이완시키고자 하는 근육 즉 뒤넙다리근 및 종아리 근육들에만 자극을 가하여 운동목적을 달성하는 것이다.

사진 1-2~1-6의 A는 척추중립 및 신장 상태이다.
B는 가슴이 확장된 상태이다.
C는 뒤넙다리근 및 종아리 근육들이 늘어나기 위한 최적 상태이다.

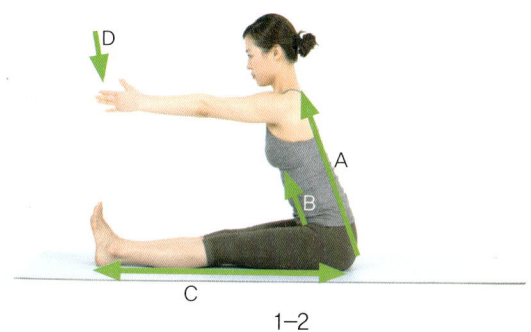

1-2

사진 1-2의 D는 팔을 앞으로 뻗음으로써 상체를 굽히지 않도록 제시한 것이다.
뒤넙다리근 및 종아리 근육들의 유연성이 충분치 않은 상태에서 팔을 앞으로 뻗지 않고 하체 부위를 잡으면 등이 말리면서 정렬이 깨져 운동목적에서 벗어난다.
전굴할 때 움직임은 엉덩관절(Hip Joints)에서 발생해야 척추중립 및 신장이 유지되어 운동목적에 부합된다.

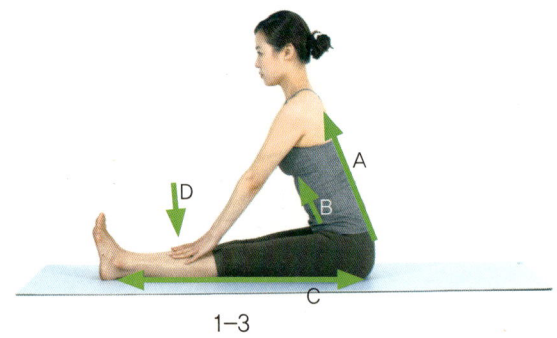

1-3

사진 1-3의 D는 손을 척추중립을 깨뜨리지 않을 수준으로 신체 부위에 접촉한 상태이다. 이 대안 자세 역시 핵심은 척추중립을 유지하여 상체에는 늘이는 자극을 가하지 않고 뒤넙다리근 및 종아리 근육들에만 늘이는 자극이 전해져야 한다는 점이다.

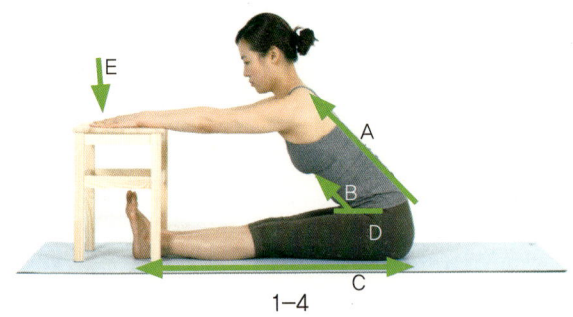

1-4

사진 1-4는 의자를 이용하여 유연성과 척추중립을 보조하는 방법이다.
D는 배와 허벅지가 가까워지도록 만든 상태이다.
E는 팔을 의자 위에 놓음으로써 척추중립을 유지할 수 있는 방법이다.

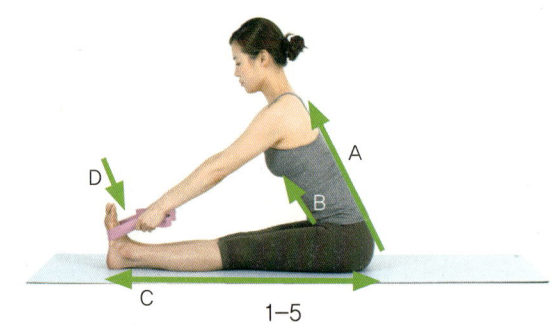

1-5

사진 1-5의 D는 스트랩을 사용하여 뒤넙다리근 및 종아리 근육들의 부족한 유연성을 보상하는 방법이다.

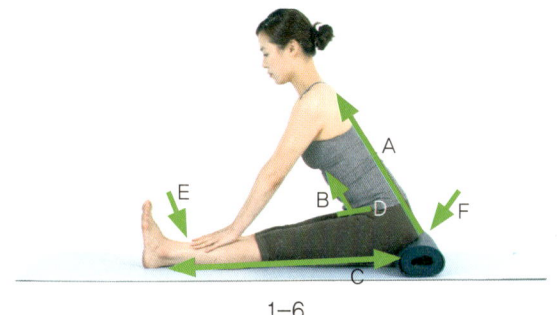

1-6

사진 1-6의 D는 배와 허벅지를 밀착시킨 상태이다.
E는 F의 매트를 이용하여 뒤넙다리근 및 종아리 근육들의 부족한 유연성을 보상하여 상체를 더 깊이 숙여 발목까지 잡은 상태이다.

사진 1-7과 1-8은 뒤넙다리근 및 종아리 근육들의 유연성이 떨어진 상태에서 다리를 구부려 근육의 긴장을 낮춰 정렬을 유지하며 전굴하는 방법을 제시한 것들이다.

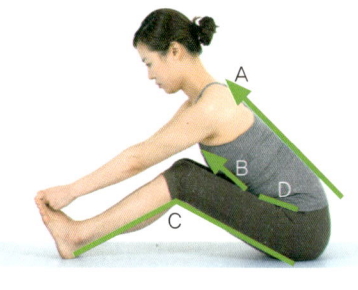

1-7

사진 1-7의 A는 척추중립 및 신장 상태이다.
B는 가슴을 확장한 상태이다.
C는 뒤넙다리근 및 종아리 근육들의 긴장을 보상하기 위해 무릎을 구부린 상태이다.
D는 배와 허벅지를 밀착시킨 상태이다.

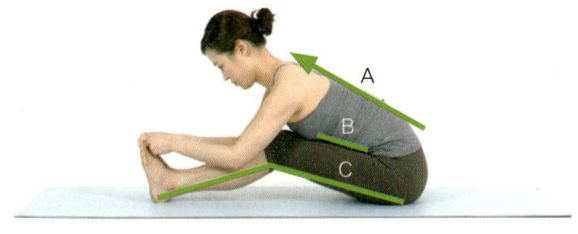

1-8

사진 1-8의 A는 척추중립 및 신장 상태이다.
B는 배와 허벅지를 밀착시킨 상태이다.
C는 뒤넙다리근 및 종아리 근육들의 긴장을 보상하기 위해 무릎을 구부린 상태이다.
사진 1-7과 비교하면 C의 뒤넙다리근 및 종아리 근육들이 더 펴진 상태이다.

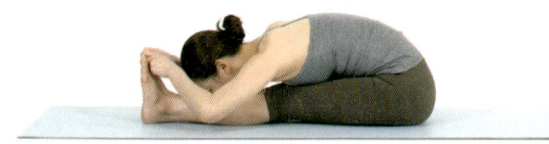

2

사진 2는 앞의 순차적인 과정을 거쳐 균형 잡힌 정렬 상태의 빠스치마타나사나이다.

# 뿌르바타나사나

(Purvattanasana, 앉은 후굴 자세)

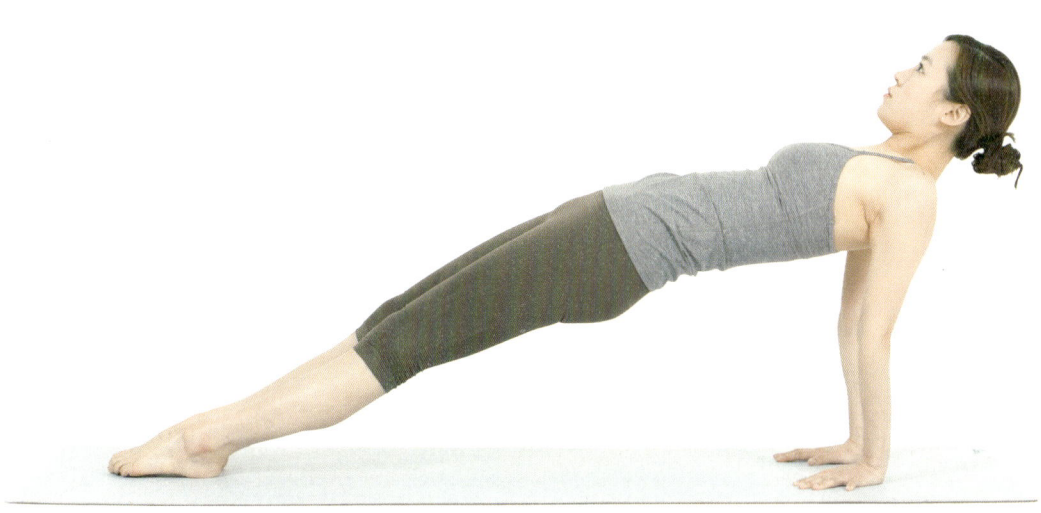

뿌르바타나사나(Purvattanasana, 앉은 후굴 자세)는 짜뚜랑가(Chaturanga-Plank 판자 자세)와 반대되는 자세로 인체의 중심부인 골반과 허리가 약화되어 무너지기 쉬운 부분을 강화시켜 주는 아사나이다. 물라반다와 우띠야나반다를 확고히 조였을 때 완성도 높은 아사나를 수행할 수 있다. 골반을 들어올릴 때 주로 작용하는 근육은 상체에서는 척주세움근·등세모근·마름근 등이고 하체에서는 엉덩이의 큰볼기근·뒤넙다리근·종아리 근육들이다. 이 두 곳의 큰 근육들은 중력방향으로 작용하는 체중의 저항을 극복하고 몸을 들어올리는 강력한 근육들이다. 신체 앞면의 가슴근들, 복근들, 엉덩허리근 및 넙다리곧은근 등은 골반을 들어올려 자세가 완성되기 직전까지는 모두 신장(이완)되어야 한다. 팔 근육들의 경우 역시 팔이 접힐 때 작용하는 위팔두갈래근을 위시한 모든 근육들은 신장(이완)되어야 하고 팔이 펴질 때 작용하는 위팔세갈래근을 위시한 모든 근육들은 수축되어야 한다. 정리하면 신체 전면의 근육들은 모두 자세를 완성하는 과정까지는 신장 즉 이완되어야 하고 신체 후면의 근육들은 수축 즉 강화되어야 한다. 자세 완성 후에는 신체 전후 모든 근육들이 길항작용을 충실히 해내야 한다.

육체적인 아사나 수행에서 반다를 적용하는 이유는 엄밀히 말하면 몸 안에서 섬세한 수준으로 작용하는 에너지인 프라나를 통제하여 특정 목적의 움직임에 사용하기 위함이다. 근육 자체를 조이는 것으로 반드시 프라나가 통제되는 것은 아니지만 몸의 특정 부위의 근육들을 수축시키는 과정에서 반다를 잠글 수 있기 때문에 해당 부위의 근육들을 수축시키라고 하는 것이다. 요가 수련이 다른 운동과 차이를 보이는 두드러진 특징 중 하나는 바로 에너지의 성질을 이용하여 육체적 동작을 수행한다는 점이다.
신체를 특정 목적으로 사용하는 데 있어 단순한 근력만을 이용하는 것이 아니라, 반다라는 에너지 잠금법을 적용하여 몸 안의 에너지가 근력과 더불어 신체를 더욱 효율적으로 조절할 수 있게 만든다.
반다에 대한 자세한 내용은 '아쉬탕가 수련과 관련된 핵심 요소들'의 반다에 대한 설명을 참조하기 바란다.

자세 완성 후 근육의 길항작용을 최대화시켜야 하는 이유는 아래와 같다.
만일 하중을 받아내는 근육들이 적절히 수축되어 신체 하중을 분산시켜 주지 않거나 이완되어야 할 근육들이 긴장되어 있으면 뼈들을 연결하는 인대가 대부분의 하중을 받아내야 하기 때문에 관절 약화나 부상을 초래할 수 있다. 근육의 길항작용이 적절히 이루어지면 하중을 분산하는 역할을 하여 인대에 가해지는 체중을 효율적으로 분산하여 관절 약화나 부상을 방지할 수 있다. 뿌르바타나사나에서 반다와 근육의 길항작용이 적용되지 않으면 골반이 쳐지면서 하중은 어깨로 전이되고 최종적으로는 손목으로 전이된다. 이 상태를 개선하지 않으면 손목에 통증이나 부상이 발생할 수 있다.

- 호흡은 완성 자세에서 5회 반복한다.
- 드리스티는 제3의 눈이다.

- 아래는 바르지 않은 자세이다. 바르지 않은 정렬 상태 및 자세를 표시해 보고 그 이유를 설명해 보시오.

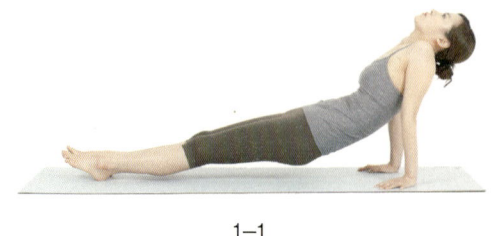

1-1

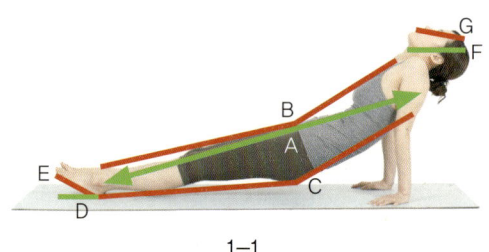

1-1

사진 1-1은 뿌르바타나사나에서 일반적으로 행하는 바르지 않은 자세이다.

A는 관상면의 무게중심선이다.

B는 아래로 처진 신체 앞쪽 선이다.

C는 아래로 처진 신체 뒤쪽 선이다.

D는 발바닥과 밀착할 바닥면을 나타낸다.

E는 발바닥이 밀착되지 못하고 들린 상태이다.

F는 자연스러운 목과 머리의 각도이다.

G는 과하게 젖힌 목과 머리의 각도이다.

B&C와 같이 아랫배와 골반이 처지는 근본적인 이유는 크게 두 가지로 볼 수 있다. 첫째는 신체 앞쪽의 엉덩허리근, 복근들 및 가슴근들의 과도한 긴장으로 인해 골반을 천정을 향해 들어올릴 때 저항이 생기고 중력이 아래로 작용하기 때문이다.

둘째는 신체 뒤편의 큰볼기근, 척주세움근과 같이 신체를 들어올려 전면부를 확장시키는 근육들이 충분히 강화되어 있지 않기 때문이다. 따라서 먼저 신체 앞쪽 근육들을 충분히 이완시키고 신체 뒤편의 큰볼기근 및 척주세움근을 충분히 강화시키면 처진 골반은 관상면의 무게중심선 A와 일치하게 되고 들린 발은 자연스럽게 바닥으로 밀착된다.

위에 설명한 이유 외에 팔과 어깨 및 다리의 근육이 충분히 강화되어 있지 않을 때도 골반이 쳐지게 된다.

몸을 천정을 향해 들어올릴 때 손바닥과 발바닥을 바닥에 강하게 밀착시키면서 손바닥에서 출발한 반발력과 발바닥에서 출발한 반발력을 신체 중심부인 골반을 향해 전이시킬 때 중력을 거슬러 몸을 위로 끌어올릴 수 있다. 이는 마치 지각의 융기처럼 두 개의 지각판이 서로를 향해 이동할 때 중심부에서 융기되는 현상과 원리가 같다.

상체에서는 어깨세모근 및 위팔세갈래근 같은 근육들이 강한 근력을 발휘해야 하고 하체에서는 넙다리네갈래근, 큰볼기근, 뒤넙다리근 및 종아리 근육들이 강한 근력을 발휘해야 다리를 최대한 길게 뻗으면서 몸을 들어올릴 수 있다.

G와 같이 고개를 과도하게 뒤로 젖히면 후두가 압박되어 호흡이 부자연스러워지고 목과 어깨의 긴장이 유발된다. 또한 잘란다라 반다의 잠금이 풀려 에너지 효율이 떨어진다. 목과 머리의 각도는 목 자체를 과도하게 꺾어 넘기보다는 관상면의 무게중심선 상에 머리 측면이 자연스럽게 일치할 정도가 좋다.

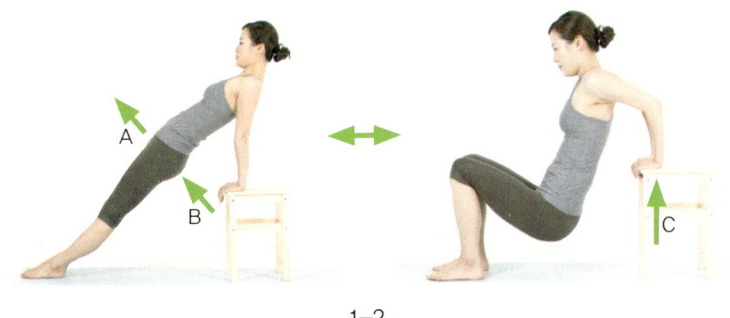

1-2

사진 1-2는 의자를 이용하여 골반을 들어올리는 연습 방법이다. 의자를 이용하는 이유는 골반을 위로 들어올릴 근력이 충분치 않으면 팔을 의자 높이만큼 높게 짚음으로써 부족한 근력을 보상하기 위해서이다. A&B는 골반을 천정을 향해 끌어올리는 상태이다.
C는 손바닥으로 의자를 밀어 팔과 어깨의 근육들을 강화시키는 상태이다.

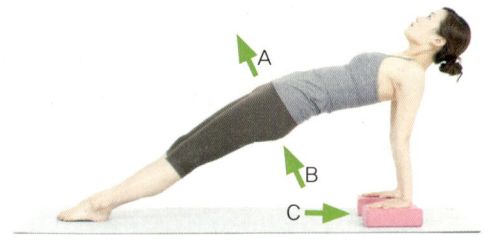

1-3

사진 1-3은 사진 1-2와 기본 원리는 같고 의자 대신 블록을 사용한 부분만 다르다. 의자를 사용할 때보다 근력이 더 강화된 상태로 볼 수 있다.

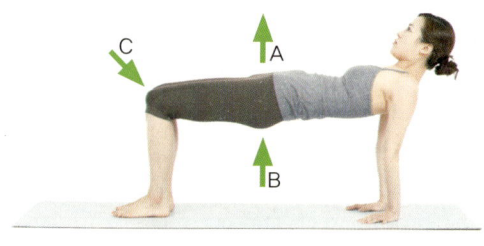

1-4

사진 1-4는 의자나 블록을 사용하는 대신 C와 같이 무릎을 구부려 부족한 근력을 보상한 상태이다.

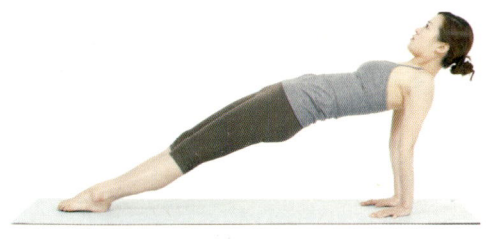

2

사진 2는 앞의 순차적인 과정을 거쳐 균형 잡힌 정렬 상태의 뿌르바타나사나이다.

# 아르다받다빠드마빠스치마타나사나

(Ardha Baddha Padma Paschimatttanasana,
반 가부좌로 감싼 앉은 전굴 자세)

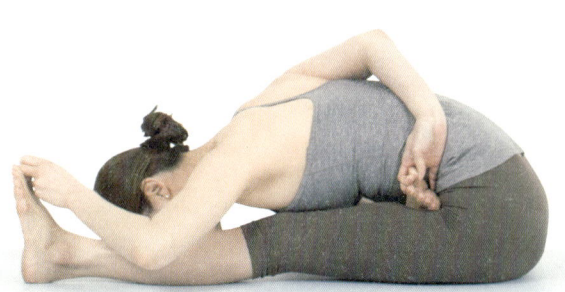

아르다받다빠드마빠스치마타나사나(Ardha Baddha Padma Paschimatttanasana, 반가부좌로 감싼 앉은 전굴 자세)는 한다리를 반대편 다리 위로 접은 후 팔을 등 뒤로 감은 채로 상체를 숙이는 아사나이다. 다리를 올리고 팔을 감았기 때문에 일반적인 전굴과는 다르게 정렬을 맞추기가 더 어렵고 유연성 역시 떨어지기 쉬운 아사나이다.

이미 Standing Sequence의 아르다받다빠드마타나사나(Ardha Baddha Padmattanasana)에서 언급했던 모든 원칙이 여기서도 적용된다. 큰 틀에서 차이는 없고 단지 Standing 상태인지 Sitting 상태인지의 차이가 있을 뿐이다.

이 아사나에서 가장 자주 놓치는 정렬 포인트는 어깨와 골반이므로 자세에 대한 알아차림이 더욱 필요하다. 왜냐하면 앉은 상태에서 팔을 등 뒤로 감는 과정에서 무의식적으로 무게중심을 뻗은 다리 쪽으로 옮기게 되는데 이때 어깨와 골반의 정렬이 깨진다. 이 아사나 수행의 포인트는 어깨와 골반의 정렬을 맞춘 상태에서 전굴을 하는 것이다.

- 호흡은 완성 자세에서 5회 반복한다.
- 드리스티는 발가락이다.

- 아래는 바르지 않은 자세이다. 바르지 않은 정렬 상태 및 자세를 표시해 보고 그 이유를 설명해 보시오.

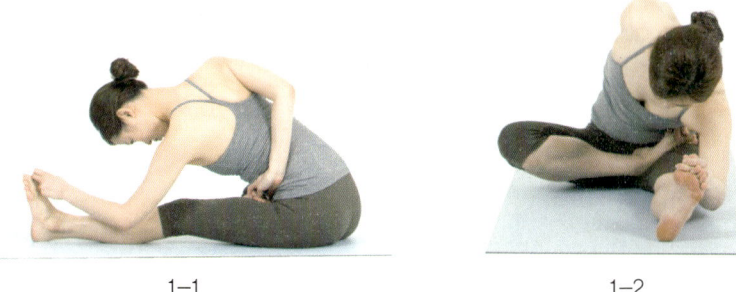

1-1                                       1-2

사진 1-1과 1-2는 아르다받다빠드마빠스치마타나사나에서 일반적으로 행하는 바르지 않은 자세이다.

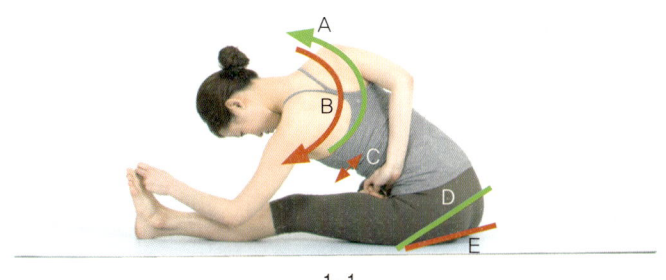

1-1

사진 1-1의 A는 정렬된 어깨 방향을 표시한 것이다.
B는 과도하게 열려 정렬이 깨진 어깨 상태이다.
C는 배와 허벅지의 거리가 멀어진 상태이다.
D는 골반의 정렬선이다.
E는 틀어진 골반정렬선이다.
신체의 회전은 상체에서는 흉추에서 일어나는데 이는 골격 구조에서 기인한다.
흉추는 골격 구조 자체가 회전에 적합하게 형성되어 있다. 회전의 축은 비록 흉추이지만 회전의 정도를 결정하는 것은 근육의 이완도이다. 몸통을 감싸고 있는 다양한 근육들의 이완도가 회전의 정도를 결정한다. 하체에서는 특히 볼기근들 및 회전근들이 충분히 이완되었을 때 회전의 범위가 커진다.

B와 같이 어깨가 과도하게 열려 정렬이 깨진 원인은 상체에서는 등 뒤로 감은 팔 쪽 큰가슴근과 어깨세모근이 충분히 이완되어 있지 않기 때문이고 하체에서는 엉덩이 측면의 볼기근들 및 회전근들이 긴장되어 있기 때문이다.

C와 같이 배와 허벅지의 거리가 멀어진 것은 뻗은 다리 쪽 뒤넙다리근 및 종아리 근육들이 충분히 이완되어 있지 않은 상태에서 다리를 뻗었기 때문에 이 근육들의 긴장을 보상하기 위해 등을 말면서 배와 허벅지 사이에 공간이 생긴 것이다.

이 경우 요추에 불필요한 긴장이 생기고 호흡효율이 나빠진다.

E와 같이 골반정렬선이 틀어진 이유는 이미 위에서 언급한 상하체의 근육들이 충분히 이완되어 있지 않은 상태에서 팔을 등 뒤로 감으면 근육의 긴장을 완화시키기 위해 자연스럽게 뻗은 다리 쪽 골반을 앞으로 밀어내기 때문이다.

골반정렬이 깨진 상태로 전굴하면 뻗은 다리 쪽 뒤넙다리근 및 종아리 근육들은 충분히 이완시키지 못한다.

왜냐하면 골반정렬을 맞출 때 뒤꿈치에서 궁둥뼈 사이의 거리가 더 멀어지고 골반정렬이 깨지면 뒤꿈치에서 궁둥뼈 사이의 거리가 더 가까워지기 때문이다.

골반정렬이 깨지면 뒤넙다리근 및 종아리 근육들을 최대한 늘이지 못하기 때문에 전굴의 효율이 떨어진다

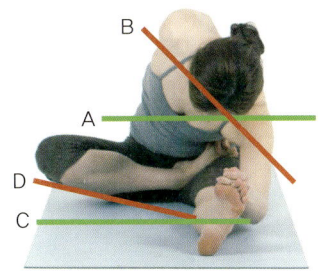

1-2

사진 1-2의 A는 어깨정렬선이다.
B는 과도하게 열려 정렬이 깨진 어깨 상태이다.
C는 무릎정렬선이다.
D는 틀어진 무릎정렬선을 표시한 것이다.
위와 같이 어깨와 무릎의 정렬선이 틀어진 원인은 이미 사진 1-1에서 설명한 원인과 같으므로 위 설명을 참조하기 바란다.

사진 1-3과 1-4는 대안 자세를 제시한 것들이다.

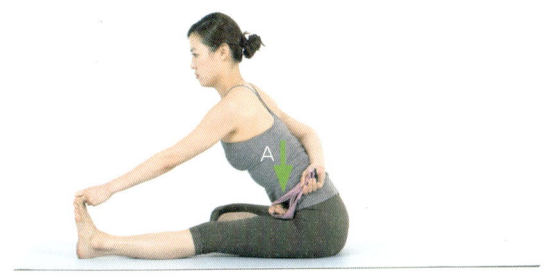

1-3

사진 1-3의 A는 사진 1-1에서 설명한 상체와 하체 근육들의 경직을 보상하기 위해 스트랩을 사용한 방법이다.

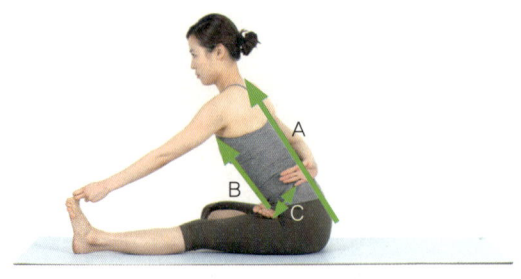

1-4

사진 1-4의 A는 척추중립 및 신장 상태이다.
B는 가슴을 확장한 상태이다.
C는 상하체 근육의 긴장을 보상하기 위해 손으로 발을 잡지 않고 풀어놓은 상태이다.

아르다받다빠드마빠스치마타나사나를 수행하는 데 관여하는 근육들이 충분히 이완되어 있지 않을 때는 무리해서 아사나를 수행하는 것보다는 현재 몸이 허용하는 수준에서 정렬을 맞추고 아사나를 수행하는 것이 바람직하다.

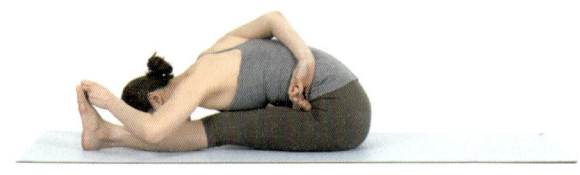

2

사진 2는 앞의 순차적인 과정을 거쳐 균형 잡힌 정렬 상태의 아르다받다빠드마빠스치마타나사나이다.

# 뜨리앙묵카이카빠다빠스치마타나사나

(Triang Mukhaikapada Paschimattanasana,
한다리 뒤로 접은 전굴 자세)

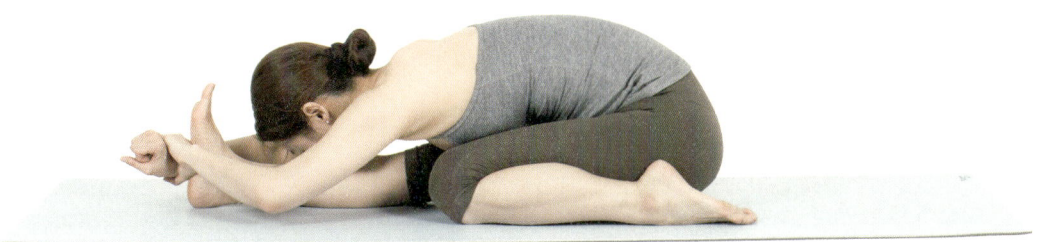

뜨리앙묵카이카빠다빠스치마타나사나(Triang Mukhaikapada Paschimattanasana, 한다리 뒤로 접은 전굴 자세)는 한다리를 뒤로 접은 상태에서 상체를 숙이는 아사나이다. 한쪽 다리를 뒤로 접었기 때문에 일반적인 전굴과는 다르게 정렬을 맞추기가 더 어렵고 유연성 역시 떨어지기 쉬운 아사나이다.

한쪽 다리를 뒤로 접으면 발목, 넙다리네갈래근, 볼기근들, 회전근들의 유연성 정도에 따라 뻗은 다리 쪽으로 몸이 기울어 정렬이 깨지기 쉽고 뒤로 접은 다리 쪽의 관절 및 근육에서 통증을 느끼는 정도가 달라진다. 이때 주의할 점은 과도한 통증을 느끼는 상태가 되지 않은 수준에서만 아사나를 수행해야 한다는 점이다.

그리고 다리를 뒤로 접을 때 종아리와 허벅지 뒤편이 직접 겹쳐지지 않도록 종아리를 바깥쪽을 향해 열거나 종아리를 납작하게 만들어 허벅지 뒤편과 밀착시킨 후 다리를 뒤로 접는 것이 좋다. 왜냐하면 종아리와 허벅지 뒤편이 직접 겹쳐지면 상대적으로 뒤로 접은 다리 쪽이 높아지면서 골반과 어깨의 정렬을 무너뜨리고 뻗은 다리의 발날도 바깥쪽을 향해 무너지게 만들기 때문이다.

이 상태에서는 전굴을 해도 뒤넙다리근과 종아리 근육들 모두를 이완시키는 것이 아니라 바깥쪽에 형성된 일부 근육들에만 자극을 준다. 이런 상태를 보상하기 위한 세 가지 방법이 있다. 첫째는 뻗은 다리 쪽 골반을 더 바깥쪽으로 이동시킨 후 무게중심을 접은 다리 쪽으로 넘겨주는 것이다. 둘째는 뻗은 다리의 무릎을 살짝 구부려 배와 허벅지를 밀착시키는 것이다. 셋째는 뻗은 다리 쪽 엉덩이 밑에 쿠션을 받쳐 엉덩이의 높이를 올려 주면 된다.

이 아사나 수행의 포인트는 골반과 어깨의 정렬을 맞춘 상태에서 전굴하는 것이다.

- 호흡은 완성 자세에서 5회 반복한다.
- 드리스티는 발가락이다.

- 아래는 바르지 않은 자세이다. 바르지 않은 정렬 상태 및 자세를 표시해 보고 그 이유를 설명해 보시오.

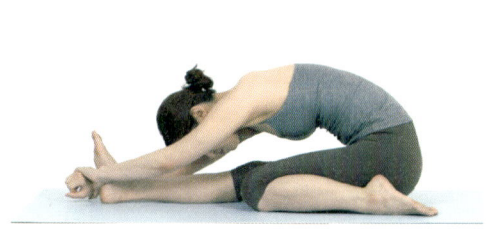
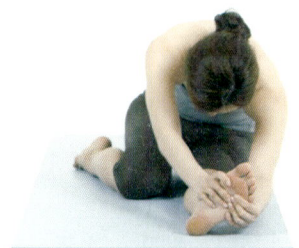

1-1

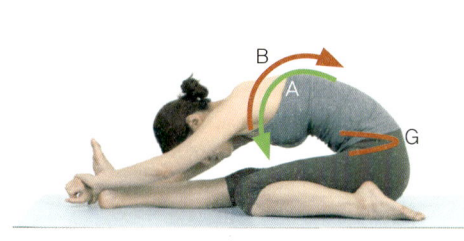
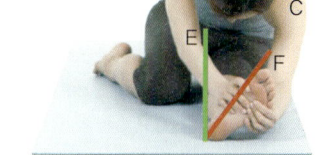

1-1

사진 1-1은 뜨리앙묵카이카빠다빠스치마타나사나에서 일반적으로 행하는 바르지 않은 자세이다.

A는 정렬을 맞추기 위해 어깨를 뒤로 접은 다리 쪽으로 회전시켜야 하는 방향이다.

B는 정렬이 깨져 측면을 향해 열린 어깨 상태이다.

C는 정렬이 맞았을 때의 어깨정렬선이다.

D는 정렬이 깨진 어깨 상태이다.

E는 발목정렬선이다.

F는 발목정렬이 무너진 상태이다.

G는 배와 허벅지 사이의 거리가 멀어진 상태이다.

B와 같이 몸통의 무게중심이 뻗은 다리 쪽으로 넘어가면서 접은 다리 쪽 가슴이 열리는 원인은 크게 두 가지로 구분할 수 있다. 첫째는 접은 다리 쪽 발목, 넙다리네갈래근, 엉덩이의 볼기근들 및 회전근들이 충분히 이완되어 있지 않은 상태를 보상하기 위해서이다. 둘째는 뻗은 다리 쪽 뒤넙다리근 및 종아리 근육들이 충분히 이완되어 있지 않아 생기는 근육의 긴장을 보상하기 위해서이다.

이러한 원인으로 인해 D와 같이 어깨정렬이 무너지고 F와 같이 발목의 정렬이 무너지는 것이다.

G의 경우 역시 뒤넙다리근 및 종아리 근육들이 경직된 상태에서 상체를 전굴하면 근육에 통증이 유발되는데 그 상태를 보상하기 위해서 등이 말리고 F와 같이 뻗은 다리 쪽 발날 역시 무너지게 된다.

뻗은 다리 쪽 발날이 무너지는 기제를 분석해 보면 아래와 같다.

뒤넙다리근의 경우 총 4개의 근육이 모여 있는 형태인데 안쪽(Medial Side)과 바깥쪽(Lateral Side)으로 각각 2개씩 형성이 되어 있다. 그리고 종아리 근육들 중 장딴지근은 2개의 근육으로 이루어져 있는데 안쪽과 바깥쪽으로 각각 1개씩 형성이 되어 있다. 안쪽과 바깥쪽 근육들이 동시에 이완되기 위해서는 강한 힘이 필요하고 이때 더 많은 통증이 유발될 수 있다. 따라서 이런 상태를 보상하기 위해서 발날을 바깥쪽으로 무너뜨리게 되는데 이때는 바깥쪽에 형성된 근육들에만 약한 자극이 갈 뿐이다. 발날이 더 큰 각도로 무너질 경우 아예 자극이 가지 않아서 뒤넙다리근 및 종아리 근육들은 늘이지 못하게 되고 동시에 통증도 없어진다. 그런데 이렇게 될 경우 운동목적에서 벗어난다. 전굴의 운동목적 중 첫 번째 우선권은 척추중립 및 신장이고 다음은 뒤넙다리근 및 종아리 근육들의 신장이기 때문이다.

한 번의 전굴을 통해 네 줄기의 뒤넙다리근과 두 줄기의 장딴지근들을 동시에 늘여야 하는데 그렇지 못하고 어느 한쪽 근육들만 늘이거나 아니면 아예 늘이지 못한다면 운동목적에서 벗어났으므로 바른 자세라고 볼 수 없다.

사진 1-2~1-6은 대안 자세를 제시한 것들이다.

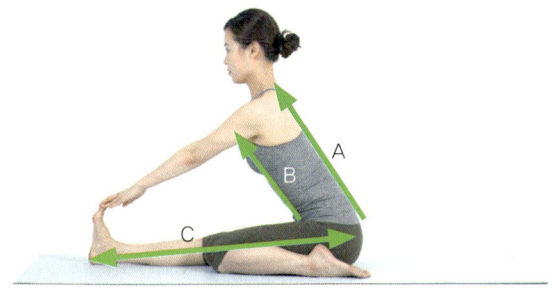

1-2

사진 1-2의 A는 척추중립 및 신장 상태이다.

B는 가슴을 확장한 상태이다.

C는 꼬리뼈와 뒤꿈치를 멀어지게 만들어 뒤넙다리근 및 종아리 근육들을 늘이는 상태이다.

다리를 뻗은 상태에서 상체를 숙일 때 주의할 점은 등이 말리지 않아야 한다는 점이다. 등이 말리면 운동목적에서 벗어난다.

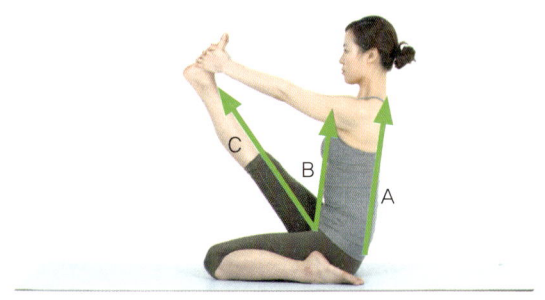

1-3

사진 1-3의 A는 척추중립 및 신장 상태이다.

B는 가슴을 확장한 상태이다.

C는 뒤넙다리근 및 종아리 근육들을 늘이는 방법이다.

C와 같이 뒤넙다리근 및 종아리 근육들을 늘이기 위해서 다리를 뻗은 상태에서 몸통을 향해 당길 때 주의할 점은 등이 말리지 않아야 한다는 점이다. 등이 말리면 운동목적에서 벗어난다.

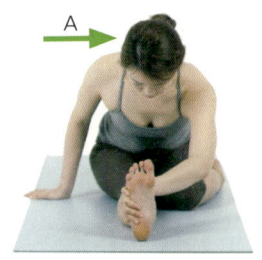

1-4

사진 1-4는 상체를 숙였을 때 뻗은 다리 쪽으로 몸이 기울어 정렬이 깨지는 것을 방지할 수 있도록 제시한 대안이다. A는 뻗은 다리 쪽 손을 바닥에 짚고 접은 다리 쪽으로 몸을 밀어주면서 정렬을 유지하는 상태이다.

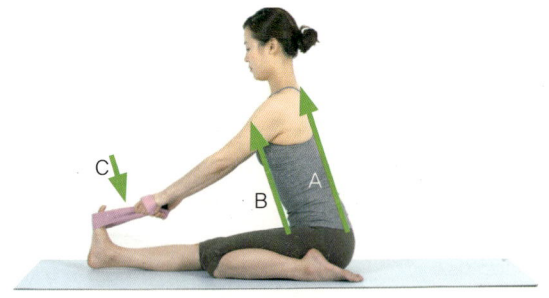

1-5

사진 1-5는 뒤넙다리근 및 종아리 근육들의 유연성이 떨어질 경우 스트랩을 사용하여 부족한 유연성을 보상하는 방법이다.

A는 척추중립 및 신장 상태이다.

B는 가슴을 확장한 상태이다.

C는 스트랩을 발바닥에 걸은 상태이다.

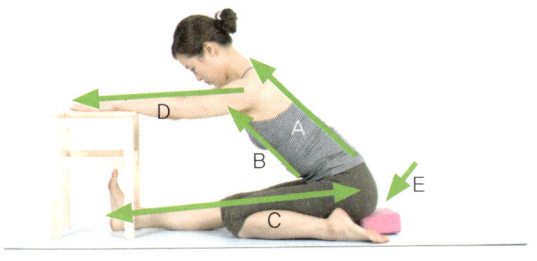

1-6

사진 1-6은 뒤넙다리근 및 종아리 근육들의 유연성이 떨어질 경우 의자와 블록을 사용하여 부족한 유연성을 보상하는 방법이다.

A는 척추중립 및 신장 상태이다.

B는 가슴을 확장한 상태이다.

C는 꼬리뼈와 뒤꿈치를 멀어지게 만들어 뒤넙다리근 및 종아리 근육들을 늘이는 상태이다.

D는 의자 위로 팔을 뻗어 척추중립 및 신장을 돕는 상태이다.

E는 엉덩이 밑에 블록을 받쳐 뒤넙다리근 및 종아리 근육들의 부족한 유연성을 보상한 상태이다.

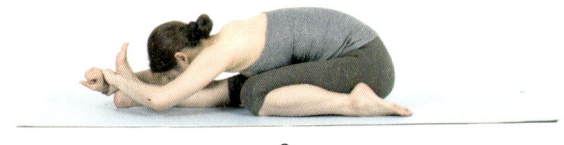

2

사진 2는 앞의 순차적인 과정을 거쳐 균형 잡힌 정렬 상태의 뜨리앙묵카이카빠다빠스치마타나사나이다.

# 자누시르사사나

(Janu Shirsasana, 무릎의 머리 자세)

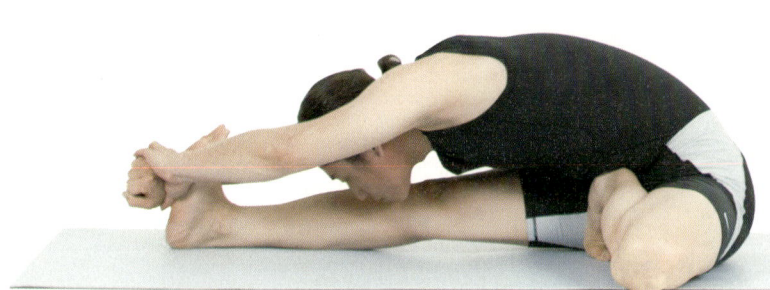

자누시르사사나(Janu Shirsasana, 무릎의 머리 자세)는 A, B, C 세 개의 일련의 아사나로 구성되어 있는데 첫 번째 아사나는 한다리를 접고 발바닥을 뻗은 다리 안쪽 허벅지에 대고 전굴하고 두 번째 아사나는 뒤꿈치를 엉덩이 밑에 깔고 앉아서 전굴하고 세 번째 아사나는 발목을 비틀어 뒤꿈치를 배로 압박한 상태에서 전굴을 한다. 발 모양의 변화로 인해 자극의 강도가 달라지기는 하지만 모두 전굴의 기본 원칙을 지키면 된다. 자누시르사사나 A와 B는 발 모양에서 약간의 차이가 있지만 동작이 비슷하므로 자누시르사사나 A로 설명을 대신하고 종아리에 강한 자극이 가해지는 자누시르사사나 C의 경우 종아리 근육을 이완시켜야 할 필요가 있어 부가적인 설명을 하기로 한다.

팔을 뻗어, 뻗은 다리 발바닥 바깥에서 손목을 잡는 동작으로 인해 뒤넙다리근 및 종아리 근육들이 충분히 이완되어 있지 않을 때는 통증이 생길 수 있으므로 필요 시 무릎을 구부리거나 손을 풀어 정강이나 무릎을 잡아서 긴장을 완화시키면 된다.

자누시르사사나 수행의 포인트는 척추중립 및 신장, 골반 및 어깨의 정렬을 유지한 상태에서 전굴을 통해 뒤넙다리근과 종아리 근육들을 이완시키는 것이다.

- 호흡은 완성 자세에서 5회 반복한다.
- 드리스티는 발가락이다.

- 아래는 바르지 않은 자세이다. 바르지 않은 정렬 상태 및 자세를 표시해 보고 그 이유를 설명해 보시오.

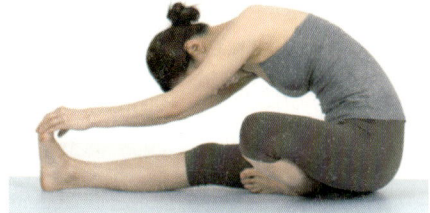
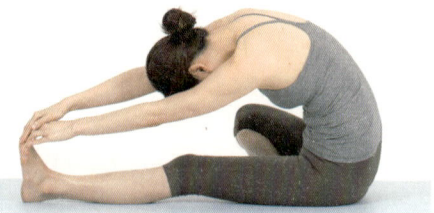

1-1

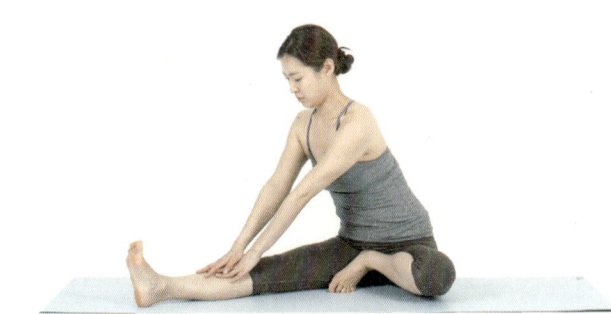

3-1

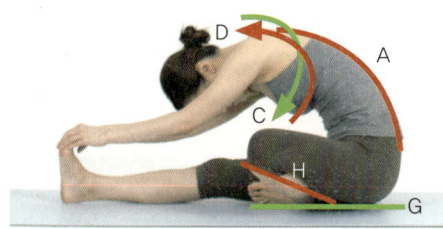
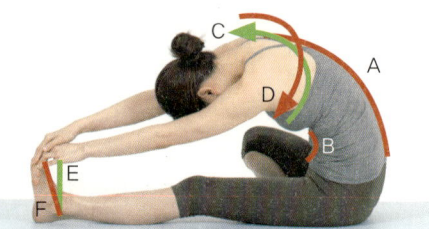

1-1

사진 1-1은 자누시르사사나 A에서 일반적으로 행하는 바르지 않은 자세이다.
A는 등이 과도하게 말린 상태이다.
B는 가로막과 복부가 과도하게 압박된 상태이다.

C는 정렬을 맞추기 위해 어깨를 앞으로 접은 다리 쪽으로 회전시켜야 하는 방향을 나타낸다.
D는 정렬이 깨져 측면을 향해 열린 어깨 상태이다.
E는 발목정렬선이다.
F는 무너진 발목정렬 상태이다.
G는 접은 다리의 무릎정렬선이다.
H는 접은 다리의 무릎이 바닥으로부터 들려 정렬이 깨진 상태이다.
H와 같이 접은 다리 쪽 무릎이 들리는 이유는 두덩뼈와 허벅지 안쪽을 연결하는 모음근들의 경직으로 인해서이다.
H를 제외하고 위에 기술한 정렬이 무너진 상태의 원인은 모두 뻗은 다리의 뒤넙다리근 및 종아리 근육들이 충분히 이완되어 있지 못한 상태에서 상체를 숙일 때 생기는 통증을 보상하기 위해서이다.

사진 1-2~1-6까지는 대안 자세를 제시한 것들이다.

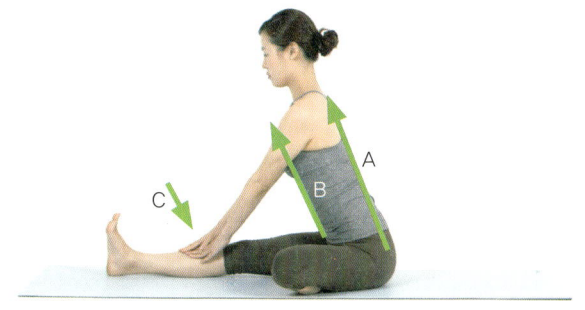

1-2

사진 1-2의 A는 척추중립 및 신장 상태이다.
B는 가슴을 확장한 상태이다.
C는 뒤넙다리근 및 종아리 근육들의 유연성이 떨어지므로 통증을 일으키지 않도록 과도한 전굴을 피하기 위해 손으로 정강이를 잡은 상태이다.

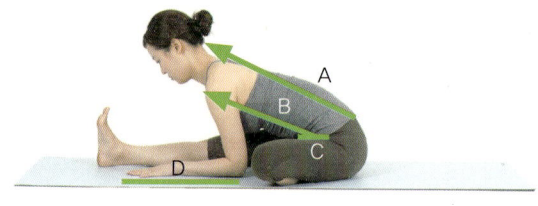

1-3

사진 1-3의 A는 척추중립 및 신장 상태이다.

B는 가슴을 확장한 상태이다.

C는 배와 허벅지를 밀착시킨 상태이다.

D는 팔꿈치를 바닥에 밀착시켜 전굴의 강도를 높인 상태이다.

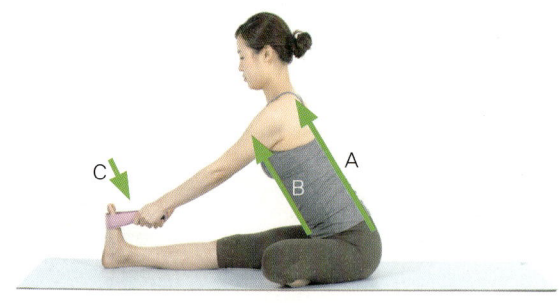

1-4

사진 1-4의 A는 척추중립 및 신장 상태이다.

B는 가슴을 확장한 상태이다.

C는 뒤넙다리근 및 종아리 근육들의 부족한 유연성을 스트랩을 사용하여 보상한 상태이다.

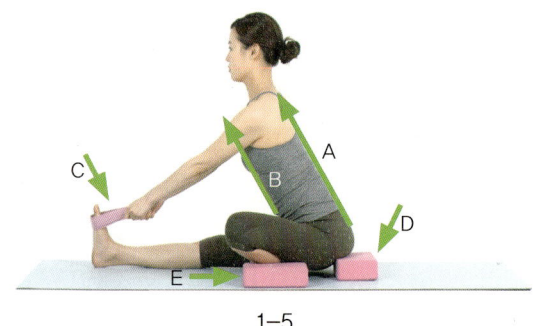

1-5

사진 1-5의 A는 척추중립 및 신장 상태이다.

B는 가슴을 확장한 상태이다.

C는 뒤넙다리근 및 종아리 근육들의 부족한 유연성을 스트랩을 사용하여 보상한 상태이다.

D는 엉덩이 밑에 블록을 받쳐 뒤넙다리근 및 종아리 근육들의 부족한 유연성을 보상한 상태이다.

E는 허벅지 측면 밑에 블록을 받쳐 모음근들의 경직으로 인한 통증을 보상한 상태이다.

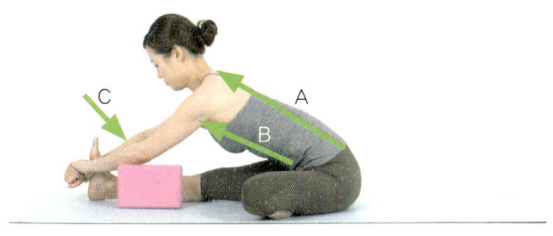

1-6

사진 1-6의 A는 척추중립 및 신장 상태이다.

B는 가슴을 확장한 상태이다.

C는 뒤넙다리근 및 종아리 근육들의 유연성이 부족한 상태에서 전굴이 깊어질 경우 어깨와 골반의 정렬이 깨지는 것을 방지하기 위해 팔꿈치 밑에 블록을 받쳐 척추중립을 돕고 뒤넙다리근 및 종아리 근육들의 긴장을 보상한 상태이다.

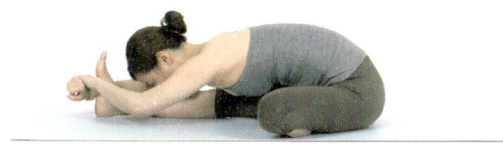

2

사진 2는 앞의 순차적인 과정을 거쳐 균형 잡힌 정렬 상태의 자누시르사사나 A이다.

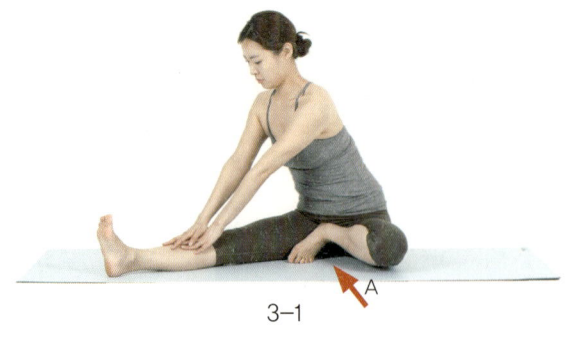

3-1

사진 3-1은 자누시르사사나 C에서 일반적으로 행하는 바르지 않은 자세이다.

A는 발목을 회전시켜 발바닥을 허벅지에 대고 발가락을 바닥에 밀착한 상태에서 발목을 수직으로 세우기 위해서 뒤꿈치를 앞쪽으로 밀어야 한다. 하지만 종아리 근육인 장딴지근이 충분히 이완되지 않아 통증이 생기기 때문에 앞으로 밀지 못한 상태이다. 이 상태에서는 발가락도 과도한 압박을 받아 통증이 생기고 무릎에도 통증이 생긴다.

사진 3-2~3-6까지는 대안 자세를 제시한 것들이다.

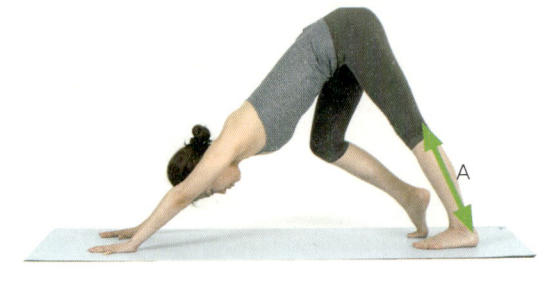

3-2

사진 3-2는 다운독 자세에서 한쪽 무릎은 구부리고 A와 같이 뻗은 쪽 다리의 뒤꿈치를 최대한 바닥에 밀착시켜 종아리 근육들을 늘이는 방법이다.

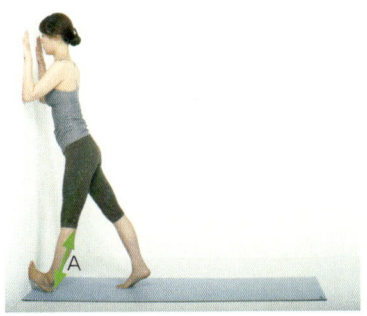

3-3

사진 3-3은 벽을 이용해서 A와 같이 한쪽 발바닥을 벽에 세워 체중을 앞으로 던지면서 종아리 근육들을 늘이는 방법이다.

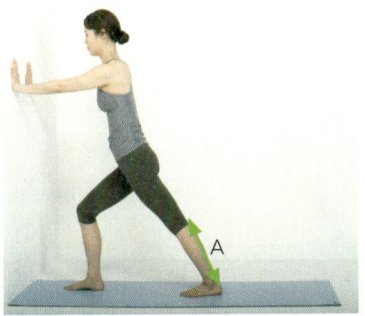

3-4

사진 3-4는 양손으로 벽을 짚고 한쪽 무릎은 구부리고 A와 같이 뻗은 쪽 다리의 뒤꿈치를 최대한 바닥에 밀착시켜 종아리 근육들을 늘이는 방법이다. 팔을 구부려 몸통이 벽에 가까워질수록 종아리 근육들은 더 깊게 늘어난다.

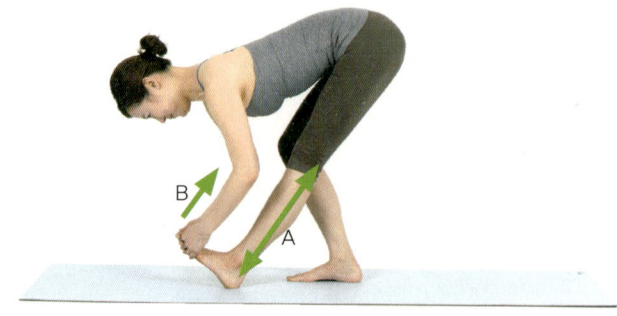

3-5

사진 3-5는 선 자세에서 상체를 숙여 한쪽 무릎은 구부리고 B와 같이 발가락을 몸통을 향해 당겨 A와 같이 뻗은 쪽 다리의 종아리 근육들을 늘이는 방법이다. 이때 주의할 점은 배와 허벅지를 가깝게 만드는 느낌으로 전굴하되 척추중립과 신장을 유지해야 한다는 점이다.

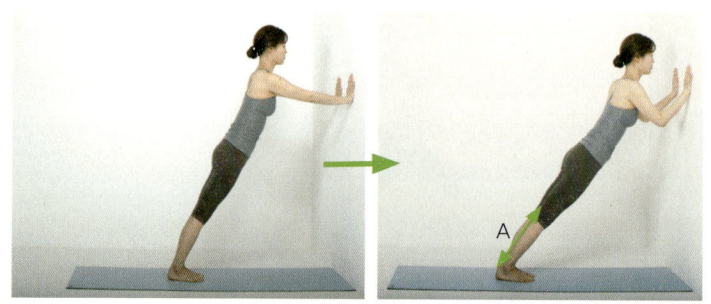

3-6

사진 3-6은 양손으로 벽을 짚고 체중을 벽을 향해 무너뜨려 양쪽 종아리 근육들을 늘이는 방법이다. 종아리 근육들을 더 깊이 늘이기 위해서는 뒤꿈치는 최대한 바닥을 향해 밀착시켜야 한다.

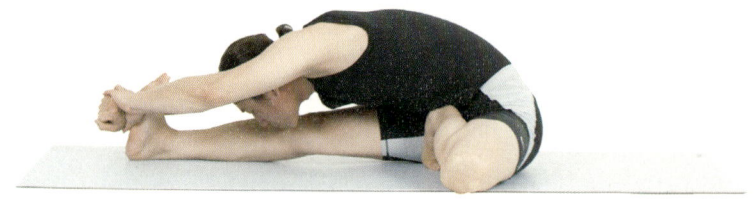

4

사진 4는 앞의 순차적인 과정을 거쳐 균형 잡힌 정렬 상태의 자누시르사사나 C이다.

# 마리치아사나

(Marichyasana, 성자 마리치 자세)

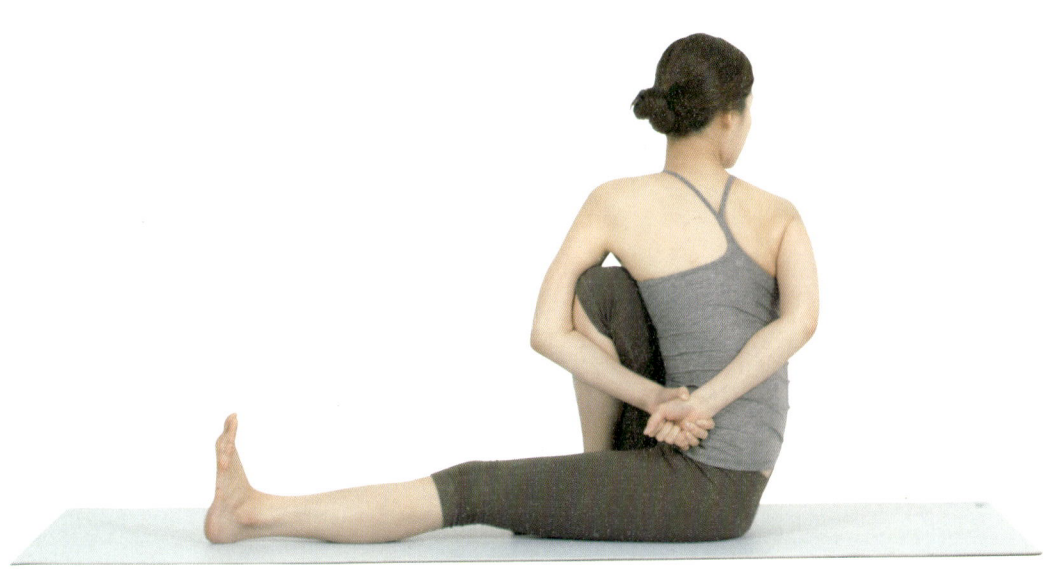

마리치아사나(Marichyasana, 성자 마리치 자세)는 비틀기를 적용한 상태에서 상체를 숙이는 A&B와 어깨너머를 보는 C&D로 구성된 아사나이다. 마리치아사나는 크게 같은 방향에서 세운 다리의 허벅지 안쪽에서 등으로 팔을 감는 A&B와 반대 방향에서 세운 다리의 허벅지 밖에서 등으로 팔을 감는 C&D로 나눌 수 있다.

이 아사나는 이미 앞의 아사나들을 통해서 뒤넙다리근 및 종아리 근육들을 충분히 이완시켜 왔기 때문에 전굴하는 데는 큰 무리가 없을 것이라는 전제하에 진행된다. 대신 비틀기를 하기 위해서는 상체의 흉추 부위가 회전해야 하고 하체에서는 엉덩이 측면의 근육들이 충분히 이완되어 있어야 한다. 그리고 마리치아사나 B&D는 한쪽 발목을 반대편 허벅지 위에 얹어 놓은 상태에서 수행 하므로 발목이 충분히 이완되어 있지 않으면 발목에 통증을 유발할 수 있다.

마리치아사나 A&B와 C&D의 비틀기 강도와 드리스티가 차이가 나기 때문에 설명은 마리치아사나 A&B를 묶고 C&D를 묶어서 설명하기로 한다.

여기서는 마리치아사나 A&B를 먼저 설명한다.

마리치아사나 A에서
- 호흡은 완성 자세에서 5회 반복한다.
- 드리스티는 발가락이다.

마리치아사나 B에서
- 호흡은 완성 자세에서 5회 반복한다.
- 드리스티는 코끝이다.

- 아래는 바르지 않은 자세이다. 바르지 않은 정렬 상태 및 자세를 표시해 보고 그 이유를 설명해 보시오.

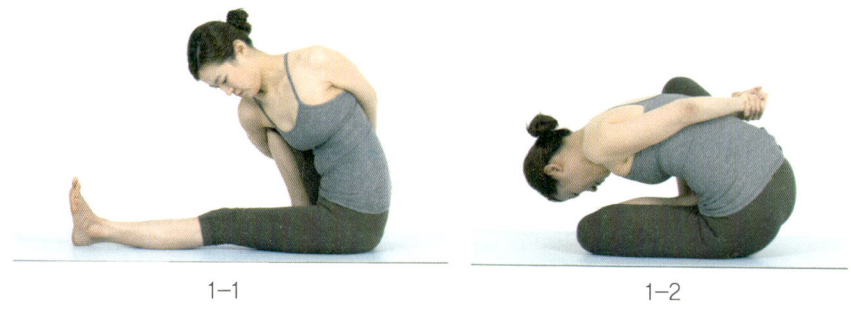

1-1　　　　　　　　　　　1-2

사진 1-1과 1-2는 마리치아사나 A&B에서 일반적으로 행하는 바르지 않은 자세이다.

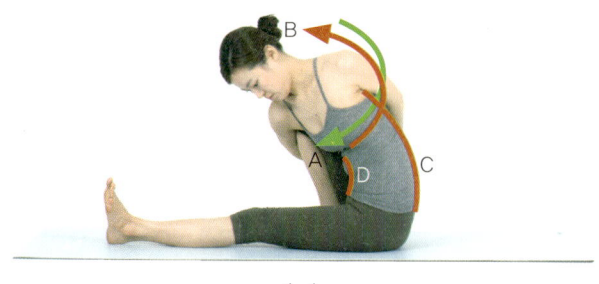

1-1

사진 1-1의 A는 마리치아사나 A에서 정렬을 맞추기 위해 어깨를 앞으로 뻗은 다리 쪽으로 회전시켜야 하는 방향을 나타낸 것이다.

B는 정렬이 깨져 측면을 향해 열린 어깨 상태이다.

C는 등이 과도하게 말린 상태이다.

D는 가로막과 복부가 과도하게 압박된 상태이다.

B와 같이 어깨가 정렬이 깨져 측면을 향해 열린 이유는 접은 다리를 감은 팔의 유연성이 충분치 않아 근육 긴장으로 인한 통증을 보상하기 위해서이다. 위팔두갈래근, 큰가슴근, 어깨세모근 등이 충분히 이완되어야 어깨정렬을 유지한 채 팔을 등 뒤로 감을 수 있다. C

Sitting Sequence

와 같이 등이 과도하게 말리고 D와 같이 가로막과 복부가 압박된 이유는 모두 뻗은 다리의 뒤넙다리근 및 종아리 근육들이 충분히 이완되어 있지 못한 상태에서 상체를 숙일 때 생기는 통증을 보상하기 위해서이다.

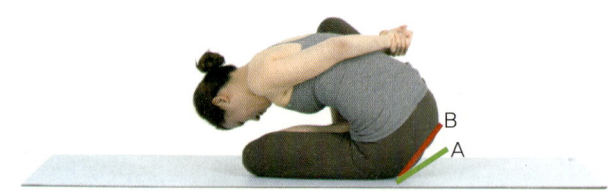

1-2

사진 1-2는 마리치아사나 B에서 상체를 숙인 자세인데 A는 골반정렬선이다.
B는 골반정렬선에서 정렬이 깨져 엉덩이가 들린 상태이다.
B와 같이 골반이 들리는 주된 원인은 상체에서는 등 뒤로 감은 팔 쪽의 위팔두갈래근, 큰가슴근, 어깨세모근 등이 충분히 이완되지 않은 상태에서 팔을 등 뒤로 감아서이다. 하체에서는 세운 다리 쪽 엉덩이 측면 근육인 볼기근들 및 회전근들이 충분히 이완되지 않은 상태에서 반대편 발목을 허벅지에 올릴 때 허벅지 위에 올려놓은 발목의 근육, 힘줄, 인대 등이 과도하게 긴장되어 발목의 통증이 증가하기 때문에 이를 보상하기 위해서이다.

사진 1-3~1-5는 대안 자세를 제시한 것들이다.

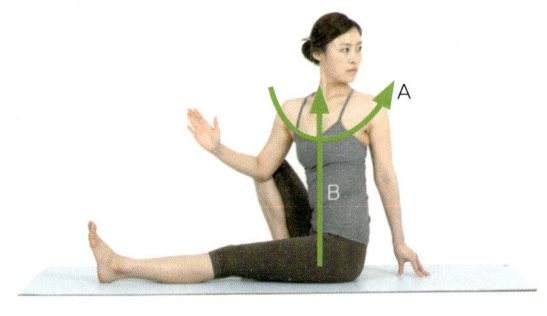

1-3

사진 1-3의 A는 팔을 한쪽 다리에 걸고 상체를 반대 방향으로 회전시키는 방법이다.
B는 척추를 중립으로 만들어 신장시킨 상태이다.

회전이 발생하는 부위는 상체의 흉추이기 때문에 반드시 척추를 신장시킨 후 회전시켜야 한다. 하체의 경우 엉덩이 측면 볼기근들 및 회전근들이 충분히 이완되면 회전이 더 깊어진다. 만일 상체를 충분히 신장시키지 않고 회전시키면, 즉, 척추를 신장시키지 않고 회전시키면 그 회전력은 요추부위나 엉치엉덩관절(Sacroiliac Joints)로 전이되어 불필요한 통증이나 부상을 유발할 수 있다.

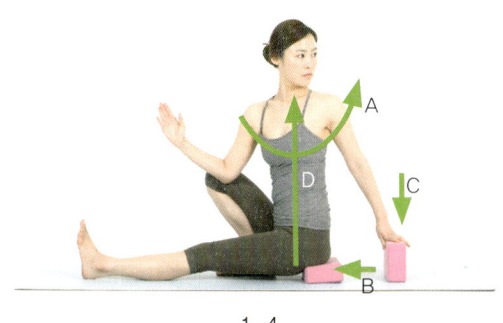

1-4

사진 1-4의 A는 팔을 한쪽 다리에 걸고 상체를 반대 방향으로 회전시키는 방법이다.
B는 뻗은 다리의 유연성이 충분치 않을 경우 근육의 긴장을 보상하기 위해 블록을 엉덩이 밑에 받친 상태이다.
C는 척추를 더 신장시키기 위해 손으로 블록을 짚은 상태이다.
D는 척추중립 및 신장 상태이다.

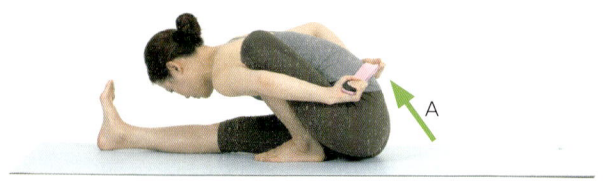

1-5

사진 1-5는 등 뒤로 감은 팔 쪽의 위팔두갈래근, 큰가슴근, 어깨세모근 등이 충분히 이완되지 않았을 때 A와 같이 스트랩을 이용하여 부족한 유연성을 보상한 상태이다.

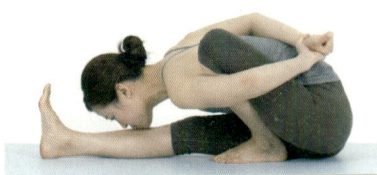 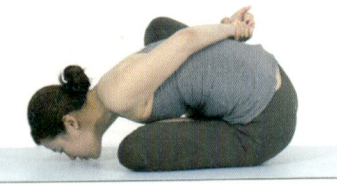

2

사진 2는 앞의 순차적인 과정을 거쳐 균형 잡힌 정렬 상태의 마리치아사나 A&B이다.

마리치아사나 C&D 역시 A&B에서 설명한 공통적인 원리가 적용된다.
마리치아사나 C&D에서
 - 호흡은 완성 자세에서 5회 반복한다.
 - 드리스티는 측면이다.

- 아래는 바르지 않은 자세이다. 바르지 않은 정렬 상태 및 자세를 표시해 보고 그 이유를 설명해 보시오.

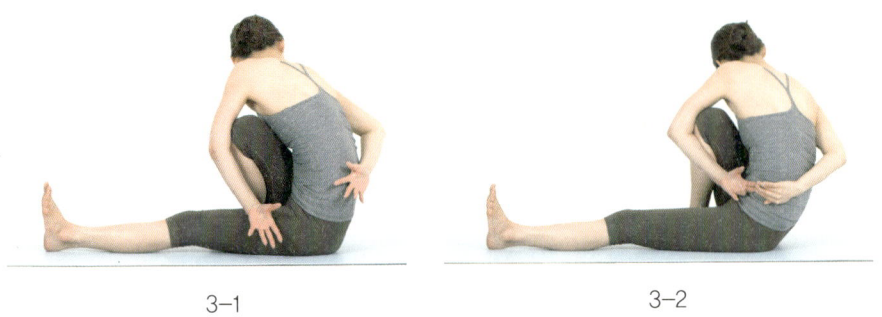

사진 3-1과 3-2는 마리치아사나 C에서 일반적으로 행하는 바르지 않은 자세이다.

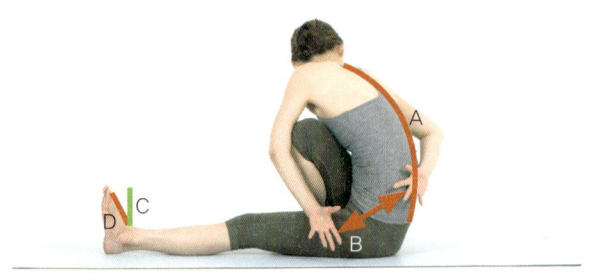

사진 3-1의 A는 등이 과도하게 말린 상태이다.
B는 양손 사이의 거리가 멀어진 상태이다.
C는 발목정렬선이다.
D는 발목정렬선이 무너진 발목 상태이다.
A와 같이 등이 말리고 D와 같이 발목이 무너진 이유는 뒤넙다리근 및 종아리 근육들이 과도하게 긴장되었기 때문이다. 뒤넙다리근 및 종아리 근육들이 긴장된 상태에서 다리를 쭉 뻗으면 근육의 통증이 생긴다. 이를 보상하기 위해서 등을 과도하게 말고 발목의 각도를 무너뜨림으로써 통증을 줄이려고 하는 것이다. B와 같이 양손 사이가 멀어진 이유는

세운 다리가 배와 허벅지에 밀착되어야 하는데, 엉덩허리근의 당기는 힘이 충분치 않고 엉덩이 측면의 볼기근들 및 회전근들이 충분히 이완되지 않아서 저항으로 작용하기 때문이다. 이 상태에서 세운 다리를 팔로 밖으로부터 감거나 등 뒤로 팔을 감으려고 해도 양손 사이의 거리는 좁힐 수가 없다. 물론 팔을 등 뒤로 감기 위해서는 큰가슴근, 어깨세모근, 위팔두갈래근 등이 충분히 이완되어 있어야 한다.

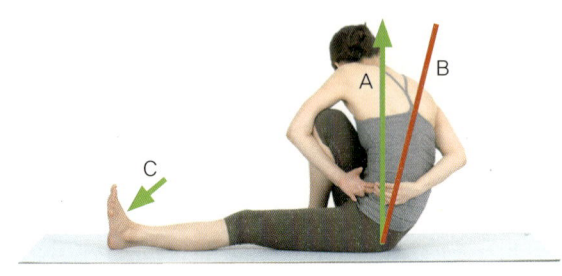

3-2

사진 3-2의 A는 관상면의 무게중심선이다.
B는 뒤로 무너진 무게중심선이다.
C는 발목정렬선이 무너져 발목을 당기지 않은 상태이다.
B와 같이 무게중심선이 무너지고 C와 같이 발목을 당기지 못하는 원인은 세운 다리에서는 엉덩이 측면의 볼기근들 및 회전근들이 충분히 이완되지 않아서 저항으로 작용하고 뻗은 다리에서는 뒤넙다리근 및 종아리 근육들이 충분히 이완되어 있지 않아 발생하는 통증을 보상하기 위해서이다.

사진 3-3~3-6은 대안 자세를 제시한 것들이다.

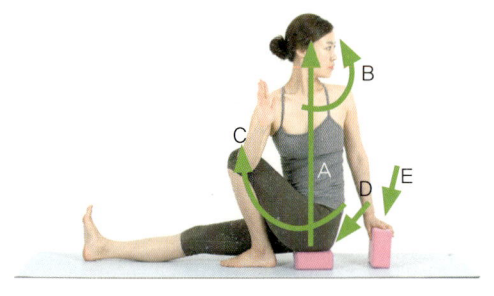

3-3

사진 3-3의 A는 시상면의 무게중심선이다.

B는 흉추회전 방향을 나타낸다.

C는 엉덩이 측면 볼기근들 및 회전근들의 이완 방향을 나타낸다.

D는 유연성이 부족한 뒤넙다리근 및 종아리 근육들을 보상하기 위해 블록을 엉덩이 밑에 받친 상태이다.

E는 블록을 짚고 팔을 펴서 척추중립 및 신장을 돕는 상태이다.

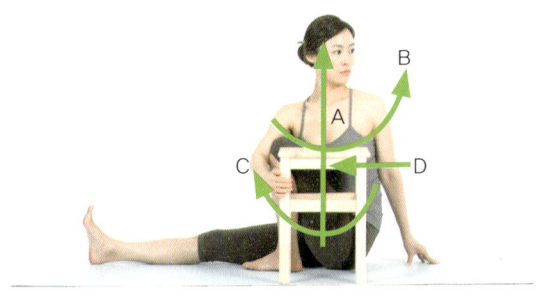

3-4

사진 3-4는 의자를 사용하여 회전을 돕는 방법이다.

A는 시상면의 무게중심선이다.

B는 흉추회전 방향을 나타낸다.

C는 엉덩이 측면 볼기근들 및 회전근들의 이완 방향을 나타낸다.

D는 회전을 돕기 위해 세운 다리 측면을 의자에 밀착시키고 몸쪽을 향해 당기는 상태이다.

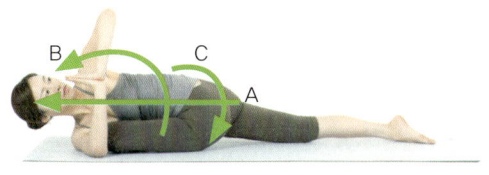

3-5

사진 3-5는 엎드린 자세에서 회전을 돕는 방법이다.

A는 시상면의 무게중심선이다.

B는 흉추회전 방향을 나타낸다.

C는 엉덩이 측면 볼기근들 및 회전근들의 이완 방향이다.

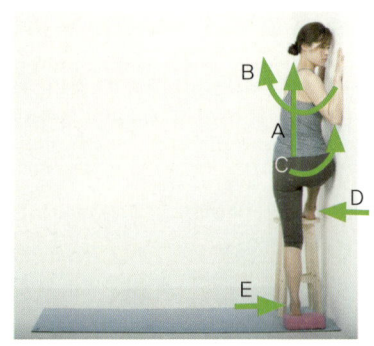

3-6

사진 3-7은 의자를 사용하여 선 자세에서 양손을 벽을 짚고 회전을 돕는 방법이다.
A는 시상면의 무게중심선이다.
B는 흉추회전 방향을 나타낸다.
C는 엉덩이 측면 볼기근들 및 회전근들의 이완 방향이다.
D는 한다리를 의자 위로 올려 엉덩이 측면 볼기근들 및 회전근들을 더 깊게 자극하는 방법이다.
E는 한 다리를 의자 위로 올림으로써 무게중심이 뒤쪽으로 무너지는 것을 보완하기 위해 선 다리의 뒤꿈치에 블록을 받쳐 척추중립 및 신장을 유지하도록 돕는 방법을 제시한 것이다.

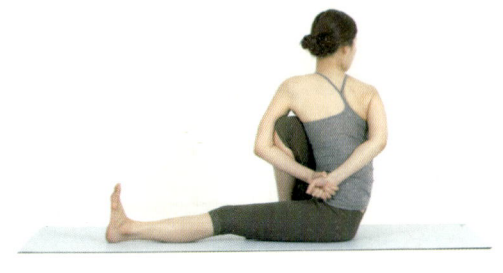

4

사진 4는 앞의 순차적인 과정을 거쳐 균형 잡힌 정렬 상태의 마리치아사나 C이다.

- 아래는 바르지 않은 자세이다. 바르지 않은 정렬 상태 및 자세를 표시해 보고 그 이유를 설명해 보시오.

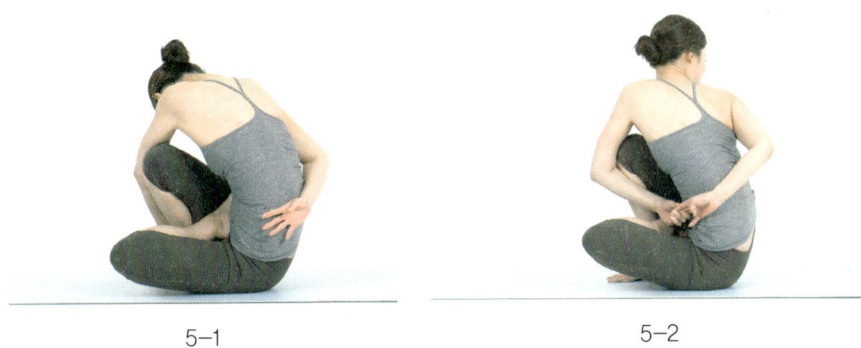

사진 5-1과 5-2는 마리치아사나 D에서 일반적으로 행하는 바르지 않은 자세이다.

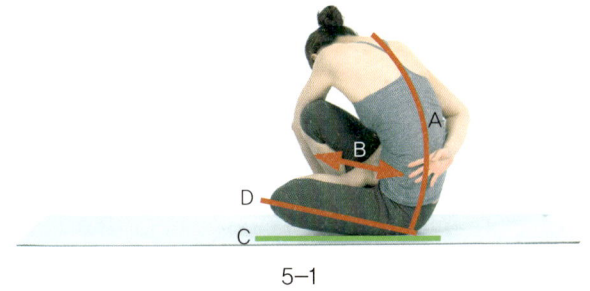

사진 5-1의 A는 등이 과도하게 말린 상태이다.
B는 양손 사이의 거리가 멀어진 상태이다.
C는 바닥에 놓인 다리의 무릎정렬선이다.
D는 바닥에 놓인 다리의 무너진 무릎정렬 상태이다.
위에 기술한 정렬이 깨진 원인은 엉덩허리근의 당기는 힘이 충분치 않고 엉덩이 측면의 볼기근들 및 회전근들 그리고 올려놓은 발목의 인대와 힘줄 근육들이 충분히 이완되지 않아서 저항으로 작용하기 때문이다. 이 상태에서 세운 다리를 팔로 밖으로부터 감거나 등 뒤로 팔을 감으려고 해도 양손 사이의 거리는 좁힐 수가 없다. 물론 팔을 등 뒤로 감기 위해서는 큰가슴근, 위팔두가래근, 어깨세모근 등도 충분히 이완되어 있어야 한다.

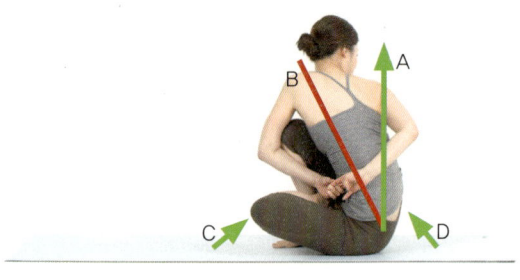

5-2

사진 5-2의 A는 관상면의 무게중심선이다.
B는 무너진 무게중심선이다.
C는 바닥에 놓인 다리의 무릎이 들린 상태이다.
D는 세운 다리의 엉덩이가 과도하게 들린 상태이다.
B와 같이 무게중심선이 무너지고 C와 같이 무릎이 들리고 D와 같이 엉덩이가 들리는 이유는 5-1에서 설명한 원인과 동일하다.

사진 5-3~5-5는 대안 자세를 제시한 것들이다.

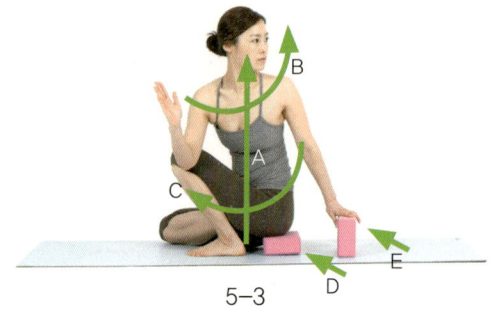

5-3

사진 5-3은 앉은 자세에서 발목을 올려 회전을 돕는 방법이다.
A는 시상면의 무게중심선이다.
B는 흉추회전 방향을 나타낸다.
C는 엉덩이 측면 볼기근들 및 회전근들의 이완 방향이다.
D와 E는 척추중립 및 신장을 돕기 위해 블록을 이용하여 보상한 상태이다.

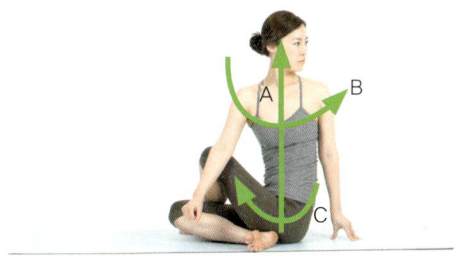

5-4

사진 5-4는 앉은 자세에서 한쪽 다리를 반대편 허벅지 뒤로 넘긴 상태에서 회전을 돕는 방법이다.

A는 시상면의 무게중심선이다.

B는 흉추회전 방향을 나타낸다.

C는 엉덩이 측면 볼기근들 및 회전근들의 이완 방향이다.

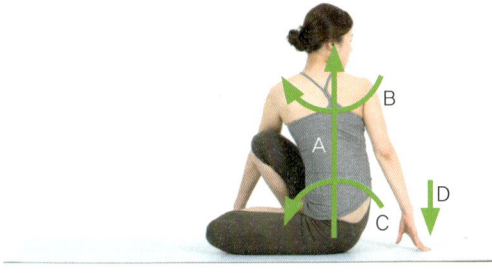

5-5

사진 5-5는 한쪽 발목을 올린 상태에서 회전을 돕는 방법이다.

A는 시상면의 무게중심선이다.

B는 흉추회전 방향을 나타낸다.

C는 엉덩이 측면 볼기근들 및 회전근들의 이완 방향이다.

D는 팔을 뻗어 바닥을 짚어 무게중심선이 무너지지 않도록 도우면서 척추를 신장시킬 수 있는 방법이다.

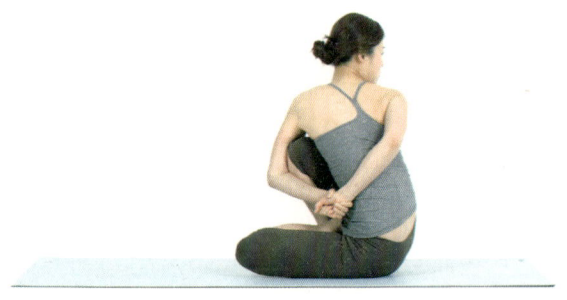

6

사진 6은 앞의 순차적인 과정을 거쳐 균형 잡힌 정렬 상태의 마리치아사나 D이다.

# 나바사나

(Navasana, 보트 자세)

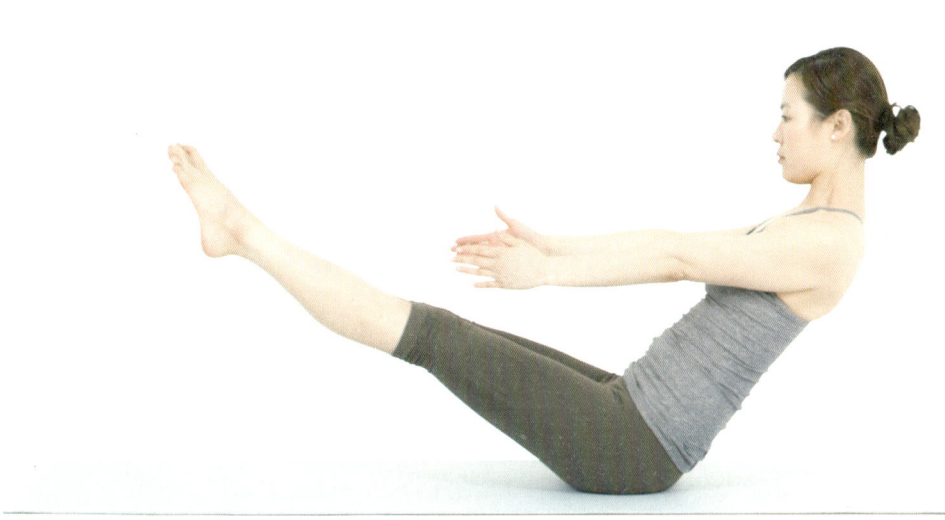

나바사나(Navasana, 보트 자세)에서는 큰볼기근, 척주세움근, 복근들, 엉덩허리근, 넙다리네갈래과 같은 코어근육을 강력하게 수축시켜 길항작용의 균형을 맞추고 반다를 조인 상태에서 보트 자세를 유지한다. 이때, 상체와 하체가 모두 중립 상태를 유지해야 한다. 완전한 중립 상태를 유지하기 위해서 가장 중요한 근육은 위에 언급한 근육들 중 다리를 들어올리는 엉덩허리근인데 이 근육이 충분한 근력을 가지고 있어야 자세의 균형을 유지할 수 있다. 나바사나를 통해서 신체 균형감과 육체적 힘을 기를 수 있다.

- 호흡은 완성 자세에서 5회 반복한다.
- 드리스티는 발가락이다.

- 아래는 바르지 않은 자세이다. 바르지 않은 정렬 상태 및 자세를 표시해 보고 그 이유를 설명해 보시오.

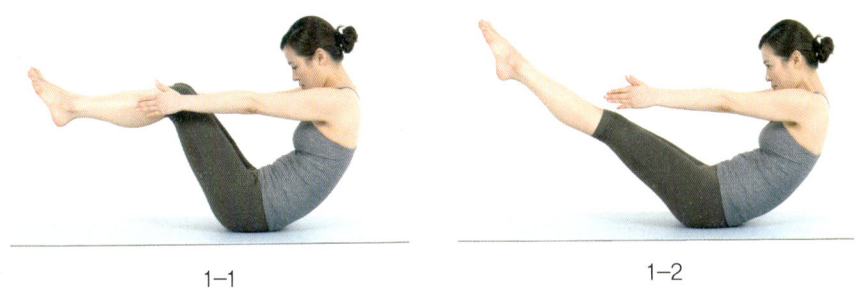

1-1 　　　　　　　　　　　　1-2

사진 1-1과 1-2는 나바사나에서 일반적으로 행하는 바르지 않은 자세이다.

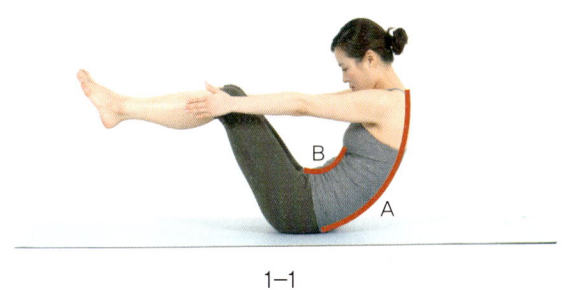

1-1

사진 1-1의 A는 등이 과도하게 말린 상태이다.
B는 가로막과 복부가 과도하게 압박된 상태이다.

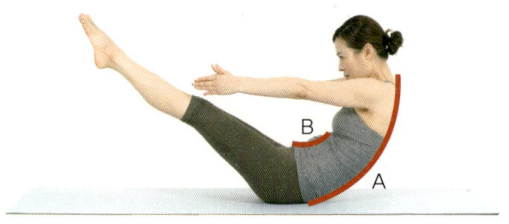

1-2

사진 1-2의 A는 등이 과도하게 말린 상태이다.
B는 가로막과 복부가 과도하게 압박된 상태이다.

사진 1-1과 1-2는 엉덩허리근이 약하다는 공통의 문제를 가지고 있는데 무릎을 구부린 상태와 편 상태만 다를 뿐이다.
무릎을 펴면 약한 엉덩허리근의 근력을 보상하여 중심을 잡기 위해 등을 더 말게 된다. A와 같이 흉추 부분이 과도하게 말리고 이로 인해 B와 같이 가로막이 압박되면 등과 어깨에 긴장이 생기면서 동시에 흉추 후만(Kyphosis)이 더욱 가속화되고 호흡은 짧고 횟수가 빈번해져 호흡효율은 떨어진다.
호흡횟수가 정상 횟수보다 많아지면 호흡 역시 근육 운동의 일환이므로 과도한 에너지 소모의 원인이 된다.

사진 1-3~1-9는 대안 자세를 제시한 것들이다.

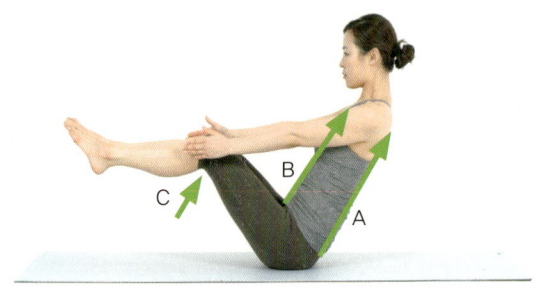

1-3

사진 1-3의 A는 척추중립 및 신장 상태이다.
B는 가슴을 확장한 상태이다.
C는 무릎을 구부린 상태이다.

C와 같이 무릎을 구부린 이유는 엉덩허리근의 근력이 강하지 않아 다리를 뻗었을 때 증가된 다리의 하중을 감당하지 못해 정렬을 무너뜨리기 때문에 무릎을 구부려 엉덩허리근이 감당해야 할 하중값을 낮춰 보상한 것이다.

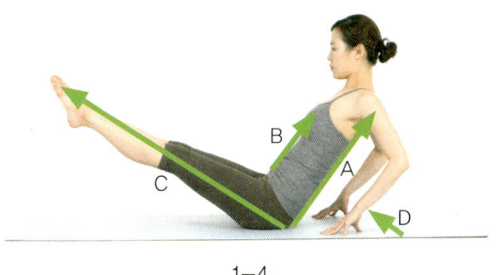

1-4

사진 1-4의 A는 척추중립 및 신장 상태이다.
B는 가슴을 확장한 상태이다.
C는 무릎을 편 상태이다.
D는 엉덩허리근의 부족한 근력을 보완하기 위해 손을 뒤쪽 바닥을 짚어 보상한 상태이다. 엉덩허리근의 근력이 충분치 않은 상태에서 C와 같이 무릎을 펼 수 있었던 것은 손바닥으로 바닥을 짚어 부족한 엉덩허리근의 근력을 보상했기 때문이다.

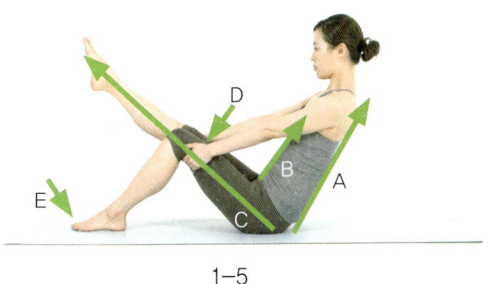

1-5

사진 1-5의 A는 척추중립 및 신장 상태이다.
B는 가슴을 확장한 상태이다.
C는 한쪽 다리를 편 상태이다.
D는 엉덩허리근의 근력을 보완하기 위해 손으로 한다리의 오금을 잡은 상태이다.
E는 엉덩허리근의 근력이 부족해서 중심이 무너질 경우 발바닥을 바닥에 대고 중심을 유지하는 상태이다.

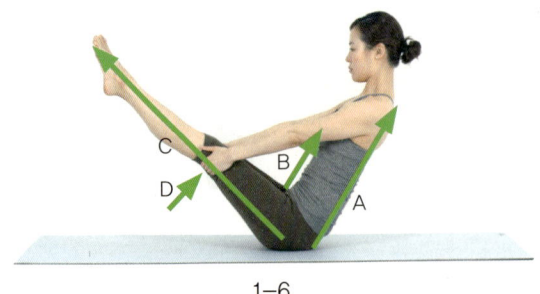

1-6

사진 1-6의 A는 척추중립 및 신장 상태이다.

B는 가슴을 확장한 상태이다.

C는 무릎을 편 상태이다.

D는 엉덩허리근의 근력을 보완하기 위해 양손으로 오금을 잡은 상태이다.

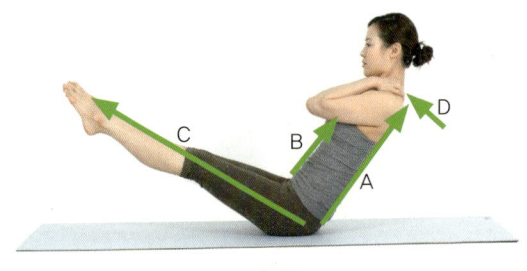

1-7

사진 1-7 의 A는 척추중립 및 신장 상태이다.

B는 가슴을 확장한 상태이다.

C는 무릎을 편 상태이다.

D는 엉덩허리근의 근력을 보완하기 위해 손을 목과 어깨가 만나는 근육 부위에 댄 상태이다.

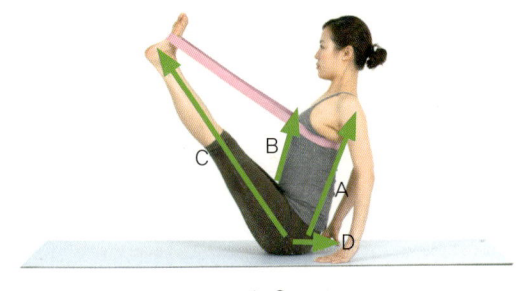

1-8

사진 1-8은 스트랩을 사용하여 나바사나의 완성도를 높이는 방법이다.

A는 척추중립 및 신장 상태이다.

B는 가슴을 확장한 상태이다.

C는 무릎을 편 상태이다.

D는 엉덩허리근의 근력을 보완하기 위해 손으로 뒤쪽 바닥을 짚어 보상한 상태이다.

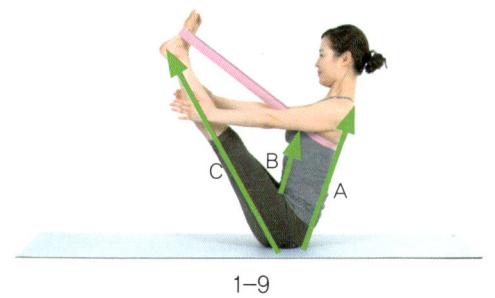

1-9

사진 1-9는 스트랩을 사용하여 나바사나의 완성도를 높이는 방법이다.

A는 척추중립 및 신장 상태이다.

B는 가슴을 확장한 상태이다.

C는 무릎을 편 상태이다.

사진 1-8과 비교해서 엉덩허리근의 근력이 더 향상되면 바닥을 짚은 손을 뗄 수 있다.

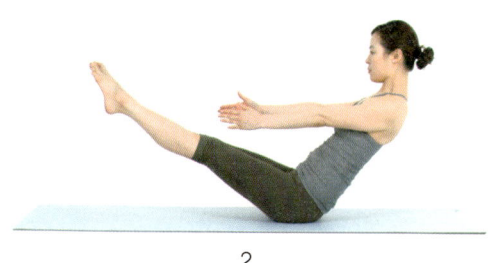

2

사진 2는 앞의 순차적인 과정을 거쳐 균형 잡힌 정렬 상태의 나바사나이다.

# 부자피다사나

(Bhujapidasana, 어깨 압박 자세)

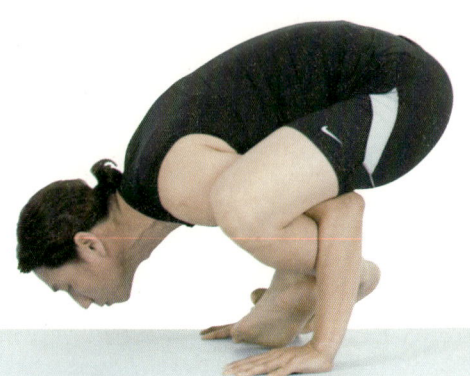

부자피다사나(Bhujapidasana, 어깨 압박 자세)는 양손으로 바닥을 짚은 상태에서 양발을 걸어 바닥으로부터 몸을 띄우는 아사나로 위팔세갈래근과 어깨 근육들이 충분히 강화되어 있어야 완성도 높은 아사나를 수행할 수 있다.

또한 허벅지를 배쪽을 향해 바짝 끌어올려야 하는데 이때 강력한 엉덩허리근의 근력이 필요하다. 강력한 근력과 더불어 반다를 조임으로써 생성된 에너지가 바닥으로부터 몸을 띄우는 작용에 기여한다.

- 호흡은 완성 자세에서 5회 반복한다.
- 드리스티는 코끝이다.

- 아래는 바르지 않은 자세이다. 바르지 않은 정렬 상태 및 자세를 표시해 보고 그 이유를 설명해 보시오.

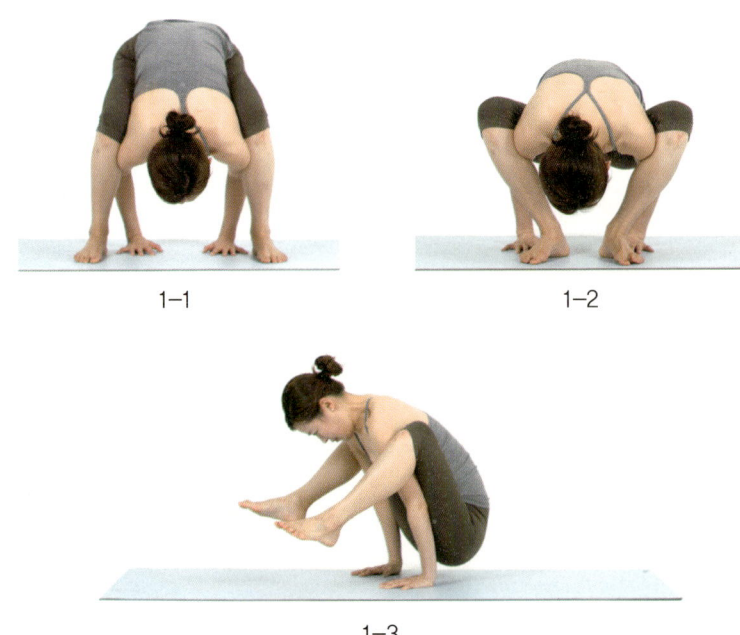

사진 1-1~1-3은 부자피다사나를 수행하는 데 부족한 근력과 반다의 조임으로 인해 일반적으로 드러나는 어려움이다.

손으로 바닥을 지탱하고 몸을 띄워 양발을 모아서 발등끼리 걸어야 하는데 팔과 어깨의 근력과 허벅지를 배쪽으로 당기는 엉덩허리근이 충분히 강화되지 않아 의도한 만큼 발을 모으지 못한 상태이다.

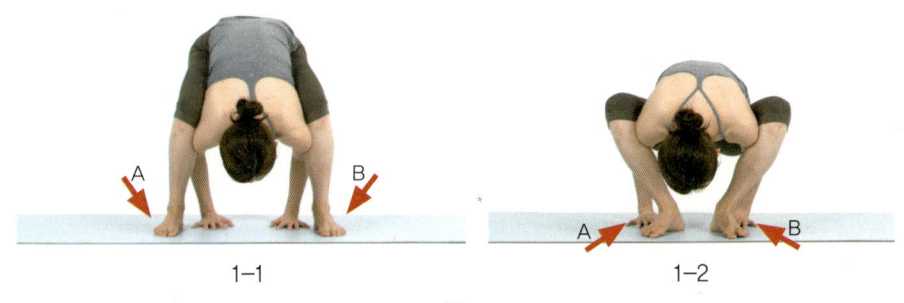

사진 1-1과 1-2의 양발 A, B는 서로 가깝게 모아야 하는데 이때 필수적으로 팔을 구부려 허벅지 뒤편이 팔의 뒤편에 안착되어야 한다. 하지만 팔과 어깨의 근육이 충분히 강화되어 있지 않아서 팔을 구부리지 못하고 있는데다 허벅지를 배쪽으로 당기는 엉덩허리근이 약해 허벅지를 배쪽으로 당겨서 발을 바닥으로부터 띄우지 못하고 있다. 완성도 높은 아사나를 수행하기 위해서는 상체에서는 위팔세갈래근, 어깨세모근 및 앞톱니근 등을 강화시키고 하체에서는 엉덩허리근과 모음근들을 필수적으로 강화시켜야 한다.

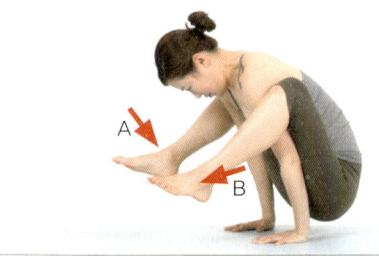

1-3

사진 1-3은 A, B와 같이 양발을 바닥으로부터 띄운 상태지만 양발을 모아 발등을 걸지는 못한 상태이다.

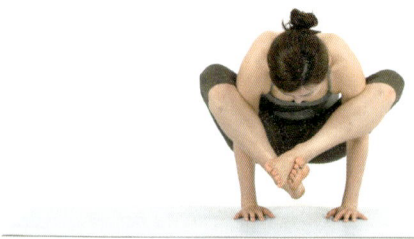

2

사진 2는 앞의 순차적인 과정을 거쳐 균형 잡힌 정렬 상태의 부자피다사나이다.

# 쿠르마사나 (Kurmasana, 거북 자세)
# &
# 숩따쿠르마사나 (Supta Kurmasana, 잠자는 거북 자세)

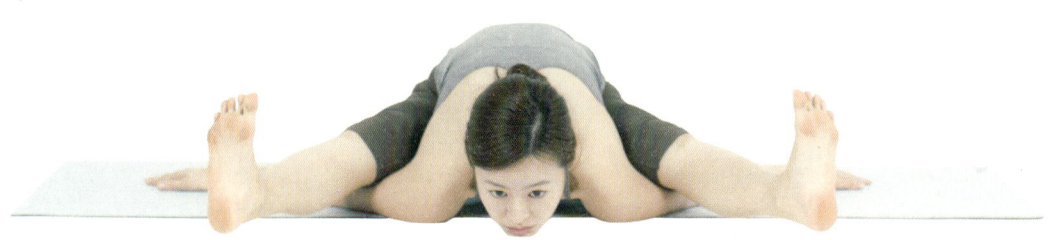

쿠르마사나(Kurmasana, 거북 자세) 시리즈는 쿠르마사나와 숩따쿠르마사나(Supta Kurmasana, 잠자는 거북 자세)로 이루어져 있다. Sitting Sequence에서 가장 어려운 아사나들에 속하는데 깊은 전굴과 더불어 다리와 팔의 유연성이 극대로 증대되어야 완성도 높은 아사나를 수행할 수 있다.

쿠르마사나 시리즈를 통해 몸은 순차적으로 열린다는 의미를 이해할 수 있을 것이다. 쿠르마사나에서 다리를 벌린 상태에서 상체를 전굴하기 위해서는 먼저 뒤넙다리근과 종아리 근육들이 충분히 이완되어야 하고 그 다음에서야 허벅지 안쪽의 모음근들이 열리면서 상체를 자연스럽게 앞쪽으로 숙일 수 있게 된다. 숩따쿠르마사나에서는 양다리를 등과 목 위로 올려 발등끼리 걸어야 하는데 저항으로 작용하는 엉덩이 측면의 볼기근들 및 심부의 근육들인 회전근들이 먼저 이완되어야 비로소 다리 측면의 근육인 넙다리근막긴장근과 엉덩정강근막띠가 열릴 수 있다. 가슴근들과 어깨세모근이 충분히 이완되어 있어야 등 뒤에서 손목을 잡을 수 있다.

쿠르마사나에서
- 호흡은 완성 자세에서 5회 반복한다.
- 드리스티는 제3의 눈이다.

숩따쿠르마사나에서
- 호흡은 완성 자세에서 5회 반복한다.
- 드리스티는 제3의 눈이다.

- 아래는 바르지 않은 자세이다. 바르지 않은 정렬 상태 및 자세를 표시해 보고 그 이유를 설명해 보시오.

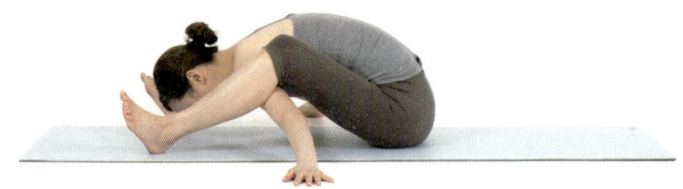

1-1

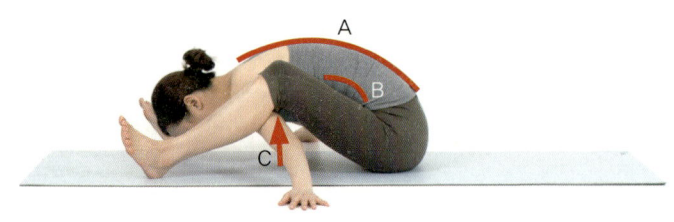

1-1

사진 1-1은 쿠르마사나를 수행할 때 일반적으로 드러나는 긴장된 근육 상태이다.
A는 등이 과도하게 말린 상태이다.
B는 가로막과 복부가 과도하게 압박된 상태이다.
C는 뒤넙다리근 및 종아리 근육들이 긴장된 상태이다.
A와 같이 등이 말린 상태에서 상체를 전굴할 경우 C와 같이 다리를 온전히 펼 수 없게 된다. 비록 상체를 전굴한다고 해도 척추중립을 유지하여 신장시키기 전에는 뒤넙다리근이나 종아리 근육들을 늘일 수 없고 등 자체를 더욱 말리게 만든다. 평소 등이 말린 상태라면 쿠르마사나를 직접 수행하는 것보다 뒤넙다리근, 종아리 근육들 및 모음근들을 충분히 풀어주는 예비 아사나들을 먼저 수행하는 것이 좋다.

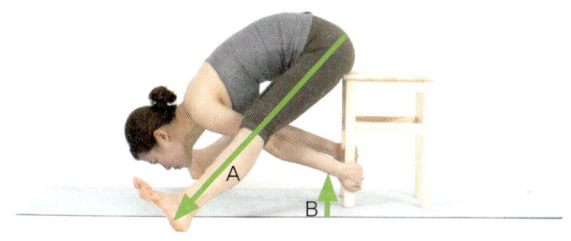

1-2

사진 1-2는 의자를 이용하여 쿠르마사나를 좀 더 자연스럽게 수행할 수 있도록 제시한 대안이다. 의자에 앉아서 B와 같이 양손으로 의자의 다리를 잡고 상체를 숙이면서 A와 같이 다리를 계속 신장시키면 된다.

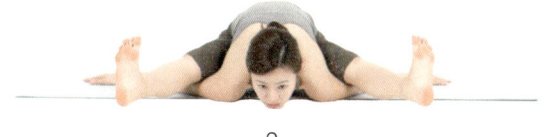

2

사진 2는 앞의 순차적인 과정을 거쳐 균형 잡힌 정렬 상태의 쿠르마사나이다.

사진 3-1~3-5까지는 숩따쿠르마사나를 수행하기 위해 필요한 관련 근육들을 이완시키는 방법을 제시한 것들이다.

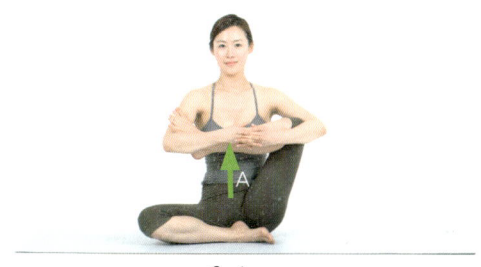

3-1

사진 3-1에서는 A와 같이 무릎을 구부려 하지를 팔로 감싸고 가슴쪽을 향해 당겨 줌으로써 볼기근들, 회전근들, 넙다리근막긴장근과 엉덩정강근막띠를 이완시킬 수 있는 방법을 제시한 것이다.

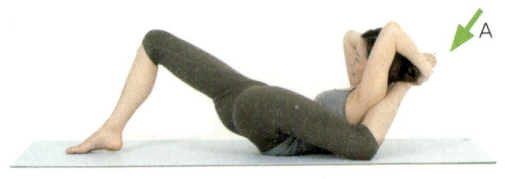

3-2

사진 3-2는 사진 3-1에서 설명한 내용과 같고 A와 같이 발목을 머리 뒤편까지 당겨서 자극을 좀 더 깊게 하고 누운 자세에서 아사나를 수행함으로써 안정감을 더 많이 확보할 수 있는 방법이다.

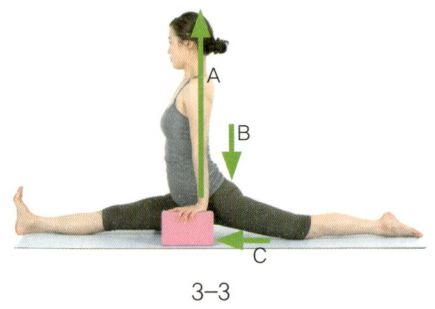

3-3

사진 3-3은 C와 같이 블록을 사용하여 앞뒤로 다리를 이완시켜 주는 방법이다. A와 같이 상체를 곧추세우고 B와 같이 골반을 바닥을 향해 눌러 주면 그 힘은 앞다리의 뒤넙다리근 및 종아리 근육들을 주로 이완시킨다. 부가적으로 엉덩이 측면의 볼기근들, 회전근들, 넙다리근막긴장근, 엉덩정강근막띠도 이완시킨다. 뒷다리의 경우 엉덩허리근과 넙다리네갈래근을 주로 이완시켜 준다.

이런 예비 아사나를 수행하는 이유는 이미 위에서 설명하였듯이 몸은 순차적으로 열리기 때문에 먼저 이완시켜야 할 근육들을 자극하기 위해서이다.

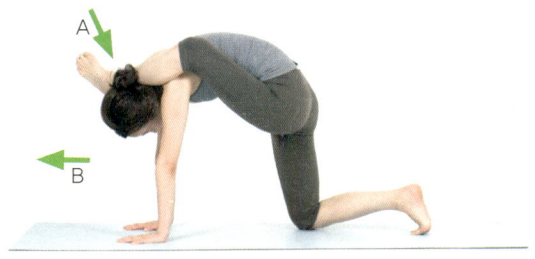

3-4

사진 3-4는 사진 3-3을 통해 이완시킨 근육들을 좀 더 깊이 자극할 수 있는 예비 아사나를 제시한 것이다.

A와 같이 다리를 머리 뒤로 올리면 사진 3-3의 앞다리에서 이완되는 근육들이 이완되고 B와 같이 몸 전체를 앞쪽을 향해 전진시키면 뒷다리의 근육들이 이완된다.

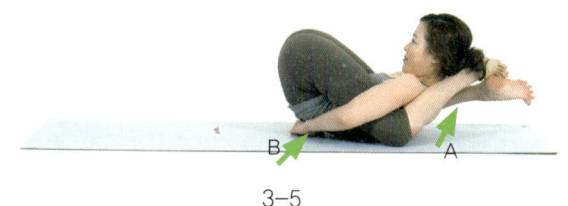

3-5

사진 3-5는 사진 3-1~3-4의 과정을 거쳐 부분별로 이완시킨 근육들을 작용시켜 누운 자세에서 숩타쿠르마사나를 수행할 수 있도록 제시한 것이다. A와 같이 양발목을 머리 뒤로 두고 B와 같이 양팔은 등 뒤로 둘러서 양손을 등 뒤에서 잡을 수 있게 한 것이다.

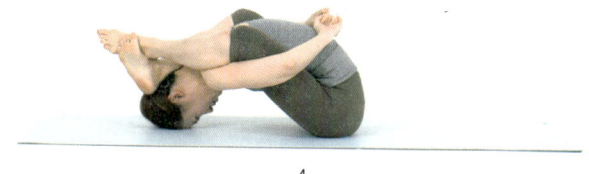

4

사진 4는 앞의 순차적인 과정을 거쳐 균형 잡힌 정렬 상태의 숩타쿠르마사나이다.

# 가르바핀다사나

(Garbha Pindasana, 자궁 속의 태아 자세)

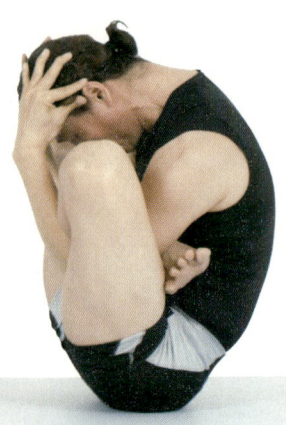

가르바핀다사나(Garbha Pindasana, 자궁 속의 태아 자세)는 자궁 속의 태아를 형상화한 아사나이다. 태아가 자궁 속에 들어 있을 때 전체적으로 몸을 말고 웅크린 채로 있듯이 결가부좌 상태에서 양팔을 종아리와 허벅지 뒤편 사이로 집어넣은 후 귀를 막음으로써 내면의 소리를 들어 고요함을 터득하는 데 탁월한 아사나이다.

결가부좌 상태에서 양팔을 종아리와 허벅지 뒤편 사이로 집어넣으려고 할 때 이전까지 수행했던 아사나들을 통해서 신체가 충분히 이완되어 있지 않고 땀이 나서 피부가 미끄럽지 않으면 집어넣을 수가 없다. 이때는 팔과 다리에 분무기로 물을 뿌려 피부를 미끄럽게 만든 후 팔을 집어넣으면 도움이 된다. 또 필요할 경우 다른 사람의 도움을 받아 팔을 빼주도록 요청해도 좋다.

가르바핀다사나에서는 기본적으로 결가부좌 자세가 자연스럽게 수행되어야 결가부좌한 다리 사이로 팔을 집어넣을 수 있다. 하지만 대부분의 현대인은 의자에 앉아서 생활하는 시간이 많고 걷는 시간이 많지 않음으로 인해 엉덩이 주변 근육들인 볼기근들 및 회전근들, 다리 측면의 근육인 넙다리근막긴장근, 엉덩정강근막띠, 허벅지 상박의 넙다리네갈래근 및 발목의 근육과 인대들이 많이 긴장되어 있어서 결가부좌 자세를 수행하기 어려워 완성도 높은 아사나를 수행하기 어렵다. 따라서 가르바핀다사나를 수행하기 전에 반드시 위에 언급한 근육들의 긴장을 먼저 이완시켜야 한다.

- 호흡은 완성 자세에서 5회 반복한다.
- 드리스티는 코끝이다.

- 아래는 바르지 않은 자세이다. 바르지 않은 정렬 상태 및 자세를 표시해 보고 그 이유를 설명해 보시오.

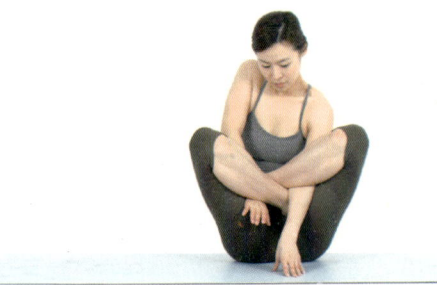

1-1

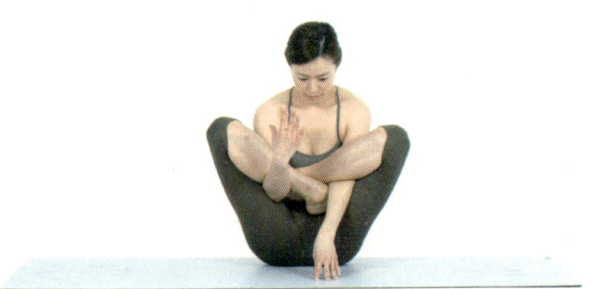

1-2

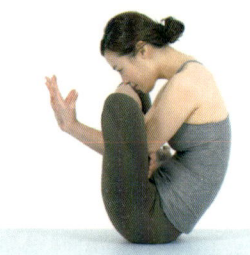

1-3

사진 1-1~1-3은 가르바핀다사나를 수행할 때 일반적으로 드러나는 아사나의 어려운 부분들을 제시한 것들이다.

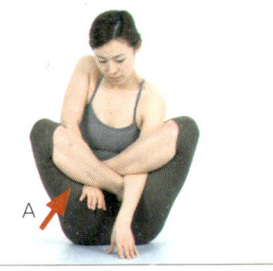

1-1

사진 1-1은 A와 같이 결가부좌 상태에서 한쪽 팔은 종아리와 허벅지 뒤편을 통해 집어넣을 수 있지만 다른 한쪽 팔은 관련 근육들 및 인대들이 이완되지 않아 생기는 통증으로 인해 집어넣지 못하는 상태이다.

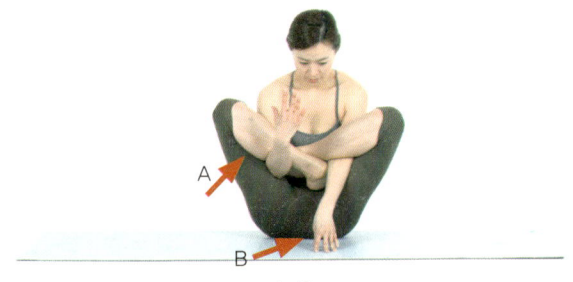

1-2

사진 1-2는 양쪽 팔을 집어넣었지만 A와 같이 팔을 구부려 머리를 대려고 할 때 무게중심이 뒤로 넘어가므로 B와 같이 한쪽 팔은 바닥을 지지하고 있는 상태이다. 배와 허벅지가 밀착되거나 가까워지지 않으면 무게중심이 뒤쪽으로 넘어가서 균형을 잃게 되는데 이는 배와 허벅지 사이에서 수축작용을 하는 엉덩허리근이 충분히 강화되어 있지 않기 때문이다.

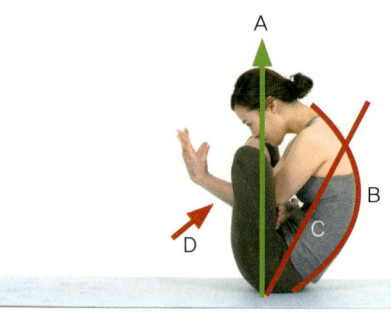

1-3

사진 1-3의 A는 관상면의 무게중심선이다.

B는 등이 과도하게 말린 상태이다.

C는 무게중심이 뒤로 넘어간 상태이다.

D는 양쪽 팔을 반만 집어넣은 상태이다.

D와 같이 양쪽 팔을 집어넣기는 했지만 C와 같이 무게중심이 뒤로 많이 넘어가 B와 같이 등이 과도하게 말리게 된 원인은 엉덩허리근의 근력이 충분치 않은 상태에서 균형을 유지하기 위해서이다. 엉덩허리근의 근력이 강화되어 배와 허벅지를 더 밀착시킬 수 있으면 자연스럽게 몸을 무게중심선 A에 가깝게 곧추세울 수 있고 균형도 안정된다.

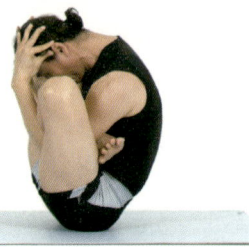

2

사진 2는 앞의 순차적인 과정을 거쳐 균형 잡힌 정렬 상태의 가르바핀다사나이다.

# 쿡쿠타사나

(Kukkutasana, 수탉 자세)

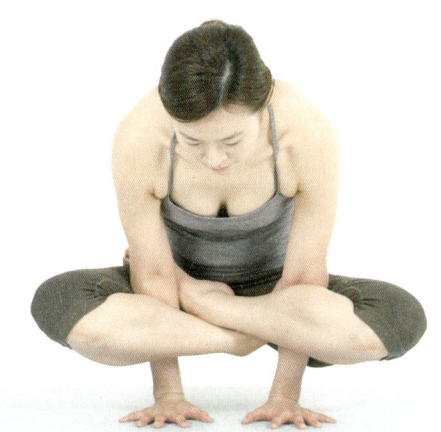

쿠쿠타사나(Kukkutasana, 수탉 자세)는 마치 수탉이 서 있는 것 같은 느낌을 형상화한 아사나이다. 정지 자세를 만들기 이전에 가르바핀다사나에서 등으로 구르기를 9회 반복한 후 사진 2에서 보여 주는 아사나로 최종 상태를 유지한다. 등으로 굴러 올라올 때 가장 필요한 근육이 엉덩허리근이고 보조적으로 모음근들의 근력 또한 필요하다. 또한 마지막 구르는 동작에서 엉덩이를 띄워 무게중심을 양손바닥과 양어깨로 전이시키면서 정지 자세를 만들 때 엉덩허리근의 근력이 충분히 강화되어 있어야 하고 팔과 어깨의 근력 역시 충분히 강화되어 있어야 한다. 쿠쿠타사나 역시 결가부좌 상태에서 수행되는 아사나이기에 결가부좌를 자연스럽게 수행하기 위해 선행해서 이완시켜야 할 근육들이 있다. 가르바핀다사나를 통해 결가부좌에 대한 필요 사항은 이미 설명했으므로 해당부분을 참조하기 바란다.

- 호흡은 완성 자세에서 5회 반복한다.
- 드리스티는 코끝이다.

- 아래는 바르지 않은 자세이다. 바르지 않은 정렬 상태 및 자세를 표시해 보고 그 이유를 설명해 보시오.

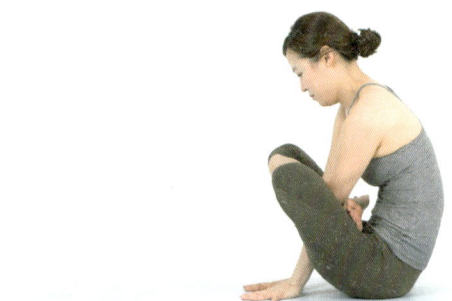

1-1

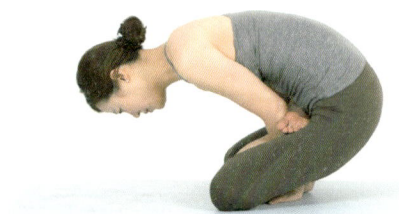

1-2

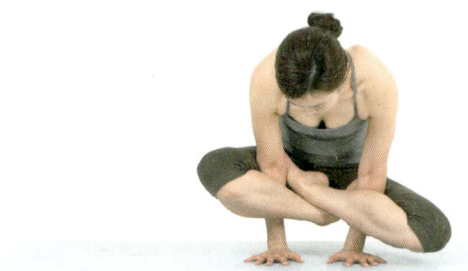

1-3

사진 1-1~1-3은 쿡쿠타사나를 수행할 때 일반적으로 드러나는 아사나의 어려운 부분들이다.

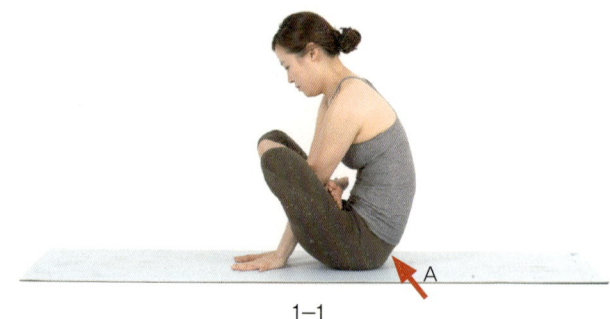

1-1

사진 1-1의 A는 엉덩이를 바닥에서 띄우지 못하는 상태이다. 이는 엉덩허리근과 모음근들의 근력이 충분히 강화되어 있지 않아서이다. 물론 팔과 어깨의 근력도 충분히 강화되어 있어야 들어올린 체중을 유지할 수 있다.

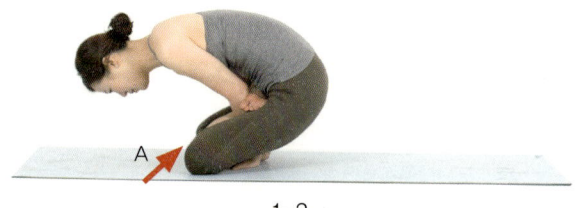

1-2

사진 1-2의 A는 엉덩이는 들어올렸지만 무릎은 여전히 들어올리지 못한 상태이다. 이 역시 사진 1-1에서 설명한 동일한 원인에서 기인한다.

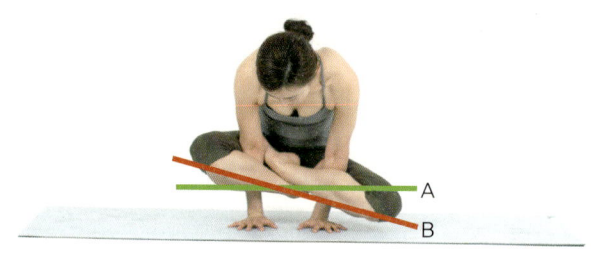

1-3

사진 1-3의 A는 무릎정렬선이다.

B는 한쪽 무릎이 낮아져 무릎정렬이 깨진 상태이다.

엉덩이를 띄워 몸을 들어올린 상태에서 양무릎의 수평을 유지해야 한다. B와 같이 한쪽 무릎이 낮아지는 원인은 좌우 대칭으로 형성된 엉덩허리근 및 모음근들 중 어느 한쪽 근력이 상대적으로 약하거나 길항작용을 하는 큰볼기근이 상대적으로 덜 이완되어 수축하고 있기 때문이다. 또한 팔과 어깨의 근력이 양쪽이 동일하지 않고, 어느 한쪽이 약화되어 있을 때도 무릎의 정렬이 깨진다. 엉덩허리근과 모음근들을 좀 더 강화시키고 양팔과 어깨 근육의 균형을 맞추면 무릎을 수평으로 유지할 수 있다.

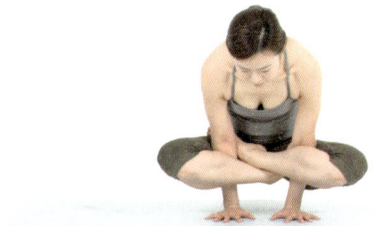

2

사진 2는 앞의 순차적인 과정을 거쳐 균형 잡힌 정렬 상태의 쿡쿠타사나이다.

# 받다코나사나

(Baddha Konasana, 접은 각 자세)

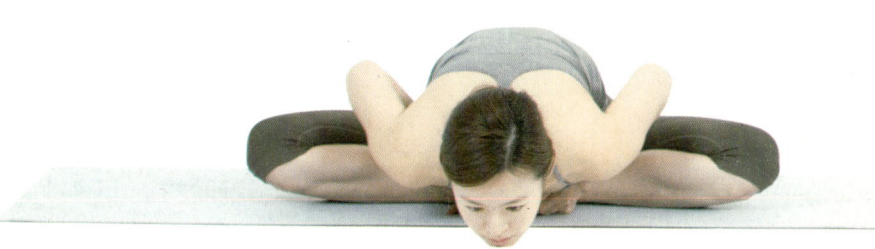

받다코나사나(Baddha Konasana, 접은 각 자세)는 양발날을 붙인 상태에서 허벅지 안쪽의 모음근들을 이완시키면서 상체를 숙이는 아사나이다.

받다코나사나는 앉은 상태에서 호흡을 하는 자세와 상체를 숙여 호흡하는 자세로 나뉜다. 모음근들이 충분히 이완되어 있어야 완성도 높은 아사나를 수행할 수 있다.

받다코나사나를 통해서 엉덩이와 무릎 높이에 따른 자세의 안정성에 대해서 배울 수 있다. 타고난 골격 구조로 인해서 무릎이 약간 들리게 되지만 무릎은 중력의 영향을 받아 바닥으로 떨어지기 때문에 이때 자연스럽게 요추의 만곡 형성을 도와 신체 정렬에 바람직하게 작용한다.

두덩뼈와 허벅지 안쪽 및 정강뼈(Tibia) 안쪽을 연결하는 모음근들이 과도하게 경직될 경우 무릎이 바닥에서 더 높게 들린다. 그러면 상체는 균형을 유지하기 위해 요추의 만곡을 'I'자 형태로 변형시키는데, 무릎의 높이가 더 높아질 경우 급기야는 뒤를 향한 ')'형태로 변형시킴으로써 몸통중립이 깨지게 된다. 따라서 받다코나사나에서 정렬을 유지하기 위해서는 반드시 모음근들이 이완되어 있어야 한다. 모음근의 긴장 외에 무릎이 바닥에서 들리는 원인이 골반을 이루는 뼈들의 구조에서 기인하는 경우가 있는데 크게 3가지로 나눌 수 있다.

첫째는 좌우 엉덩뼈(Ilium)가 좁은 각도로 형성된 경우이다.

둘째는 엉덩뼈의 볼기뼈절구와 넙다리뼈가 만나는 각도가 좁은 경우이다.

셋째는 넙다리뼈의 목(Neck of Femur)의 길이가 짧은 경우이다.

위 세 가지 경우는 근육이 긴장되어 무릎이 바닥에서 들리는 원인과 달라 이완시키는 방법 역시 달라야 하고 이완의 정도 역시 다른 기준을 적용해야 한다.

골격계의 문제로 인한 무릎의 들림은 무리해서 이완시키기보다는 몸이 허용하는 수준을 인정하고 과도하게 이완시키려고 하지 않아야 한다.

좀 더 상세한 설명은 우파비스타코나사나의 해당 설명을 참조하기 바란다.

- 호흡은 완성 자세에서 5회 반복한다.
- 드리스티는 코끝이다.

- 아래는 바르지 않은 자세이다. 바르지 않은 정렬 상태 및 자세를 표시해 보고 그 이유를 설명해 보시오.

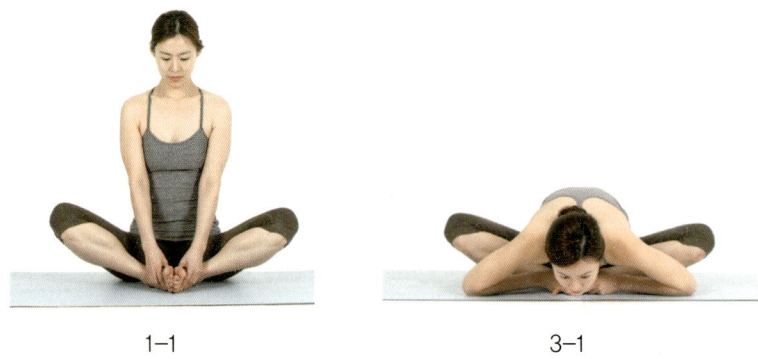

1-1                                    3-1

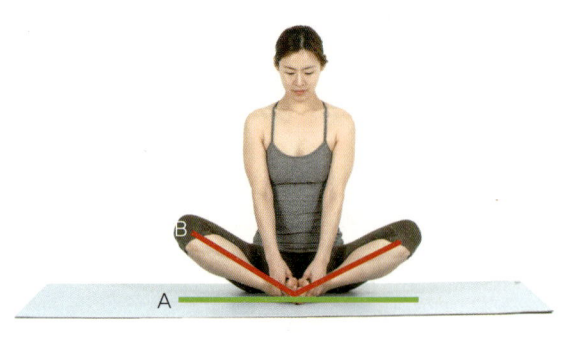

1-1

사진 1-1은 받다코나사나를 수행할 때 일반적으로 드러나는 아사나의 어려운 부분들이다.
A는 엉덩이와 무릎의 정렬선이다.
B는 무릎이 들려 정렬이 깨진 상태이다.
무릎이 바닥으로부터 과도하게 들리는 주된 원인은 허벅지 안쪽에 형성된 모음근들의 과도한 긴장, 볼기근들의 과도한 이완 및 골반을 이루는 뼈들의 구조적 한계 때문일 수 있다.

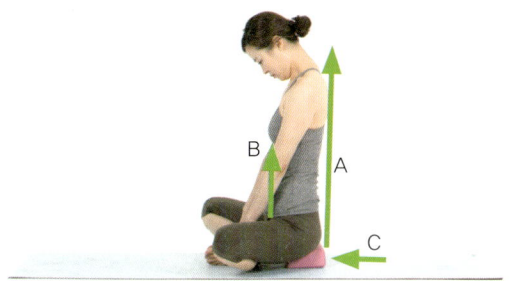

1-2

사진 1-2의 A는 척추중립 및 신장 상태이다.

B는 가슴을 확장한 상태이다.

C는 엉덩이 밑에 블록을 받쳐 모음근의 긴장을 보상한 상태이다.

모음근들이 긴장된 상태에 비례해서 무릎은 바닥에서 더 높게 들린다. 무릎이 바닥에서 높게 들릴 경우 척추중립 및 신장은 깨지므로 정렬이 깨지는 것을 보상하기 위해서는 블록을 이용해서 엉덩이 높이를 무릎 높이와 비슷하게 만들거나 무릎보다 높여 주는 것이 좋다.

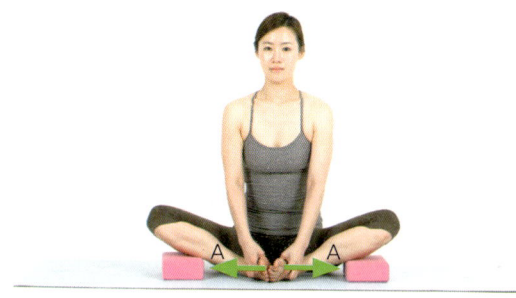

1-3

사진 1-3의 A는 무릎 밑에 블록을 받쳐 모음근의 긴장을 보상한 상태이다.

엉덩이 높이가 무릎 높이와 같거나 무릎보다 높아지는 것이 가장 이상적인 자세이지만 다른 대안으로 무릎 밑에 블록을 받쳐 두면 척추중립 및 신장을 유지하는 데 도움이 된다.

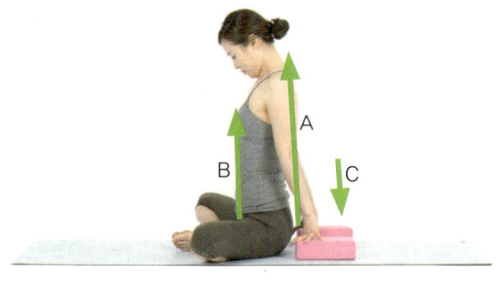

1-4

사진 1-4의 A는 척추중립 및 신장 상태이다.

B는 가슴을 확장한 상태이다.

C는 몸 뒤쪽에 블록을 두고 손을 짚어 가슴을 확장하고 척추중립 및 신장을 도울 수 있는 상태를 제시한 것이다.

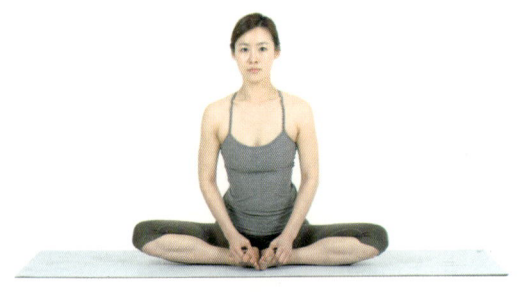

2

사진 2는 앞의 순차적인 과정을 거쳐 균형 잡힌 정렬 상태의 받다코나사나이다.

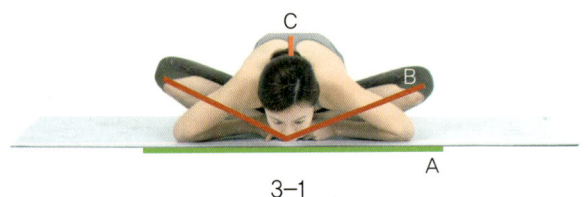

3-1

사진 3-1은 받다코나사나에서 상체를 숙일 때 일반적으로 드러나는 아사나의 어려운 부분들이다.

A는 엉덩이와 무릎의 정렬선이다.

B는 무릎이 들려 정렬이 깨진 상태이다.

C는 등이 과도하게 말린 상태이다.

등이 과도하게 말리거나 무릎이 바닥으로부터 과도하게 들리는 현상은 서로 밀접한 원인과 결과로 볼 수 있다. 등이 과도하게 말리면 그 상태를 보상하기 위해 무릎을 들어올려 보상을 하게 되고 반대로 무릎이 경직되어 들리면 그것을 보상하기 위해 등이 과도하게 말리게 된다.

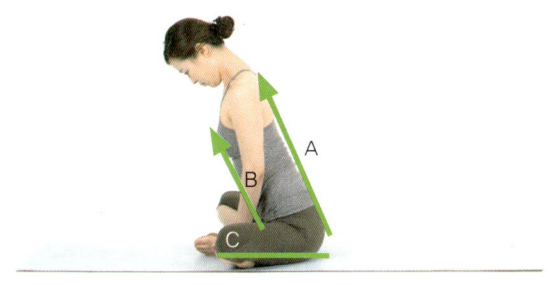

3-2

사진 3-2의 A는 척추중립 및 신장 상태이다.

B는 가슴을 확장한 상태이다.

C는 무릎과 엉덩이의 정렬 상태이다.

모음근들이 충분히 이완되어 있지 않다면 과도하게 전굴하는 대신 정렬이 깨지지 않는 수준을 유지하는 것이 운동목적에 부합된다.

관련 근육들의 유연성이 충분지 않은 상태에서 전굴할 경우 등이 말리게 되어 정렬이 깨지지만 유연성의 한도 내에서 전굴하면 움직임의 축은 엉덩관절에서 발생하여 모음근은 이완되고 척추중립 및 신장도 유지된다.

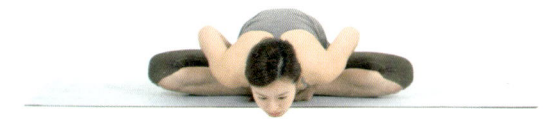

4

사진 4는 앞의 순차적인 과정을 거쳐 균형 잡힌 정렬 상태의 받다코나사나이다.

# 우파비스타코나사나

(Upavistha Konasana, 앉은 각 자세)

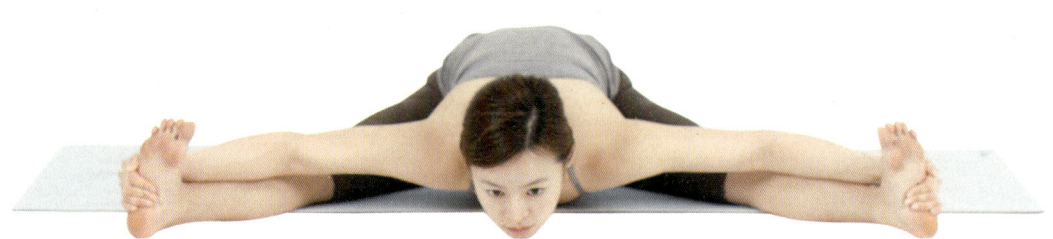

우파비스타코나사나(Upavistha Konasana, 앉은 각 자세)는 양발날을 잡고 양다리를 벌리면서 상체를 바닥으로 낮춰 앞으로 숙이는 동작과 그 상태에서 상체를 세워 가슴과 골반을 연 상태에서 다리를 뻗는 두 개의 아사나들로 이루어져 있다.

우파비스타코나사나를 수행할 때 관여하는 근육의 역할은 상체를 바닥에 낮춘 상태와 상체를 들어올린 상태에 따라 달라진다. 상체를 바닥에 낮춘 상태에서는 다리 뒤편의 뒤넙다리근·종아리 근육들·허벅지 안쪽의 모음근들 같은 하체 근육들의 이완이 필요하고 상체를 들어올린 상태에서는 주로 엉덩허리근·복근들·척주세움근의 수축이 필요하다.

우파비스타코나사나를 수행할 때, 유연성의 차이를 만들어 내는 두 가지 요소는 관련 근육들의 긴장 정도와 골반을 이루는 뼈들의 구조에 기인한다.

이미 설명한 관련 근육들이 충분히 이완되었다 할지라도 여전히 유연성이 떨어지는 경우가 있는데 다리를 측면으로 벌리고 엎드려 상체를 숙일 때 최종적으로는 골반을 이루는 뼈들에 자극이 전해지기 때문이다.

골반의 골격 구조는 엉치뼈(Sacrum)를 중심에 두고 엉덩뼈(Ilium), 두덩뼈(Pubis), 궁둥뼈(Ischium)의 세 뼈가 융합되어 하나의 뼈처럼 된 볼기뼈(Hip Bone)가 좌우에 위치하여 중간의 엉치뼈와 결합된 구조이다.

골반의 골격 구조로 인해 유연성의 차이를 만드는 원인은 크게 세 가지이다. 첫째는 엉치뼈와 볼기뼈들이 이룬 각도이고, 둘째는 엉덩뼈와 넙다리뼈가 이룬 각도이며, 셋째는 넙다리뼈를 연결하는 부위인 볼기뼈절구(Acetabulum)와 넙다리뼈 목의 길이이다. 골반이 유연성을 떨어뜨리는 구조일 때는 몸이 허용하는 수준까지만 우파비스타코나사나를 수행하는 것이 바람직하다.

상체를 들어올린 상태에서도 뒤넙다리근과 종아리 근육들은 여전히 이완되어야 한다. 측면에서 봤을 때 V자 형태로 자세가 된다. 이때 전후 근육의 길항작용이 균형을 이뤄야 안정감 있는 아사나를 수행할 수 있는데 이 과정에서 마음은 집중을 통해 고요해진다.

뒤넙다리근 및 종아리 근육들이 충분히 이완되지 않은 상태에서 우파비스타코나사나를 수행하면 통증이 생기거나 등이 말리면서 척주중립 및 신장이 깨져 운동목적에서 벗어나게 된다.

다리를 벌려 상체를 바닥에 밀착했을 때
- 호흡은 완성 자세에서 5회 반복한다.
- 드리스티는 제3의 눈이다.

다리를 벌린 채 상체를 세웠을 때
- 호흡은 완성 자세에서 5회 반복한다.
- 드리스티는 위쪽이다.

- 아래는 바르지 않은 자세이다. 바르지 않은 정렬 상태 및 자세를 표시해 보고 그 이유를 설명해 보시오.

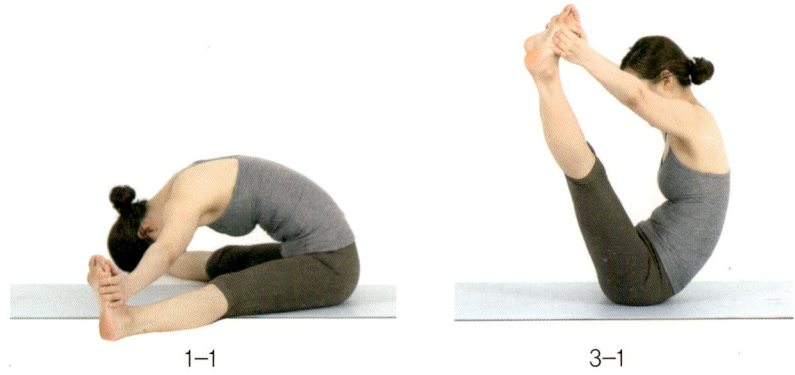

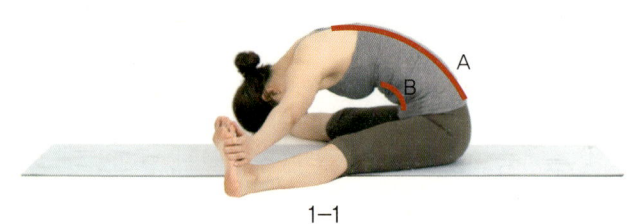

사진 1-1은 우파비스타코나사나에서 상체를 숙일 때 일반적으로 행하는 바르지 않은 자세이다.

A는 등이 과도하게 말린 상태이다.

B는 가로막과 복부가 과도하게 압박된 상태이다.

등이 말리고 가로막이 압박되어 배와 가슴의 근육이 수축되거나 배와 바닥 사이에 공간이 생기게 된 원인은 크게 두 가지로 볼 수 있다.

첫째는 뒤넙다리근 및 종아리 근육들과 같이 다리 뒤편의 근육들이 충분히 이완되어 있지 않아서이고 둘째는 허벅지 안쪽의 모음근들이 충분히 이완되어 있지 않았기 때문이다.

아사나 수행 전에 충분히 이완되어야 할 근육들이 여전히 긴장된 상태에서 아사나를 수행하면 반드시 긴장된 근육의 통증이나 부상을 방지하기 위한 몸의 방어기제가 작동하게 된다.

우파비스타코나사나의 경우 상체의 등은 말리고 배와 바닥 사이에 공간이 생기게 된다.

이렇게 몸의 방어기제를 촉발하지 않기 위해서는 현재 몸 상태가 허용하는 수준까지만 아사나를 수행하거나 아니면 사전에 긴장된 근육들을 이완시킨 후 아사나를 수행하는 것이 좋다. 사진 1-1과 같은 상태라면 먼저 뒤넙다리근·종아리 근육들·모음근들을 이완시켜야 한다.

사진 1-2~1-7은 현재 몸 상태에서 정렬을 맞추고 부상을 방지할 수 있는 다양한 방법들이다.

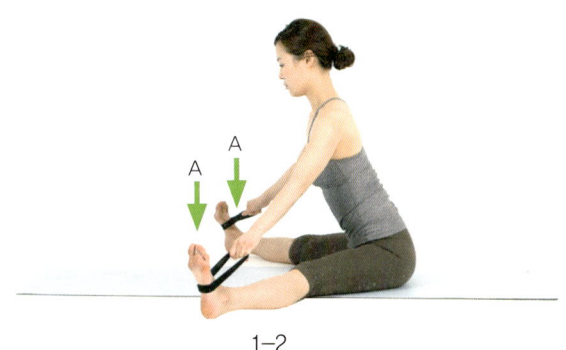

1-2

사진 1-2는 A와 같이 스트랩을 이용하여 가슴과 골반을 확장시킨 상태에서 살짝 몸을 앞으로 기울인 자세이다.
하체의 근육이 긴장된 상태에서 손으로 발날을 잡으면 근육의 과도한 긴장이 유발되므로 스트랩을 이용하여 유연성이 부족한 상태를 보상한 것이다.

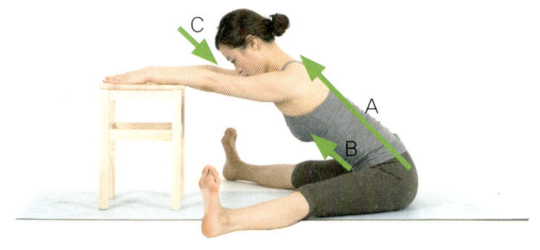

1-3

사진 1-3은 의자를 이용한 방법을 제시한 것인데 A는 척추중립 및 신장 상태이다.
B는 가슴을 확장한 상태이다.
C는 의자 위로 팔을 뻗어 A, B와 같이 척추와 가슴의 확장을 돕는 방법이다.

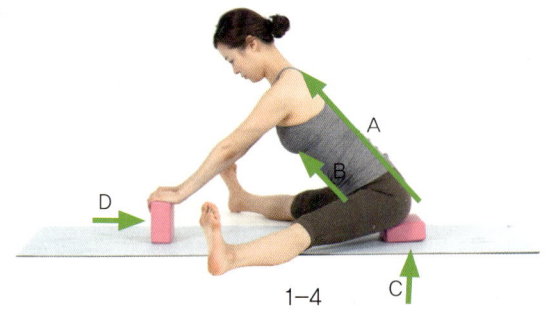

1-4

사진 1-4의 A는 척추중립 및 신장 상태이다.

B는 가슴을 확장한 상태이다.

C는 엉덩이 밑에 블록을 받쳐 척추와 가슴의 확장을 돕는 방법이다.

D는 앞으로 뻗은 팔의 손바닥에 블록을 받쳐 척추와 가슴의 확장을 돕는 상태이다.

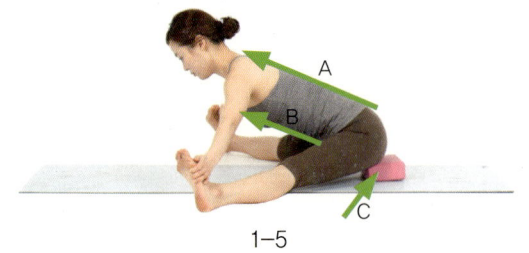

1-5

사진 1-5의 A는 척추중립 및 신장 상태이다.

B는 가슴을 확장한 상태이다.

C는 엉덩이 밑에 블록을 받쳐 A, B와 같이 척추와 가슴의 확장을 돕는 방법이다.

이 상태에서 더 깊은 자극을 원하면 서서히 상체를 앞으로 숙이면 된다.

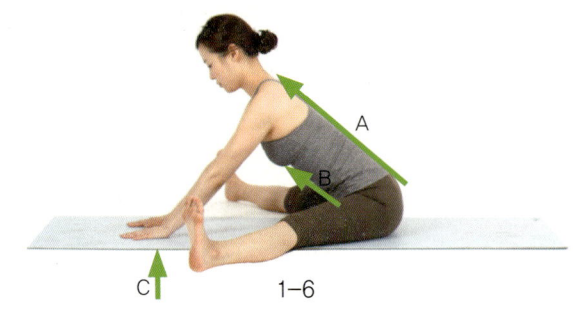

1-6

사진 1-6은 사진 1-5에서 뒤넙다리근 및 종아리 근육들이 더 깊이 이완되었을 때이다.
A는 척추중립 및 신장 상태이다.
B는 가슴을 확장한 상태이다.
C는 팔을 앞으로 뻗어 손으로 바닥을 짚은 상태이다.

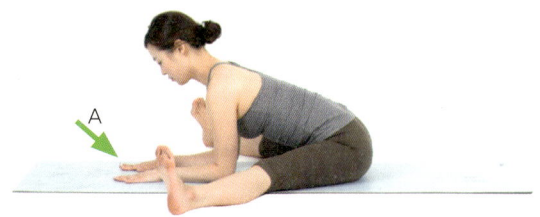

1-7

사진 1-7은 A와 같이 더 깊은 자극을 위해 팔꿈치를 바닥에 댄 상태이다.

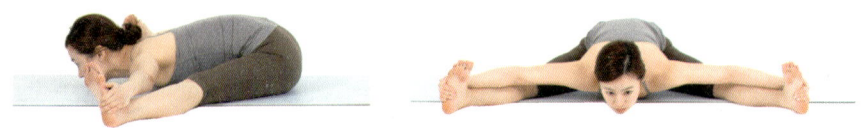

2

사진 2는 앞의 순차적인 과정을 거쳐 균형 잡힌 정렬 상태의 우파비스타코나사나이다.

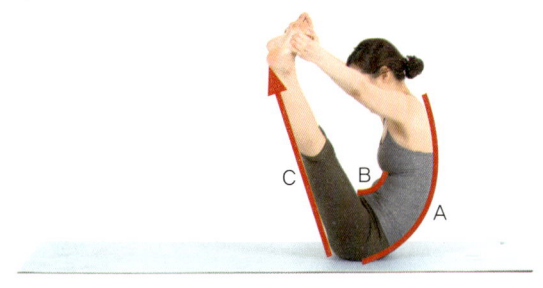

3-1

사진 3-1은 우파비스타코나사나에서 상체를 세워 다리를 들어서 펼 때 일반적으로 행하는 바르지 않은 자세이다.

A는 등이 과도하게 말린 상태이다.

B는 가로막과 복부가 과도하게 압박된 상태이다.

C는 다리를 뻗은 상태이다.

상체를 들어올려 다리를 뻗어 벌릴 때는 뒤넙다리근·종아리 근육들의 유연성 정도가 자세의 완성도에 큰 영향을 끼치고 모음근들은 상대적으로 덜 영향을 끼친다.

A, B와 같이 등이 말리고 배와 가슴의 근육이 수축된 원인은 C와 같이 쭉 뻗은 다리에서 기인한다.

위와 같은 자세로 아사나를 수행하는 상태의 다리 근육들 즉 뒤넙다리근 및 종아리 근육들은 실제로는 충분히 이완되어 있지 못한데 수련자가 무리해서 C와 같이 다리를 곧게 뻗으면 부상을 방지하려는 몸의 방어기제가 작동하여 A, B와 같이 등이 말리고 배와 가슴의 근육이 수축된다.

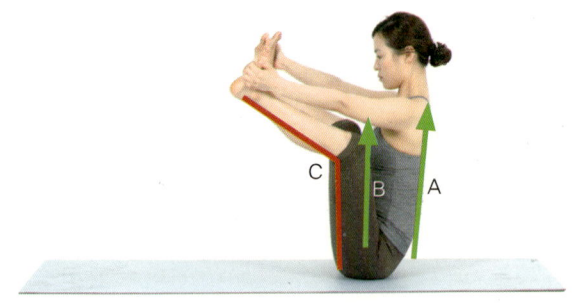

3-2

사진 3-2는 사진 3-1에서 설명한 뒤넙다리근 및 종아리 근육들의 경직 상태를 잘 보여 준다. 뒤넙다리근 및 종아리 근육들이 충분히 이완되어 있지 않을 때는 억지로 다리를 뻗는 것보다는 C와 같이 무릎을 구부려 정렬을 유지하고 A, B와 같이 척추와 가슴을 확장한 상태에서 불필요한 긴장을 낮추는 것이 더 바람직하다.

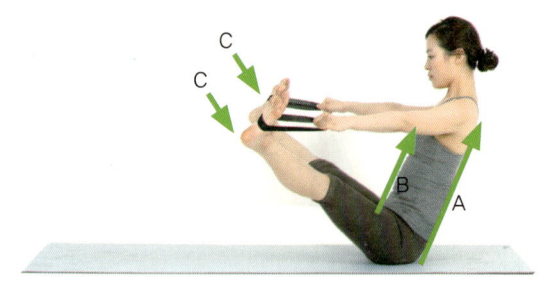

3-3

사진 3-3은 상체를 들어올린 자세에서 뒤넙다리근 및 종아리 근육들이 경직되어 과도한 긴장을 유발하는 것을 방지하기 위한 대안 자세이다.

A는 척추중립 및 신장 상태이다.

B는 가슴을 확장한 상태이다.

C는 스트랩을 써서 근육의 긴장을 완화시킨 방법이다.

뒤넙다리근 및 종아리 근육들이 긴장되어 있을 때에도 스트랩을 써서 유연성을 보상하면 A, B와 같이 척추와 가슴을 확장하여 정렬을 유지할 수 있다.

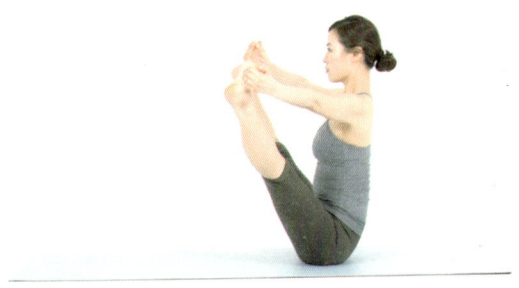

4

사진 4는 앞의 순차적인 과정을 거쳐 균형 잡힌 정렬 상태의 우파비스타코나사나이다.

# 숩따코나사나

(Supta Konasana, 잠자는 각 자세)

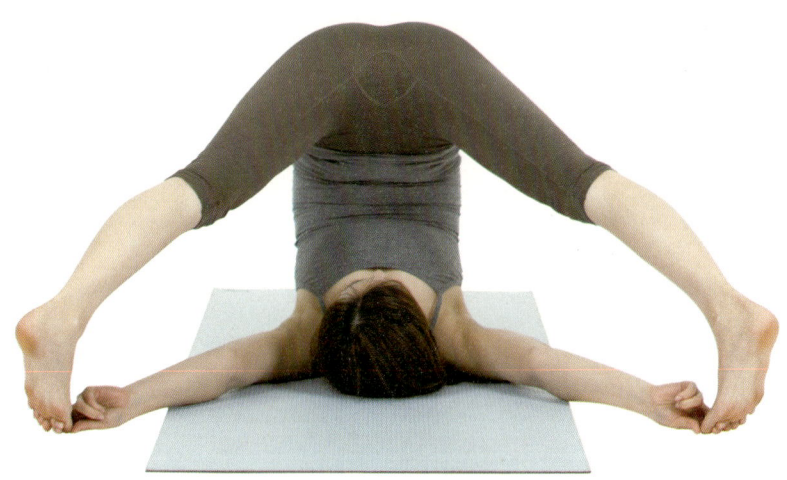

숩따코나사나(Supta Konasana, 잠자는 각 자세)는 등을 대고 누워 양다리를 얼굴 위로 뻗고 넓게 벌리면서 손가락으로 발가락을 잡는 아사나이다. 이때 발가락은 바닥에 닿는다. 이 아사나에서 주의할 점은 가슴을 확장하고 척추를 신장시켜 등이 말리지 않도록 해야 한다는 것과 체중이 목에 실리는 것이 아니라 어깨에 실리도록 해야 한다는 점이다.

뒤넙다리근 및 종아리 근육들의 유연성이 떨어질 경우 등이 말리면서 척추중립 및 신장이 깨질 수 있다.

목과 등 상부의 근육들이 충분히 이완되어 있지 않으면 관련 근육들에 통증이 생기거나 부상을 입을 수 있으므로 사전에 충분히 근육을 이완시켜야 한다.

- 호흡은 완성 자세에서 5회 반복한다.
- 드리스티는 코끝이다.

- 아래는 바르지 않은 자세이다. 바르지 않은 정렬 상태 및 자세를 표시해 보고 그 이유를 설명해 보시오.

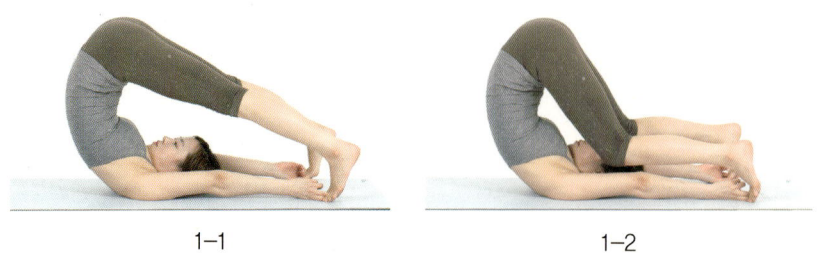

1-1          1-2

사진 1-1과 1-2는 숨따코나사나에서 일반적으로 행하는 바르지 않은 자세이다.

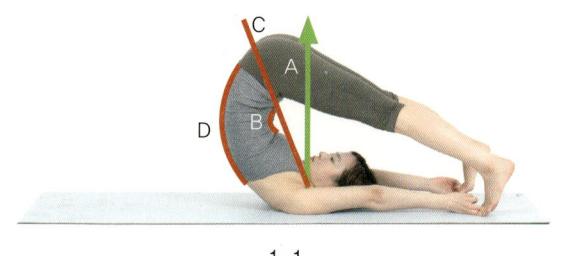

1-1

사진 1-1의 A는 관상면의 무게중심선이다.
B는 가로막과 복부가 압박된 상태이다.
C는 무게중심선이 과도하게 뒤로 무너진 상태이다.
D는 등이 과도하게 말린 상태이다.

관상면의 무게중심선보다 무게중심이 뒤로 무너진 원인은 목과 등 상부 근육들의 긴장으로 인한 것이다. 등이 말리면 항상 배와 허벅지 사이가 멀어지면서 가로막과 복부가 압박받는 구조로 바뀌는데 이 경우 호흡은 짧고 빨라지며 횟수가 증가하여 호흡효율이 떨어진다.

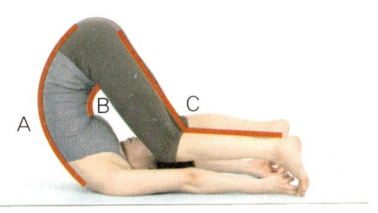

1-2

사진 1-2의 A는 등이 과도하게 말린 상태이다.

B는 가로막과 복부가 압박된 상태이다.

C는 오금이 긴장된 상태이다.

사진 1-1과 같은 원인으로 운동목적에서 벗어났다. 사진 1-1과 비교할 때 차이는 뒤넙다리근 및 종아리 근육들이 과도하게 긴장된 상태에서 숩따코나사나를 수행했기 때문에 다리를 쭉 펼 경우 목과 등 상부 근육들의 긴장이 증가하여 무릎을 구부려 긴장을 낮춘 점이 다르다.

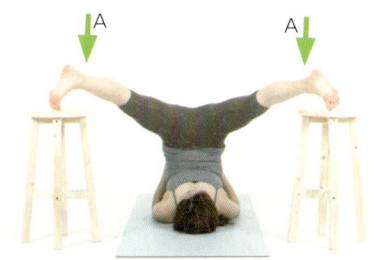

1-3

사진 1-3은 의자를 이용한 대안 자세이다.

A와 같이 발밑에 의자를 받쳐 어깨와 골반을 최대한 수직으로 유지하도록 돕고, 유연성이 충분치 않은 뒤넙다리근과 종아리 근육의 긴장을 완화한 것이다.

뒤넙다리근과 종아리 근육의 유연성이 좋아지면 유연성 향상 정도에 맞춰 의자의 높이를 낮게 바꿔 아사나의 완성도를 높여 가면 된다.

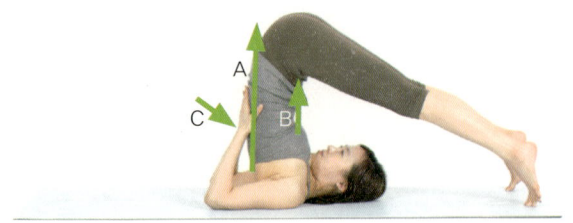

1-4

사진 1-4의 A는 관상면의 무게중심선이다.

B는 가슴을 확장한 상태이다.

C는 등 상부에 양손을 받쳐 척추를 길게 늘이고 가슴을 확장할 수 있도록 돕는 상태이다.

목에 체중이 실리지 않기 위해서는 척추가 신장되고 가슴이 확장되어 있어야 한다.

사진 2는 앞의 순차적인 과정을 거쳐 균형 잡힌 정렬 상태의 숩따코나사나이다.

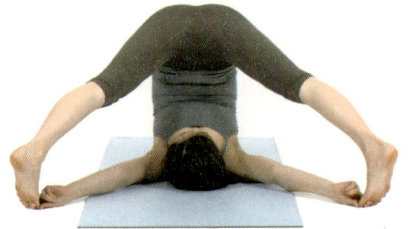

2

# 숩따빠당구스타사나

(Supta Padangusthasana, 누운 다리 들기 자세)

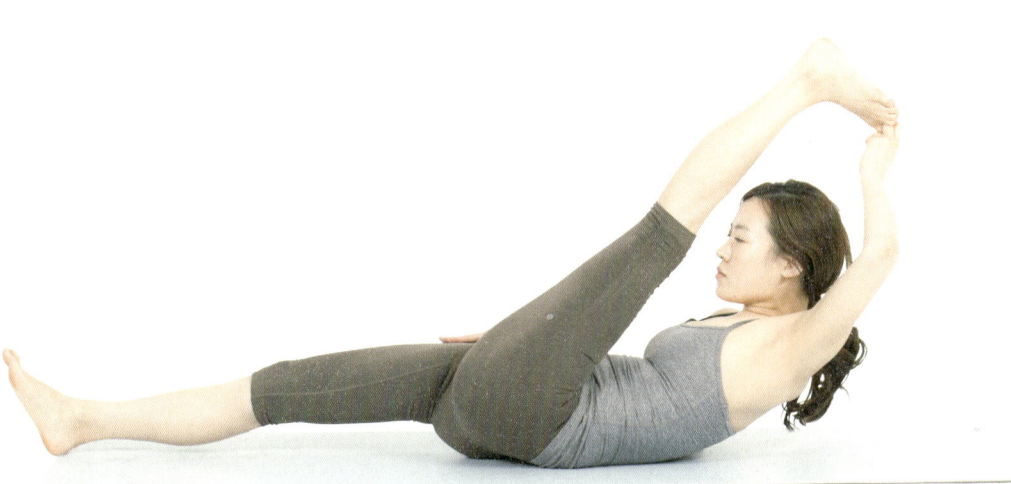

숩따빠당구스타사나(Supta Padangusthasana, 누운 다리 들기 자세)는 우띠따하스타빠당구스타사나를 누워서 한다고 생각하면 이해가 쉽다. 등을 대고 누워 아사나의 안정성을 높인 부분과 차크라사나(Chakrasana)를 제외하고 정렬 방식이나 아사나 수행 방법은 동일하다. 숩따빠당구스타사나는 다리를 몸통을 향해 당기면서 뒤넙다리근과 종아리 근육들을 이완시키는 아사나와 다리를 측면으로 벌려 허벅지 안쪽의 모음근들 및 골반을 이완시키는 두 종류의 아사나로 구성되어 있다.

숩따빠당구스타사나를 수행할 때 어려운 부분은 차크라사나에서 두드러진다.

등을 대고 누운 상태에서 다리를 얼굴 위로 넘겨 구르는 동작에서 두려움으로 인해 목과 어깨에 긴장이 생겨 근육에 부상을 입는 경우가 많다.

또한 다리를 얼굴 위로 넘기기 위해서는 엉덩허리근의 강력한 근력이 필요하고 몸을 온전히 한 바퀴 굴리기 위해서는 다리가 얼굴 위로 넘어갈 때 양팔을 뻗어 회전을 도와야 하는데 적절한 타이밍을 맞추는 연습이 필요하다.

아쉬탕가요가 프라이머리 시리즈에는 총 4회의 차크라사나가 나오는데 여기서 첫 번째 차크라사나를 수행한다.

다리를 몸쪽을 향해 당기는 완성 자세에서
- 호흡은 5회 반복한다.
- 드리스티는 발가락이다.

다리를 측면으로 벌린 완성 자세에서
- 호흡은 5회 반복한다.
- 드리스티는 측면이다.

- 아래는 바르지 않은 자세이다. 바르지 않은 정렬 상태 및 자세를 표시해 보고 그 이유를 설명해 보시오.

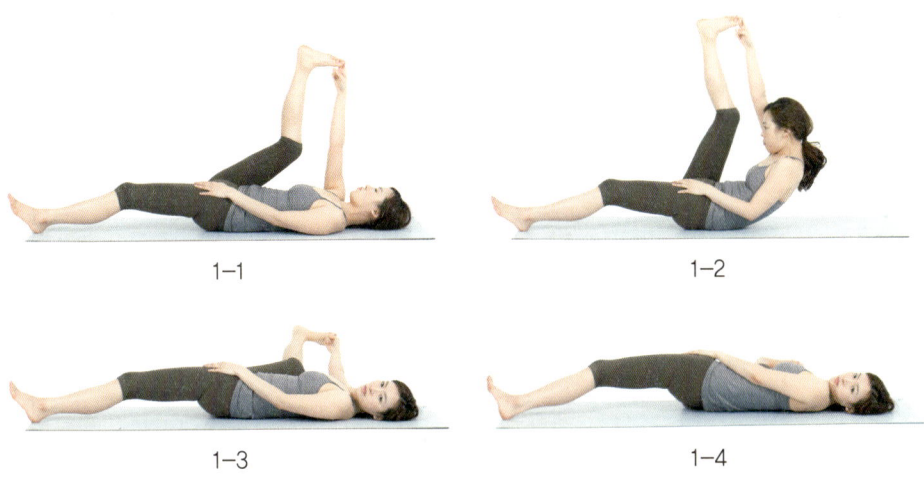

사진 1-1~1-4는 숩따빠당구스타사나에서 일반적으로 행하는 바르지 않은 자세이다.

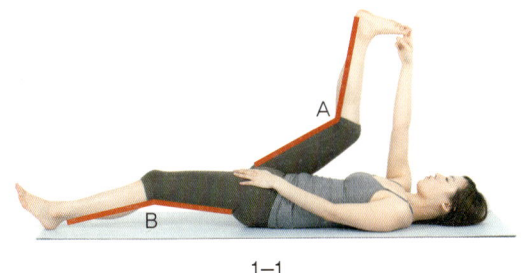

1-1

사진 1-1의 A, B는 뒤넙다리근 및 종아리 근육들이 긴장된 상태이다.
양다리의 무릎이 굽혀진 또 다른 원인은 손으로 발가락을 잡은 다리를 몸통을 향해 당길 때 바닥으로 뻗은 다리의 엉덩허리근이 긴장되어 있어서 바닥에 놓인 다리가 들리기 때문이다. 억지로 다리를 펴는 것보다는 오히려 다리를 구부려 긴장을 낮추는 것이 바람직하다.

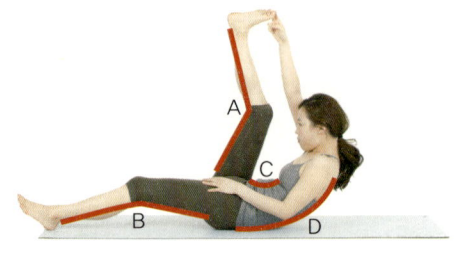

1-2

사진 1-2의 A, B는 뒤넙다리근 및 종아리 근육들의 긴장된 상태이다.
C는 가로막과 복부가 과도하게 압박된 상태이다.
D는 등이 과도하게 말린 상태이다.
상체를 들어올려 몸통과 다리를 밀착시키려고 할 때 등이 말리면 가로막과 복부가 압박되어 호흡이 짧아진다.
평소 일상의 자세에서 등이 과도하게 말리면 상체에서는 가슴과 배 사이의 근육들과 엉덩허리근이 수축되고 하체에서는 뒤넙다리근 및 종아리 근육들이 긴장하여 수축된다. 따라서 등이 말리지 않도록 하기 위해서는 평소 일상의 자세에서 척추중립 및 신장을 유지하도록 노력해야 한다. 예비 아사나를 통해서 신체 전면부에서 가슴과 배의 수축에 관여하는 근육들과 엉덩허리근을 먼저 이완시켜야 한다. 그러면 신체의 대칭구조에 의해서 자연스럽게 신체 뒤편 하체 근육들인 뒤넙다리근 및 종아리 근육들은 이완될 준비가 된다. 그 다음에 등 근육들을 충분히 강화시키면 자연스럽게 뒤넙다리근과 종아리 근육들·가슴과 배를 수축시키는 근육들은 이완되어 완성도 높은 아사나를 수행할 수 있다.

사진 1-3과 1-4는 숩따빠당구스타사나에서 측면으로 다리를 벌렸을 때 일반적으로 행하는 바르지 않은 자세이다.

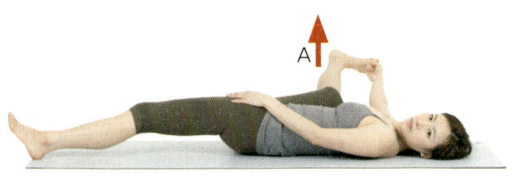

1-3

사진 1-3의 A는 측면으로 벌린 다리의 뒤꿈치가 들린 상태이다.

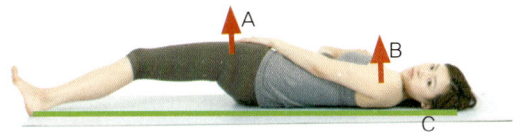

1-4

사진 1-4의 A는 골반이 들린 상태이다.

B는 어깨가 들린 상태이다.

C는 뻗은 다리 쪽 세로정렬선이다.

뒤꿈치, 골반 및 어깨가 들리는 원인은 허벅지 안쪽에 형성된 모음근들이 충분히 이완되지 않은 상태에서 다리를 옆으로 벌렸기 때문이다.

모음근의 긴장 외에 또 다른 원인은 골반의 구조로 인한 경우가 있다.

골반의 구조로 인한 경우는 우파비스타코나사나의 골반에 대한 설명을 참조하기 바란다.

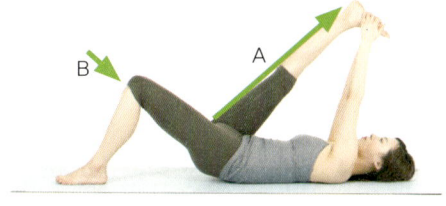

1-5

사진 1-5는 뒤넙다리근과 종아리 근육들이 충분히 이완되지 않은 상태에서의 대안 자세이다.

A는 한다리를 들어올려 뻗어 몸통을 향해 당기는 방법이다.

B는 들어올려 뻗은 다리를 몸통을 향해 당길 때 생기는 과도한 긴장을 완화시키기 위해 반대편 다리의 무릎을 세운 상태이다.

누운 상태에서 한쪽 다리를 뻗어 몸통을 향해 당기면 뒤넙다리근 및 종아리 근육들은 이완되는데 이때 반대편 다리 쪽 엉덩허리근이 충분히 이완되어 있지 않으면 통증이 생긴다. 이 경우 반대편 다리의 무릎을 구부려 엉덩허리근의 긴장을 낮추는 것이 좋다.

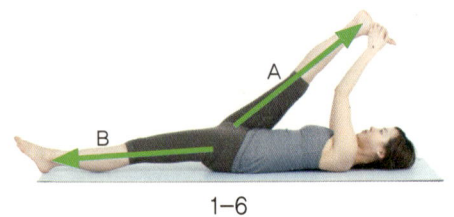

1-6

사진 1-6의 A는 한다리를 들어올려 일직선으로 뻗어 뒤꿈치를 밀면서 다리를 몸통을 향해 당기는 상태이다.

B는 바닥에 놓인 다리를 곧게 뻗어 준 상태이다.

사진 1-5와 다른 점은 바닥에 놓인 다리를 뻗었다는 점인데 이는 바닥에 놓인 다리 쪽 엉덩허리근이 더 깊이 이완되었다는 의미이다. 당기는 다리 쪽 뒤넙다리근 및 종아리 근육들을 더 깊이 이완시키기 위해서는 바닥에 놓인 다리의 뒤꿈치가 바닥과 밀착되어 들리지 않도록 해야 한다.

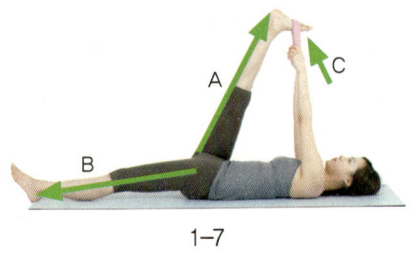

1-7

사진 1-7의 A는 한다리를 들어올려 일직선으로 뻗어 뒤꿈치를 밀어내는 상태이다.

B는 바닥에 놓인 다리를 곧게 뻗고 뒤꿈치가 바닥과 밀착되어 들리지 않도록 만든 상태이다.

C는 들어올려 뻗은 다리의 부족한 유연성을 보상하기 위해 스트랩을 사용하여 다리를 몸통을 향해 당기는 상태이다.

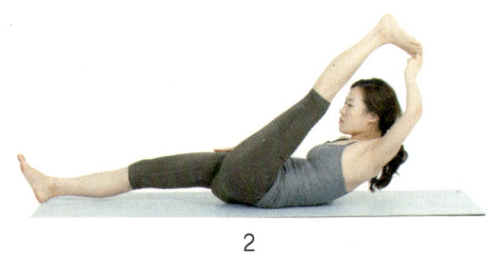

2

사진 2는 앞의 순차적인 과정을 거쳐 균형 잡힌 정렬 상태의 숩따빠당구스타사나이다.

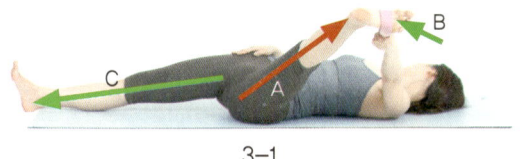

3-1

사진 3-1은 숩따빠당구스타사나에서 측면으로 다리를 벌릴 때 모음근들의 부족한 유연성을 보상하는 방법이다.
A는 측면으로 다리를 뻗었을 때 다리가 들린 상태이다.
B는 측면으로 뻗은 다리의 부족한 유연성을 보상하기 위해 스트랩을 사용한 상태이다.
C는 바닥에 놓인 다리를 곧게 뻗어 준 상태이다.
스트랩을 이용하여 뒤넙다리근 및 종아리 근육들, 그리고 모음근들의 부족한 유연성을 보상하면 긴장을 완화시킬 수 있다.

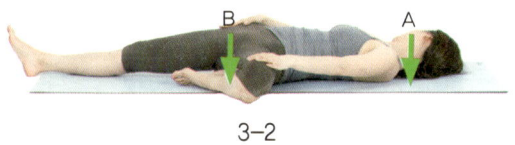

3-2

사진 3-2의 A는 어깨를 바닥에 밀착시킨 상태이다.
B는 무릎을 구부려 무릎 측면을 바닥에 낮춰 골반과 무릎의 정렬을 맞춘 상태이다.
모음근, 뒤넙다리근 및 종아리 근육들의 유연성이 떨어질 경우 무릎을 구부리면 근육의 긴장을 줄일 수 있다.

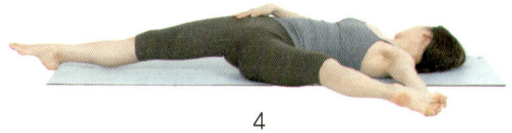

4

사진 4는 앞의 순차적인 과정을 거쳐 균형 잡힌 정렬 상태의 숩따빠당구스타사나이다.

# 우바야빠당구스타사나

(Ubhaya Padangusthasana,

양쪽 엄지발가락 자세)

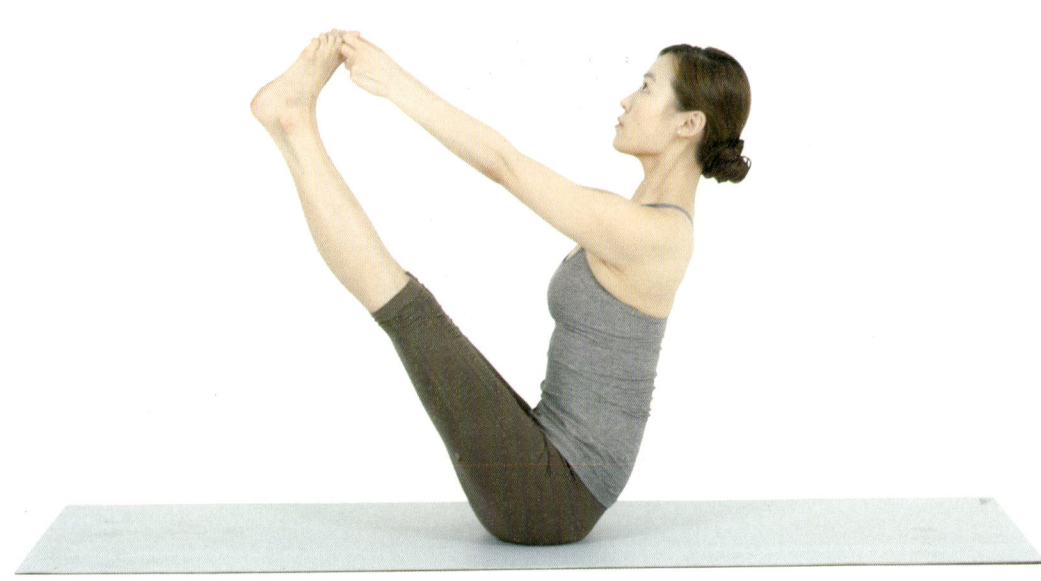

우바야빠당구스타사나(Ubhaya Padangusthasana, 양쪽 엄지발가락 자세)는 등을 대고 누워 다리를 얼굴 위로 뻗고 발가락을 잡은 상태에서 반동을 이용하여 앉은 자세로 아사나를 수행한다. 우바야빠당구스타사나는 신체 앞쪽 근육인 복근들 및 엉덩허리근과 등근육들인 척주세움근의 강한 길항작용을 이용하여 앉은 상태에서 중심을 잡고 다리를 뻗는 아사나이다.

아사나의 완성도를 높이기 위해서는 추가적으로 뒤넙다리근과 종아리 근육의 유연성이 뒷받침되어야 한다.

사실 신체에서 중요하지 않은 근육은 없지만 상하체를 서로를 향해 당길 때 가장 주된 역할을 하는 근육이 엉덩허리근이다.

이 근육은 선 자세에서는 다리를 들어올리고, 등을 대고 누운 자세에서는 다리를 들어올리거나 또는 상체를 일으켜 세우는 역할을 한다.

흔히 복근운동이라고 오해되는 윗몸일으키기에 복근이 일부 사용되기는 하지만 주된 근육은 사실은 엉덩허리근이다. 이는 엉덩허리근의 이는 곳과 닿는 곳이 윗몸일으키기에서 움직임의 축이 되는 엉덩관절을 가로질러 형성되어 있기 때문이다.

엉덩허리근이 다리를 배쪽을 향해 당겨 준 후에는 복근과 척주세움근이 모두 수축하여 서로 길항작용을 할 때 아사나가 안정된다.

앉은 자세에서 안정된 자세를 유지하기 위해서는 물라반다와 우띠야나반다의 내적 에너지 작용을 이용하는 것이 좋다. 자세 유지는 외적으로는 근육이 하는 역할이지만 내적으로는 반다를 조여 에너지의 흐름을 조절할 수 있을 때 더 섬세한 수준에서 아사나의 완성도가 높아진다는 것을 느낄 수 있다.

- 호흡은 완성 자세에서 5회 반복한다.
- 드리스티는 제3의 눈이다.

- 아래는 바르지 않은 자세이다. 바르지 않은 정렬 상태 및 자세를 표시해 보고 그 이유를 설명해 보시오.

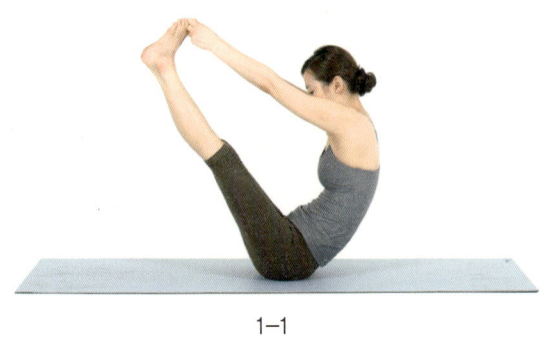

1-1

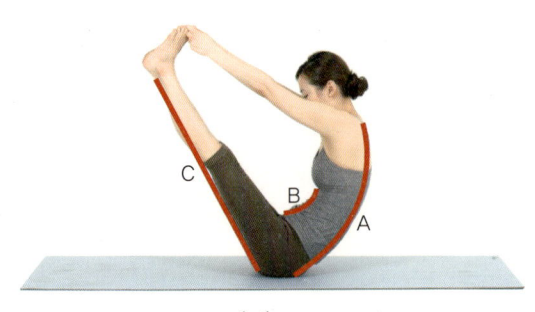

1-1

사진 1-1은 우바야빠당구스타사나에서 일반적으로 행하는 바르지 않은 자세이다.

A는 등이 과도하게 말린 상태이다.

B는 가로막과 복부가 과도하게 압박된 상태이다.

C는 다리를 편 상태이다.

A, B와 같이 등이 말리고 가로막이 압박된 근본 원인은 크게 두 가지로 볼 수 있다.

첫째는 뒤넙다리근 및 종아리 근육들이 충분히 이완되지 않은 상태에서 다리를 뻗었을 때 앉은 자세에서 중심을 잡을 수 없어 등을 말아서라도 무게중심을 유지하기 위해서이다.

둘째는 뒤넙다리근 및 종아리 근육들이 이완되지 않은 상태에서 다리를 뻗으면 그 힘은 척추로 전이되고 특히 요추에 과도하게 늘이는 힘이 전이되기 때문이다.

뒤넙다리근 및 종아리 근육들의 유연성이 충분치 않다면 다리를 완전히 펴는 것보다는 다리를 구부려 긴장을 완화시키는 것이 바람직하다.

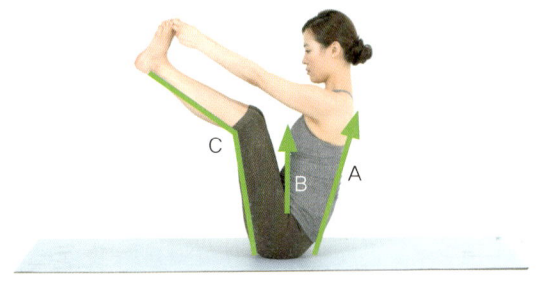

1-2

사진 1-2는 사진 1-1에서 설명한 근육들의 과도한 이완과 수축을 보상하기 위한 대안 자세이다.
A는 척추중립 및 신장 상태이다.
B는 배와 허벅지를 밀착시켜 가슴을 확장한 상태이다.
C는 뒤넙다리근과 종아리 근육들이 과도하게 수축되어 있을 때 억지로 다리를 펴기보다는 살짝 무릎을 구부려 줌으로써 척추가 신장되어 몸통이 중립이 될 수 있도록 제시한 대안이다.

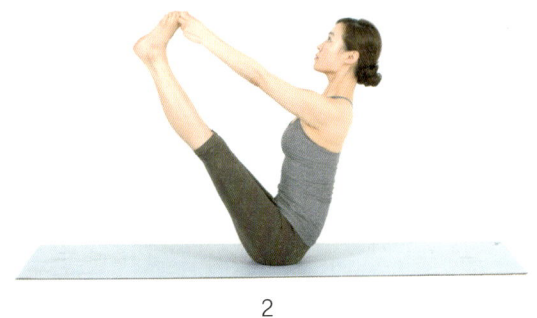

2

사진 2는 앞의 순차적인 과정을 거쳐 균형 잡힌 정렬 상태의 우바야빠당구스타사나이다.

## 우르드바묵카빠스치마타나사나

(Urdhva Mukha Paschimattanasana,

위를 향한 전굴 자세)

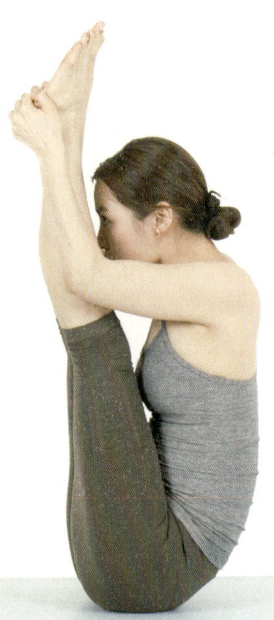

우르드바묵카빠스치마타나사나(Urdhva Mukha Paschimattanasana, 위를 향한 전굴 자세)는 등을 대고 누워 다리를 얼굴 위로 뻗고 발뒤꿈치를 잡은 상태에서 반동을 이용하여 앉은 자세로 아사나를 수행한다. 우르드바묵카빠스치마타나사나는 신체 앞쪽 근육인 복근들·엉덩허리근과 등 근육인 척주세움근의 강한 길항작용을 이용하여 몸통과 다리를 신장시키는 아사나인데 완성도를 높이기 위해서는 추가적으로 뒤넙다리근과 종아리 근육의 유연성이 뒷받침되어야 한다.

우르드바묵카빠스치마타나사나의 완성도는 뒤넙다리근과 종아리 근육들의 유연성에 의해 상당히 영향을 받는다. 실제 아사나 수행을 할 때는 최종 완성 자세에서 발가락을 몸쪽을 향해 당기고 뒤꿈치를 미는 일반적인 전굴 자세와는 다르게 반대로 발가락을 뻗어 종아리 근육들의 긴장을 완화시켜야 앉은 자세의 긴장이 줄어들어 아사나가 안정되기 쉽다. 우바야빠당구스타사나와 차이점은 앉아서 자세를 유지할 때 배와 허벅지를 완전히 밀착시킨다는 점이다.

이 자세의 차이로 인해 우르드바묵카빠스치마타나사나를 수행할 때는 엉덩허리근은 더 강화되어야 하고 뒤넙다리근 및 종아리 근육들은 더 이완되어야 아사나의 완성도가 높아진다.

이 아사나의 근육과 반다에 대한 자세한 설명은 앞 장의 우바야빠당구스타사나를 참조하기 바란다.

- 호흡은 완성 자세에서 5회 반복한다.
- 드리스티는 발가락이다.

- 아래는 바르지 않은 자세이다. 바르지 않은 정렬 상태 및 자세를 표시해 보고 그 이유를 설명해 보시오.

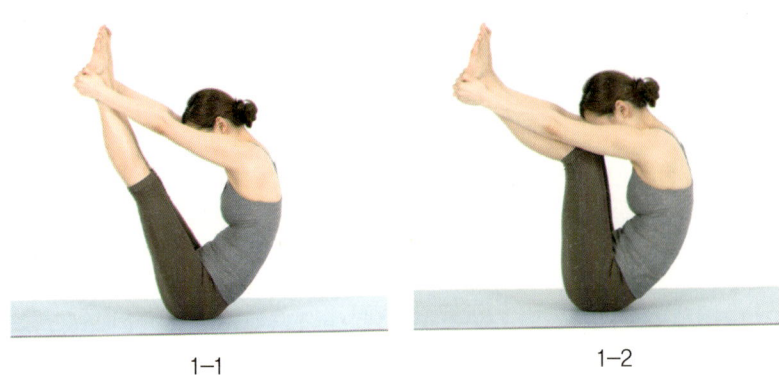

|1-1|1-2|

사진 1-1과 1-2는 우르드바묵카빠스치마타나사나에서 일반적으로 행하는 바르지 않은 자세이다.

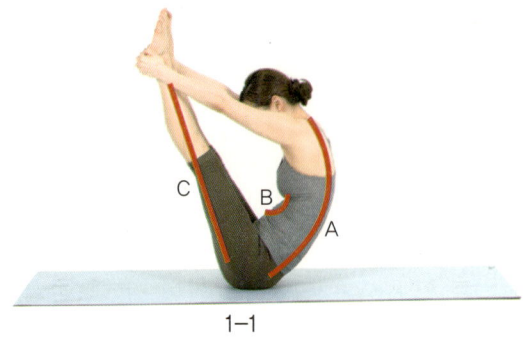

1-1

사진 1-1의 A는 등이 과도하게 말린 상태이다.
B는 가로막과 복부가 과도하게 압박된 상태이다.
C는 다리를 뻗은 상태이다.
다리를 들어올리는 엉덩허리근과 척추를 세워주는 척주세움근들이 충분히 강화되지 않고 추가적으로 다리 뒤편의 뒤넙다리근 및 종아리 근육들은 충분히 이완되지 않은 상태에서 아사나를 수행함으로써 이러한 근육들의 불균형을 보상하기 위해 등을 말게 된 것이다.

따라서 이 정도의 근력과 유연성 상태에서는 C와 같이 다리를 완전히 펴는 것보다는 무릎을 살짝 구부리는 것이 좋다.

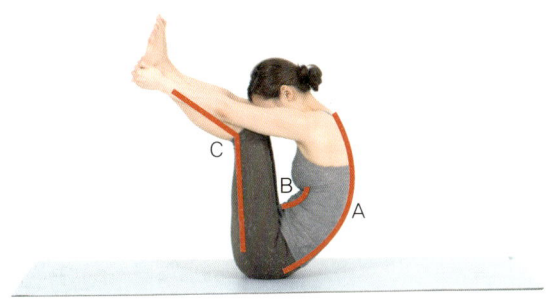

1-2

사진 1-2는 사진 1-1에서 설명한 근육들의 과도한 이완과 수축 상태와 유사한 신체 조건에서 C와 같이 무릎을 살짝 구부렸지만 여전히 B와 같이 복근들이 과도하게 수축되어 호흡이 짧아지고 A와 같이 등이 과도하게 말린 상태이다.

이 정도의 근력과 유연성 상태에서는 허벅지 뒤편을 껴안거나, 오금 뒤편을 잡아 배와 허벅지를 더 밀착시키는 것이 더 안정적인 자세를 만드는 데 유리하다.

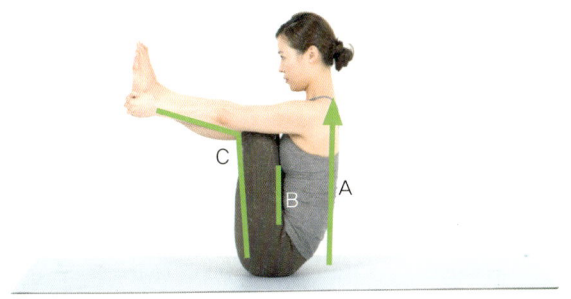

1-3

사진 1-3은 사진 1-1과 1-2에서 설명한 근육들의 과도한 이완과 수축을 보상하기 위한 대안 자세이다.

A는 척추중립 및 신장 상태이다.

B는 배와 허벅지를 밀착시켜 몸통중립을 유지한 상태이다.

C는 뒤넙다리근과 종아리 근육들이 과도하게 수축되어 있을 때 억지로 다리를 펴기보다는 살짝 무릎을 구부려 B와 같이 배와 허벅지가 밀착되게 만들어 A와 같이 척추를 신장시키는 것이 좋다.

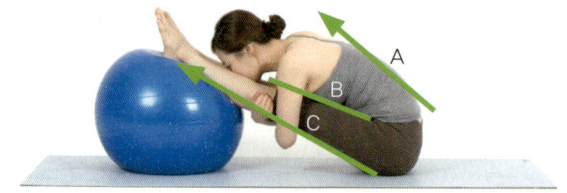

1-4

사진 1-4는 뒤넙다리근과 종아리 근육들이 충분히 이완되지 않은 상태에서 짐볼을 이용하여 배와 허벅지를 밀착시킬 수 있는 대안이다. 짐볼을 이용하여 지지하고 있기 때문에 자연스럽게 다리를 높임으로써 뒤넙다리근 및 종아리 근육들에 더 깊은 자극을 가할 수 있다.

A는 척추중립 및 신장 상태이다.

B는 배-가슴-허벅지가 밀착된 상태이다.

C는 다리를 완전히 편 상태이다.

짐볼을 이용하여 다리 쪽을 높였기 때문에 뒤넙다리근 및 종아리 근육들을 더 깊이 자극할 수 있다.

그리고 배-가슴-허벅지가 밀착되었기 때문에 척추중립이 확립되어 운동목적에 부합된다.

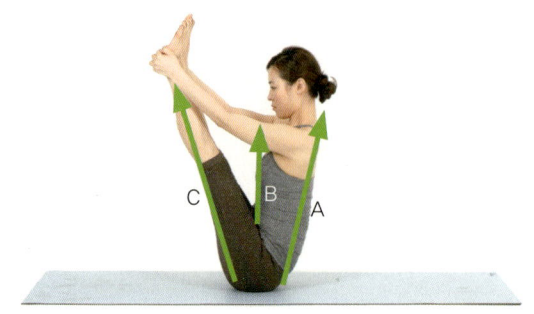

1-5

사진 1-5의 A는 척추중립 및 신장 상태이다.

B는 가슴을 확장한 상태이다.

C는 다리를 편 상태이다.

자세가 비교적 안정되었음에도 아직 배와 허벅지를 밀착시키지 못하는 이유는 뒤넙다리근 및 종아리 근육들의 유연성이 충분치 못한 것과 배와 허벅지 사이에서 당기는 힘으로 작용하여 허벅지를 배에 밀착시키는데 관여하는 엉덩허리근의 근력이 충분치 않아서이다.

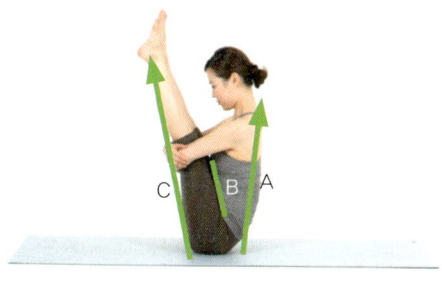

1-6

사진 1-6은 사진 1-5와 유사한 신체 조건에서 배와 허벅지를 밀착시키기 위해서 팔을 감싼 상태이다.

A는 척추중립 및 신장 상태이다.
B는 배-가슴-허벅지가 밀착된 상태이다.
C는 다리를 편 상태이다.

뒤넙다리근 및 종아리 근육들의 유연성이 조금 더 증가하고 엉덩허리근의 근력이 더 증가하면 팔로 오금을 감싸 몸쪽을 향해 끌어 당겨도 된다.

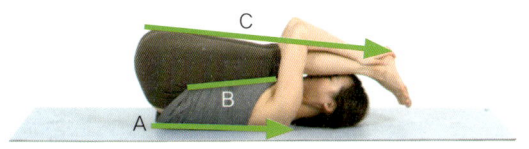

1-7

사진 1-7은 뒤넙다리근과 종아리 근육들이 충분히 이완되지 않은 상태에서 등을 바닥에 댐으로써 배와 허벅지를 밀착시킬 수 있는 대안이다.

A는 척추중립 및 신장 상태이다.
B는 배와 허벅지를 밀착시킨 상태이다.
C는 다리를 뻗은 상태이다.

등이 바닥에 닿아 있기 때문에 비록 뒤넙다리근 및 종아리 근육들이 충분히 이완되지 못하고 엉덩허리근의 당기는 힘이 약해도 좀 더 안정적으로 척추를 신장시키고 배와 허벅지를 밀착시키며 뒤넙다리근과 종아리 근육들을 충분히 신장시킬 수 있다.

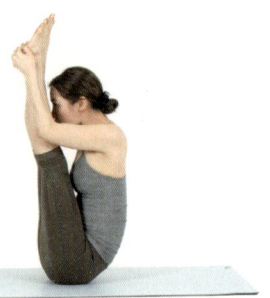

2

사진 2는 앞의 순차적인 과정을 거쳐 균형 잡힌 정렬 상태의 우르드바묵카빠스치마타나사나이다.

# 세뚜반다사나

(Setu Bandhasana, 다리 자세)

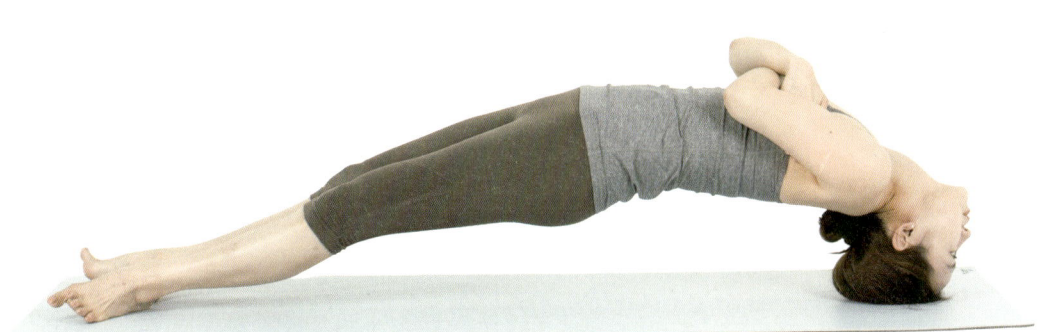

세뚜반다사나(Setu Bandhasana, 다리 자세)는 등을 대고 누워 정수리와 발날을 바닥에 댄 채 몸을 들어올리는 아사나이다.

신체의 하중은 발날과 목으로 전이되는데 목은 발날에 비해 근력이 약할 수밖에 없기 때문에 반드시 엉덩이와 아랫배를 조여서 엉덩이 큰볼기근·복근들이 허리 부근의 지지대 역할을 할 수 있도록 만들어야 한다.

이 외에도 등의 척주세움근, 등세모근, 마름근 등이 체중을 효율적으로 분산할 수 있도록 준비한 후 세뚜반다사나를 수행하는 것이 좋다. 신체 중심부에서 작용하는 큰볼기근, 복근들이 강력하게 수축되어 하중을 분산시키지 않으면 경추에 과도한 긴장이 생길 수 있다.

물라반다와 우띠야나반다를 조여 섬세한 에너지가 작용할 때 자세의 완성도가 더 높아진다. 완성 자세에서 몸이 부상하듯 가벼워지는 느낌은 반다의 조임으로 인한 에너지의 역할 때문이다.

Sitting Sequence에서 세뚜반다사나 이전까지의 아사나들은 전굴이었는데 세뚜반다사나는 후굴 자세로 신체 전후의 균형을 맞춰 주기 위한 대응 자세이다.

세뚜반다사나는 다른 아사나들에 비해서 목의 취약성으로 인해 부상의 위험이 높으므로 반드시 신체가 허용하는 수준까지만 아사나 수행을 하고 가능하다면 전문 요가 지도자의 지도를 받은 후 수행할 것을 권한다.

세뚜반다사나에서 두 번째 차크라사나를 수행한다.

차크라사나에 대한 내용은 숩따빠당구스타사나의 설명을 참조하기 바란다.

- 호흡은 완성 자세에서 5회 반복한다.
- 드리스티는 코끝이다.

- 아래는 바르지 않은 자세이다. 바르지 않은 정렬 상태 및 자세를 표시해 보고 그 이유를 설명해 보시오.

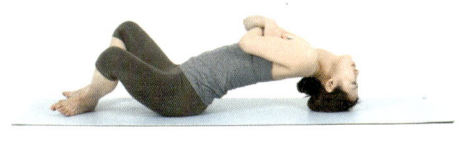

1-1

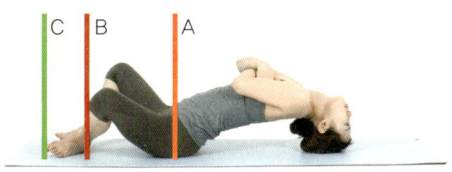

1-1

사진 1-1 세뚜반다사나에서 일반적으로 행하는 바르지 않은 자세이다.
사진 1-1의 A는 골반선이다.
B는 골반과 발날 사이 거리가 너무 가까운 상태이다.
C는 골반과 발날 사이 거리가 적당한 상태이다.
세뚜반다사나에서 가장 주의해야 할 사항은 경추에 얼마나 과도한 힘이 가해지느냐를 판단하는 것이다. 위 A~B와 같이 골반과 발날 사이 거리가 너무 가까울 경우에는 A~C와 같이 거리가 먼 경우에 비해 경추는 더 과도한 압력을 받게 되어 부상의 위험이 증가한다.
따라서 위에 언급한 것처럼 몸을 들어올릴 때 작용하는 근육들이 충분히 강화되어 있지 않다면 가급적 A~C와 같이 다리를 더 길게 뻗어서 경추에 가해지는 압력을 낮추는 것이 부상을 방지할 수 있는 방법이다.

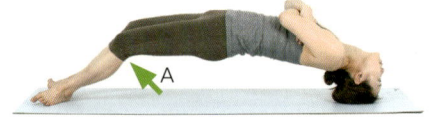

1-2

사진 1-2의 A는 무릎을 구부려 경추의 자극을 낮춘 상태이다.

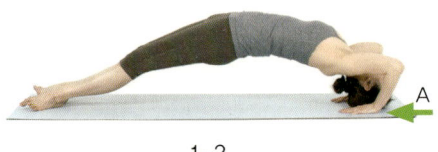

1-3

사진 1-3의 A는 양손을 머리 옆 바닥을 짚어 경추의 자극을 낮춘 상태이다. 이 경우 다리를 다 뻗어도 경추에 큰 하중이 걸리지 않는다.

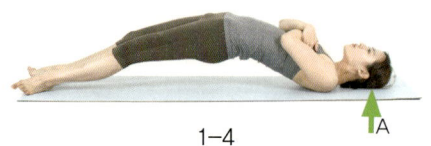

1-4

사진 1-4의 A는 어깨와 뒤통수를 바닥에 대어 경추의 자극을 낮춘 상태이다.

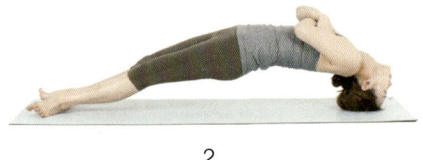

2

사진 2는 앞의 순차적인 과정을 거쳐 균형 잡힌 정렬 상태의 세뚜반다사나이다.

# 우르드바다누라사나

(Urdhva Dhanurasana, 위를 향한 활 자세)

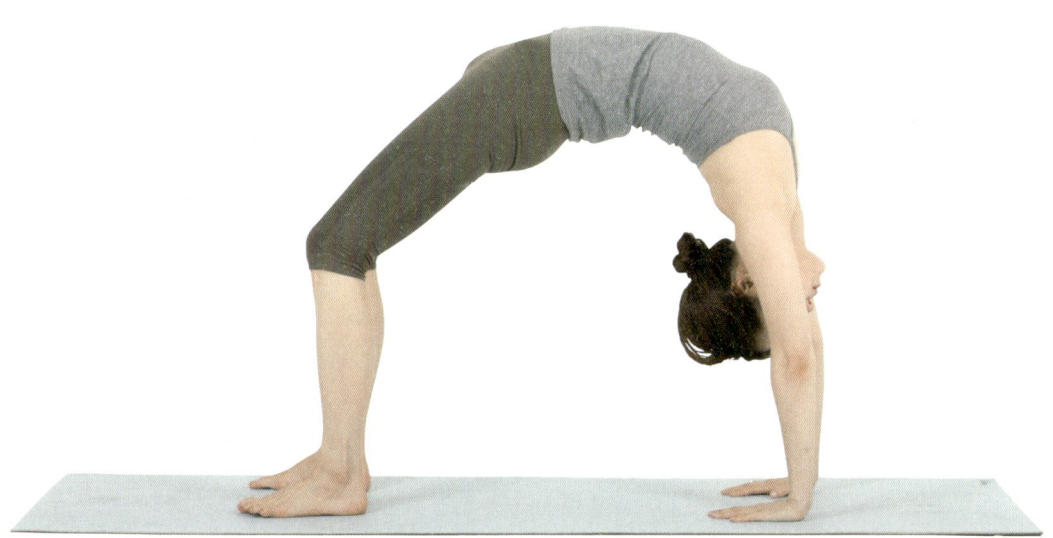

우르드바다누라사나(Urdhva Dhanurasana, 위를 향한 활 자세)는 외적인 형태가 흉추를 꺾어 넘기는 것처럼 보이지만 사실은 그렇지 않다. 왜냐하면 흉추는 골격 구조 자체가 회전에 적합한 구조로 이루어져 있어 굽힘과 신장에 적합하지 않기 때문이다. 따라서 우르드바다누라사나에서 실제로 꺾이는 부위는 엉덩관절과 요추인데 엉덩관절을 꺾임축으로 해서 골반이 전체 활 곡선 느낌의 2/3 정도를 만든다. 그리고 나머지 1/3 정도는 요추 부위를 조금 더 꺾어서 전체적으로 봤을 때 위로 향한 활 자세를 완성하게 된다.

흉추는 외적으로 보이는 것과 달리 거의 꺾이지 않는다는 것을 이해할 필요가 있다. 아래 제시한 운동법 중에 흉추 밑에 블록을 받치거나 의자를 받치는 자세들이 있는데 이러한 운동법 역시 흉추 자체를 꺾기 위한 것이 아니라 흉추 부위의 앞쪽 가슴 근육들과 복근들을 이완시키기 위한 것임을 잊지 말아야 한다.

가슴과 배 부위의 근육들이 충분히 이완되지 않으면 신체 앞쪽 근육들의 경직으로 인한 저항이 생겨서 몸을 들어올리기 어렵다. 또한 호흡에 관여하는 근육들이 경직되어 호흡효율이 낮아지기 때문에 사전에 충분히 이완시켜야 한다. 신체 앞쪽에서 사전에 충분히 이완되어야 할 근육들은 엉덩허리근·복근들·가슴근들·위팔두갈래근 정도이고 신체 뒤쪽에서는 넓은등근 정도이다.

그리고 몸을 들어올릴 때 주로 관여하는 근육으로는 상체에 척주세움근·등세모근·마름근·어깨세모근·위팔세갈래근 등이 있고 하체에 큰볼기근·뒤넙다리근 정도가 있다. 이 근육들은 사전에 충분히 강화되어 있어야 한다.

우르드바다누라사나에서는 세 번째 차크라사나를 수행한다.

차크라사나에 대한 내용은 숩따빠당구스타사나의 설명을 참조하기 바란다.

우르드바다누라사나를 수행할 때 주의할 사항이 몇 가지 있다.

첫째, 무게중심이 팔과 어깨로 전적으로 이동하지 않도록 팔과 다리에 체중을 반반씩 분산한다는 느낌을 가지고 몸을 끌어올려야 한다. 만일 팔과 어깨에만 체중이 주로 실리면 엉덩이를 조이는 힘이 약해지면서 쉽게 지치게 된다. 둘째, 천정을 향해서 골반을 들어올리는 과정에서는 엉덩이 근육들을 조이지 않아야 하지만 골반을 최대한 끌어올린 후에는 안정적으로 자세를 유지하기 위해 최종적으로는 엉덩이 근육들을 조여야 한다. 엉덩이 근육들이 조여질 때 척주세움근, 등세모근, 마름근 등이 효율적으로 수축하여 아사나를 안정되게 만들고 동시에 하중을 분산하여 팔과 다리에 과도한 하중이 걸리지 않도록 만든다. 이런 주의사항을 적용하여 우르드바다누라사나를 수행할 때 손목이나 요추의 부상이나 통증을 방지할 수 있다.

근육의 길항작용을 통해 몸통의 안정성이 확보되지 않으면 뒤로 꺾는 자세의 특징으로 인해 척추관 협착증(Stenosis), 척추 분리증(Spondylolysis), 척추 전방 전위증(Spondylolisthesis) 같은 물리적 변형이 발생할 수도 있다.

- 호흡은 완성 자세에서 5회 반복한다.
- 드리스티는 코끝이다.

- 아래는 바르지 않은 자세이다. 바르지 않은 정렬 상태 및 자세를 표시해 보고 그 이유를 설명해 보시오.

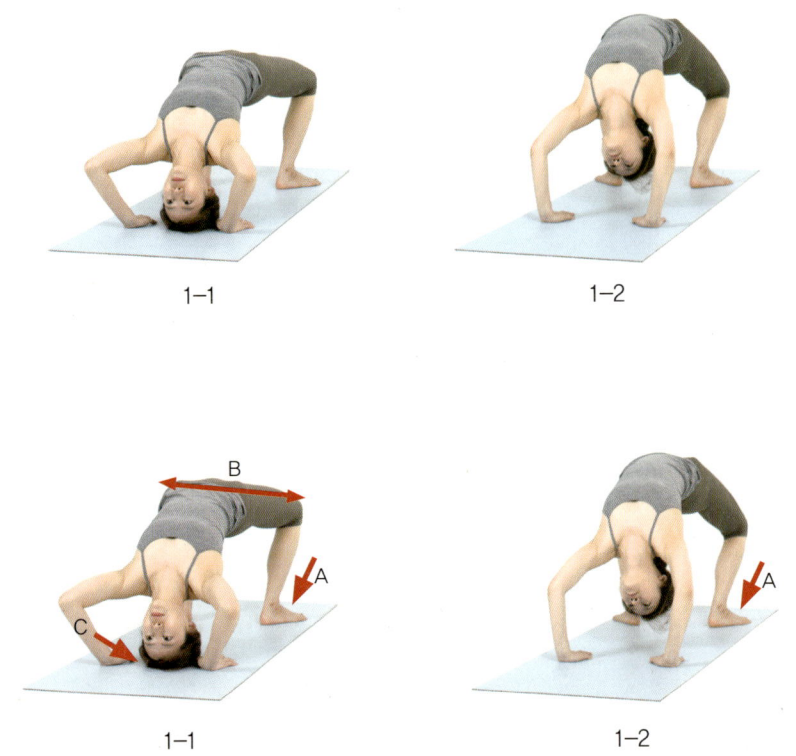

사진 1-1과 1-2는 우르드바다누라사나에서 일반적으로 행하는 바르지 않은 자세이다.

A는 발이 바깥쪽으로 회전된 상태이다.

B는 양무릎이 벌어진 상태이다.

C는 머리를 바닥에 댄 상태이다.

발이 바깥쪽으로 향하면서 무릎이 벌어지면 자세의 안정성이 떨어진다. 따라서 발은 11자로 만들거나 엄지발가락이 살짝 안쪽을 향하도록 틀어 주는 것이 좋다. 이렇게 할 때 무릎 사이가 좁혀지게 된다. 골반을 들어올릴 때 근육의 작용을 분석해 보면 큰볼기근은 엉덩이를 조이면서 골반을 들어올리는 역할을 하고 허벅지 안쪽의 모음근들은 다리를 모으면서 엉덩이의 큰볼기근을 풀리도록 만든다. 얼핏 모순처럼 보이는 두 근육의 길항작용으로 인해 큰볼기근만 조이게 되면 발이 바깥쪽으로 향하면서 반다가 풀린다. 그렇게 되면 완성 자세에서 아사나의 안정성이 오히려 떨어진다. 따라서 최종 완성 자세에서는 큰볼기근을 조이면서 동시에 모음근들도 조여야 한다.

머리를 바닥에 댄 이유는 다리와 팔의 거리가 너무 가까워 몸통을 들어올리는데 팔 근력을 제대로 쓸 수 없어서일 경우도 있고 신체 앞쪽 근육들이 충분히 이완되지 않아 생기는 저항 또는 신체 뒤쪽에서 몸을 들어올리는 근육들이 상대적으로 약하기 때문일 수도 있다.

사진 1-3~1-9는 우르드바다누라사나를 수행하기 위해 필요한 대안 자세들이다.

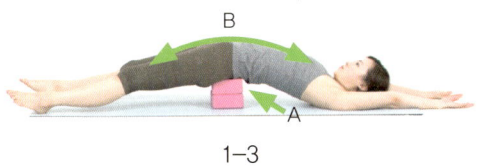

1-3

사진 1-3의 A는 골반 밑에 블록을 받친 상태이다.
B는 신체 앞쪽을 이완시킨 상태이다.
골반 밑에 블록을 받치고 팔을 뻗으면 엉덩허리근, 복근들, 가슴근들, 위팔두갈래근 등이 이완되어 몸을 들어올릴 때 저항을 줄일 수 있다.

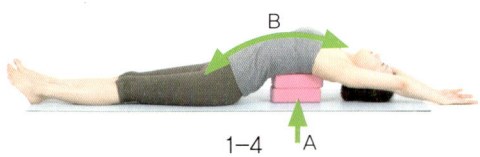

1-4

사진 1-4의 A는 흉추 밑에 블록을 받친 상태이다.
B는 상체 앞쪽을 이완시킨 상태이다.
흉추 밑에 블록을 받치고 팔을 뻗으면 복근들, 가슴근들, 위팔두갈래근 등이 이완되어 몸을 들어올릴 때 저항을 줄일 수 있다.

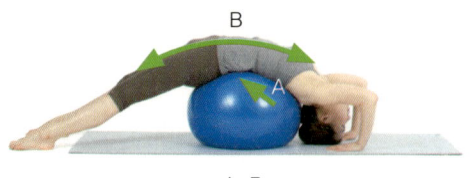

1-5

사진 1-5는 짐볼을 이용한 대안자세인데 A는 짐볼의 중심에 골반이 위치하도록 위치를 조절하는 상태이다.

B는 신체 앞쪽을 이완시킨 상태이다.

골반 밑에 짐볼을 받치고 팔을 뻗으면 엉덩허리근, 복근들, 가슴근들, 위팔두갈래근 등이 이완되어 몸을 들어올릴 때 저항을 줄일 수 있다.

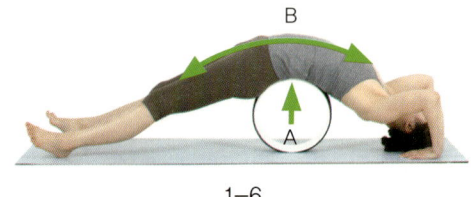

1-6

사진 1-6은 요가휠을 이용한 대안 자세인데 A는 요가휠 위에 등을 대고 뒤로 누운 상태이다. B는 신체 앞쪽 근육들을 이완시키는 상태이다. 요가휠 위에서 등을 대고 눕는 자세는 자극의 강도가 높기 때문에 너무 과도한 자극이 가해지지 않도록 주의해야 한다.

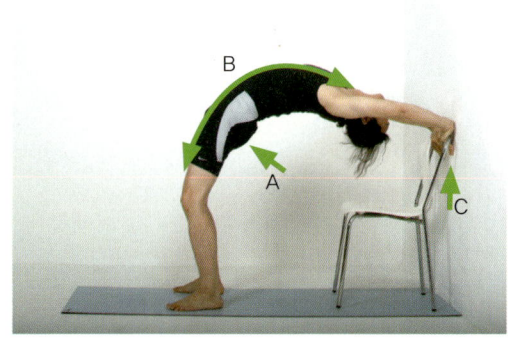

1-7

사진 1-7은 의자를 이용한 대안 자세인데 A는 골반을 조여 앞과 위로 밀어내는 상태이다.

B는 신체 앞쪽을 이완시킨 상태이다.

C는 의자 윗부분을 양손으로 잡은 상태이다.

신체 앞쪽 근육들이 충분히 이완되지 않았거나 신체 뒤편에서 몸을 들어올리는 근육들이 충분히 강화되어 있지 않아도 의자의 높이로 인해 자연스럽게 우르드바다누라사나 연습을 할 수 있다.

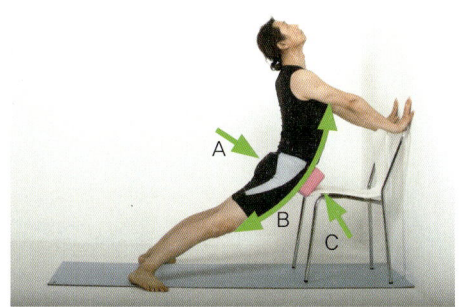

1-8

사진 1-8은 의자를 이용한 대안 자세인데 A는 골반을 조여 앞과 밑으로 밀어내는 상태이다.

B는 신체 앞쪽을 이완시킨 상태이다.

C는 의자에 블록을 놓고 아랫배를 밀어서 더 복부를 더 조인 상태이다.

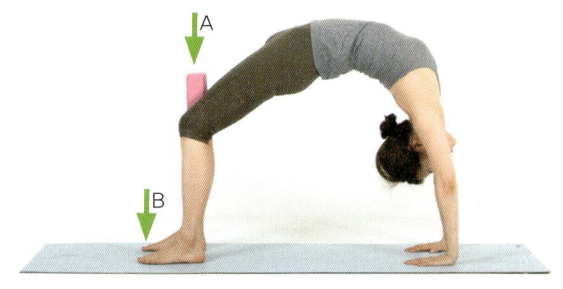

1-9

사진 1-9의 A는 무릎 사이에 블록을 끼운 상태이다.

B는 양발 사이를 좁힌 상태이다.

처음 시작 자세는 누운 상태에서 블록이 떨어지지 않도록 중심을 향해 힘을 모으고 팔과 다리를 펴서 몸을 들어올리면 된다.

모음근들과 큰볼기근의 길항작용을 통해 몸의 안정성을 높일 수 있다.

블록을 사용해 보면 모음근들과 큰볼기근의 길항작용을 이해하는 데 도움이 된다.

큰볼기근과 모음근은 길항근인데 큰볼기근을 조이면 허벅지 안쪽의 힘이 약해진다. 반대로 모음근을 조이면 엉덩이를 조이는 힘이 약해진다. 그런데 블록을 허벅지에 끼운 상태에서 골반을 들어올리면 블록을 떨어뜨리지 않기 위해 먼저 모음근을 조여야 하고 최종 완성 자세에서는 모음근을 조인 뒤 큰볼기근도 조여야 자세가 안정된다.

이런 과정을 통해서 근육의 길항작용을 좀 더 깊게 이해하게 된다.

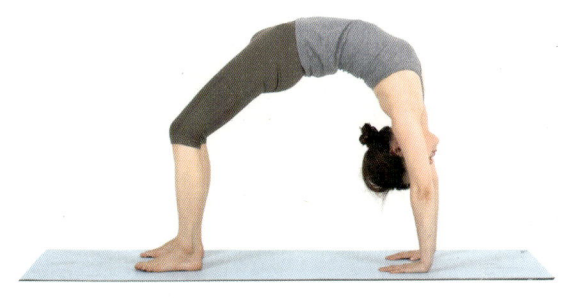

2

사진 2는 앞의 순차적인 과정을 거쳐 균형 잡힌 정렬 상태의 우르드바다누라사나이다.

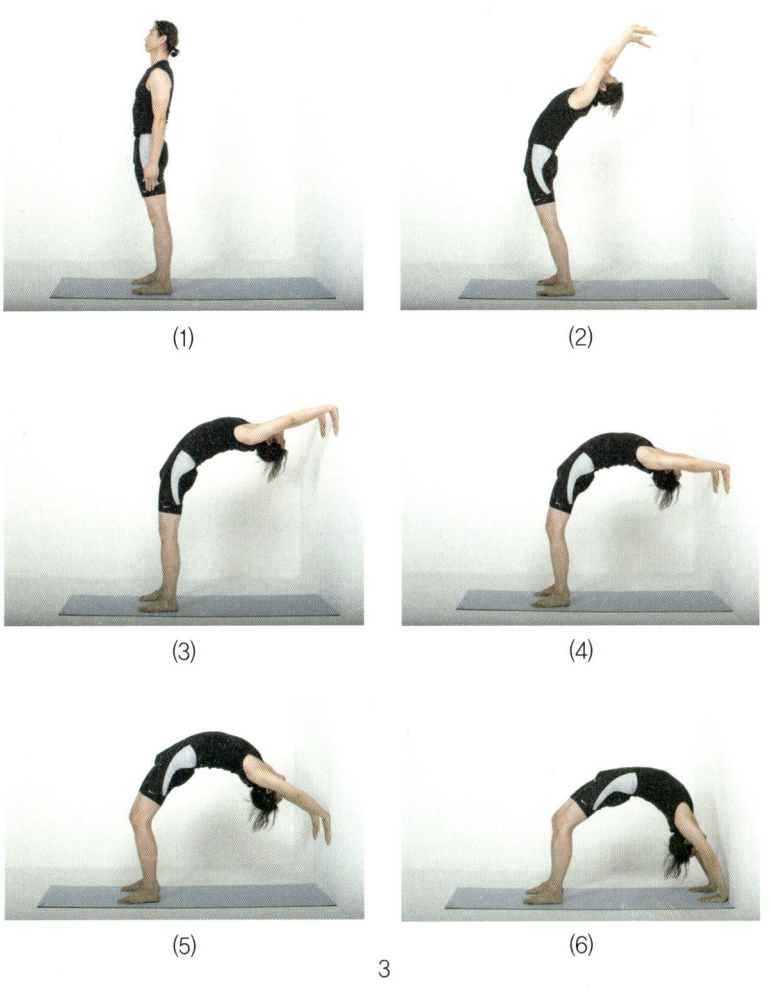

사진 3은 벽을 이용하여 몸 상태에 따라 우르드바다누라사나를 순차적으로 수행하는 방법을 제시한 것들이다. 어느 단계에서라도 몸의 허용범위를 넘어선다고 판단되면 멈추고 몸의 허용범위 내에서만 아사나 수행을 하는 것이 안전하다.

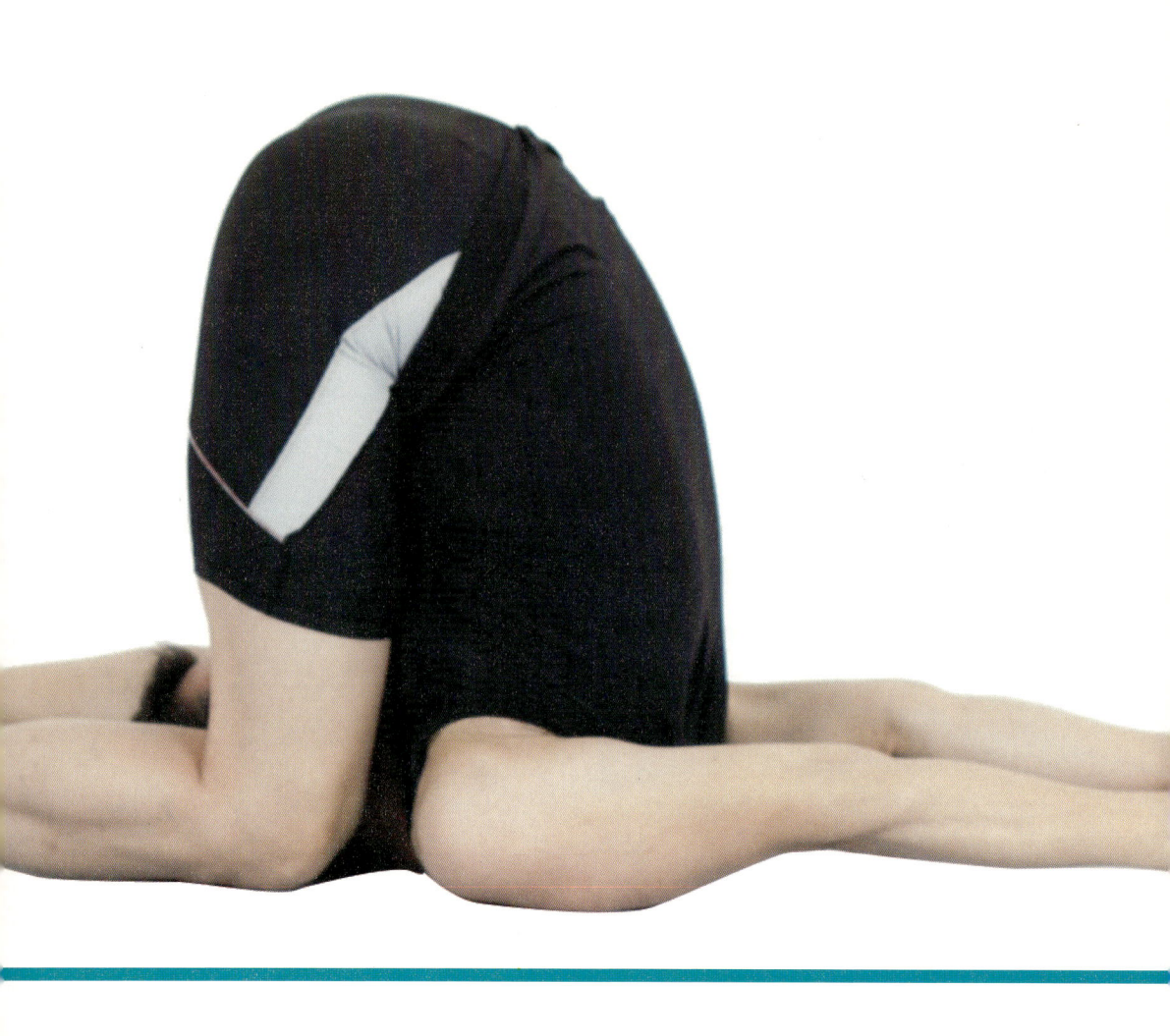

# PART 3

## Finishing Sequence

# 살람바사르방가사나

(Salamba Sarvangasana, 어깨서기 자세)

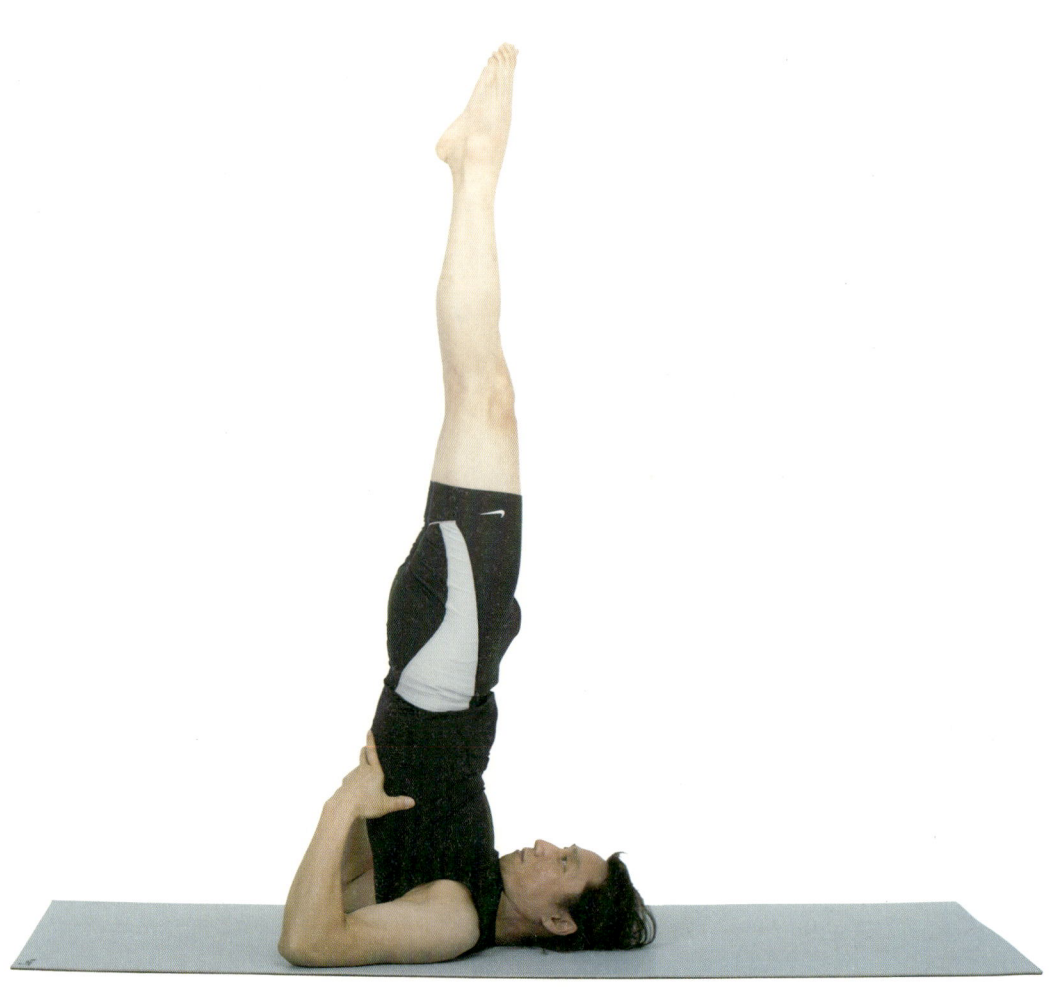

살람바사르방가사나(Salamba Sarvangasana, 어깨서기 자세)는 어깨, 골반 그리고 다리가 일직선상에 위치하고 있어야 하고 복근들·척주세움근·큰볼기근을 확실히 조여 골반이 지속적으로 전면을 향해 밀어지도록 해야 완성된 자세를 유지할 수 있다. 엉덩이 근육과 아랫배 근육이 충분히 강화되어 있지 않으면 체중이 지속적으로 엉덩이 방향으로 전이되어 등이 말리면서 자세의 완성도가 떨어진다. 많은 경우 하중이 목 뒤에 걸려 경추에 과도한 부하를 걸게 만드는데, 이때 추간판이 압박되고 호흡이 부자연스러워져 운동목적에서 벗어나므로 바르지 않은 자세가 된다. 이는 여전히 목과 어깨 상부의 근육들이 경직되어 있어 등이 말리기 때문이다.

목 부상을 입은 경우나 경추 추간판 통증·파열의 소견이 있는 경우 또는 혈압이 높은 경우는 살람바사르방가사나 수행은 피하는 것이 좋다.

또한 임신 상태에서나 생리 초기 며칠 동안에는 살람바사르방가사나는 가급적 수행하지 않도록 주의한다.

살람바사르방가사나는 Finishing Sequence의 첫 번째 아사나인데 여기에 중요한 의미가 있다.

살람바사르방가사나에서 핀다사나에 이르는 일련의 아사나들은 모두 어깨서기를 바탕으로 이루어지는 아사나들이다.

이 아사나들은 공통적으로 뒤통수–어깨–팔이 바닥과 수평을 이루고 맞닿아야 한다.

만일 어깨서기를 자연스러운 수준에서 수행할 수 없다면 그 이후에 나오는 아사나들은 수행하기가 더 어려워진다. 따라서 어깨서기가 자연스러워질 때까지 충분히 연습을 한 후에 다음 아사나들을 수행해야 한다.

어깨서기가 자연스럽게 되지 않는 가장 주된 원인은 크게 세 가지이다. 첫째, 목과 어깨 상부의 근육이 충분히 이완되어 있지 않을 때이다. 둘째, 신체 앞쪽 근육들인 엉덩허리근, 복근들, 가슴근들이 충분히 이완되어 있지 않을 때이다. 셋째, 넙다리네갈래근, 큰볼기근 및 척주세움근 등이 충분히 강화되어 있지 않을 때이다.

– 호흡은 완성 자세에서 25회 반복한다.
– 드리스티는 코끝이다.

- 아래는 바르지 않은 자세이다. 바르지 않은 정렬 상태 및 자세를 표시해 보고 그 이유를 설명해 보시오.

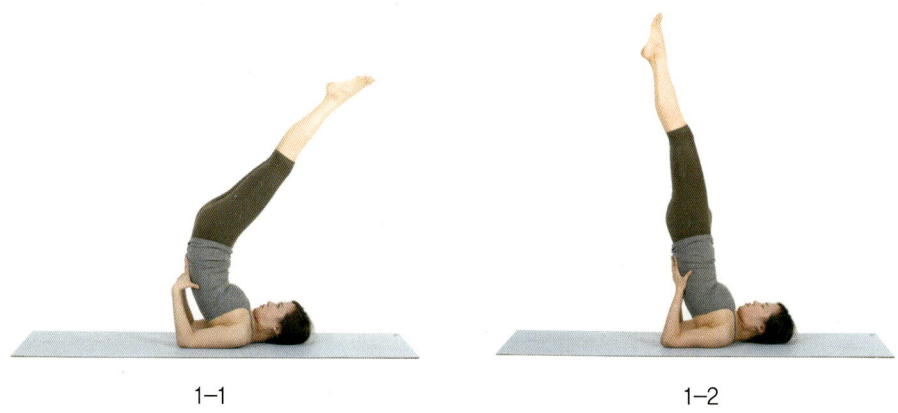

1-1             1-2

사진 1-1과 1-2는 살람바사르방가사나에서 일반적으로 행하는 바르지 않은 자세이다.

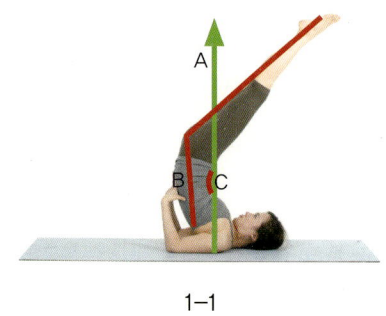

1-1

사진 1-1의 A는 관상면의 무게중심선이다.
B는 골반이 뒤로 빠진 상태이다.
C는 가로막과 복부가 과도하게 압박된 상태이다.
골반이 뒤로 빠지고 가로막과 복부가 압박된 주된 원인은 목과 등 상부의 근육들이 여전히 경직된 상태이고 엉덩허리근의 과도한 긴장과 척주세움근·큰볼기근·뒤넙다리근의 근력이 충분치 않아서이다.

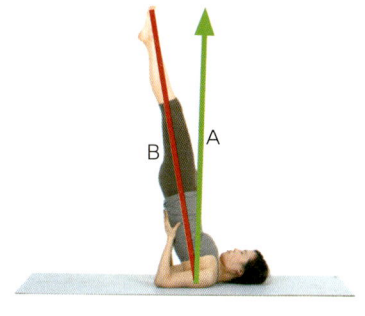

1-2

사진 1-2의 A는 관상면의 무게중심선이다.

B는 무게중심선이 뒤쪽으로 무너진 상태이다.

B와 같이 무게중심이 전체적으로 뒤로 무너지는 원인은 목과 등 상부의 근육들이 여전히 경직되었기 때문이다.

사진 1-3~1-5는 대안 자세들이다.

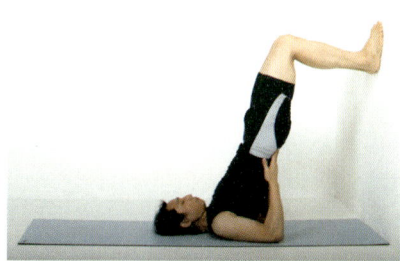 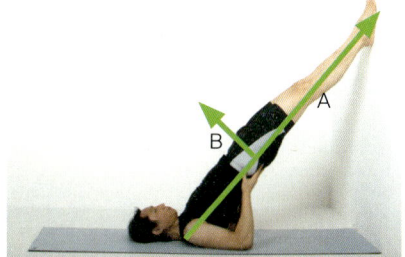

1-3

사진 1-3은 발바닥을 벽에 대고 어깨서기 연습을 할 수 있는 방법이다.

A는 관상면의 무게중심선이다.

B는 넙다리네갈래근, 큰볼기근 및 척주세움근을 강화시켜 골반을 밀어올리는 상태이다.

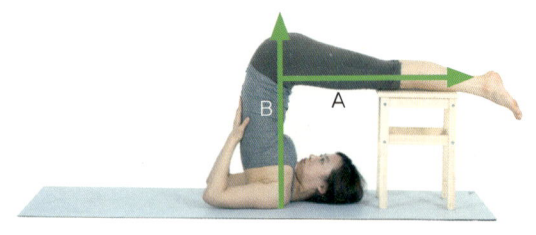

1-4

사진 1-4는 의자를 이용하여 어깨서기 연습을 할 수 있는 방법이다.
A는 의자 위로 다리를 뻗은 상태이다.
B는 어깨부터 골반까지 척추를 일직선으로 세워 신장시킨 상태이다.
의자의 높이는 어깨와 목의 유연성에 따라 달라질 수 있는데 유연성이 낮으면 의자를 높이고 유연성이 높으면 의자를 더 낮춰도 된다.

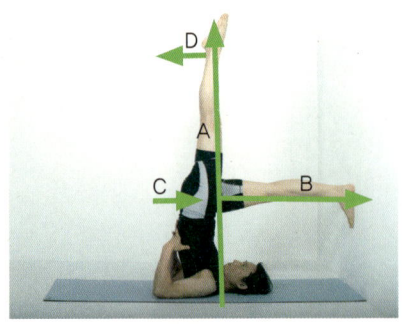 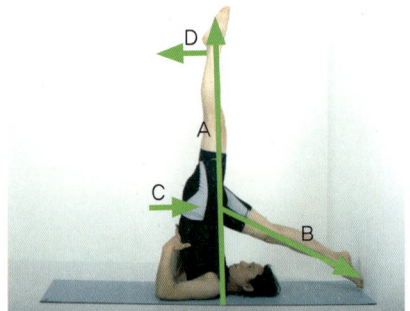

1-5

사진 1-5는 벽이나 바닥을 이용해서 어깨서기 연습을 할 수 있는 방법이다.
A는 관상면의 무게중심선이다.
B는 한쪽 다리를 벽이나 바닥에 댄 상태이다.
C는 골반을 전방으로 밀고 있는 상태이다.
D는 뒤꿈치를 뒤쪽으로 미는 상태이다.
골반은 조여 앞으로 밀고 뒤꿈치는 뒤로 밀어야 몸을 수직으로 유지할 수 있다.

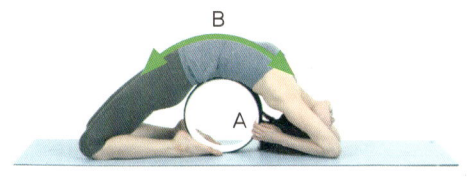

1-6

사진 1-6은 요가휠을 이용해서 신체 전면을 신장시킬 수 있는 방법이다.

A는 요가휠의 테두리를 잡은 상태이다.

B는 신체 전면부가 신장된 상태이다.

사진 1-1과 같이 엉덩이가 뒤로 빠지면서 몸이 일직선이 되지 못하는 주된 원인은 신체 앞쪽 하체의 엉덩허리근 그리고 상체의 복근들, 가슴근들이 충분히 이완되지 않았기 때문이다.

신체 전면부를 이완시켜 주면 살람바사르방가사나에서 몸을 일직선으로 세우기가 훨씬 수월해진다.

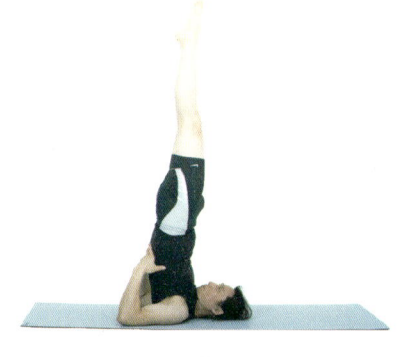

2

사진 2는 앞의 순차적인 과정을 거쳐 균형 잡힌 정렬 상태의 살람바사르방가사나이다.

# 할라사나

(Halasana, 쟁기 자세)

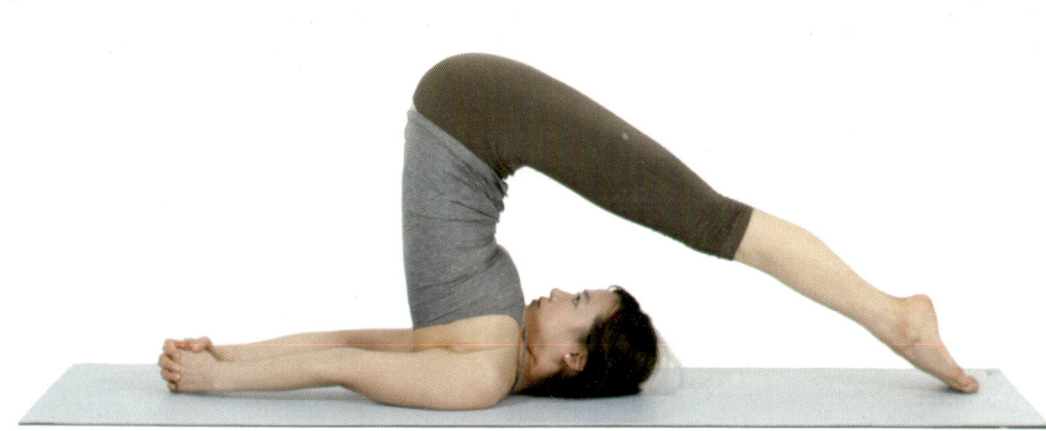

할라사나(Halasana, 쟁기 자세)는 어깨서기에서 다리를 바닥으로 내려 목과 등 및 어깨에 더 깊은 자극을 주는 아사나이다. 어깨서기와 마찬가지로 어깨와 골반이 일직선상에 위치하고 있어서 몸통이 중립상태를 유지하고 있어야 하며 다리는 곧게 뻗어 준다.
살람바사르방가사나를 기본으로 해서 더 깊은 자극이 가해지는 아사나이므로 어깨서기를 자연스럽게 수행할 수 있을 때까지는 무리해서 과도한 수준으로 할라사나를 수행하지 않는 것이 좋다. 척추를 신장시켜 어깨와 골반이 수직이 되지 않으면 호흡이 짧아지고 횟수가 많아져서 호흡효율이 떨어진다.

- 호흡은 완성 자세에서 10회 반복한다.
- 드리스티는 코끝이다.

- 아래는 바르지 않은 자세이다. 바르지 않은 정렬 상태 및 자세를 표시해 보고 그 이유를 설명해 보시오.

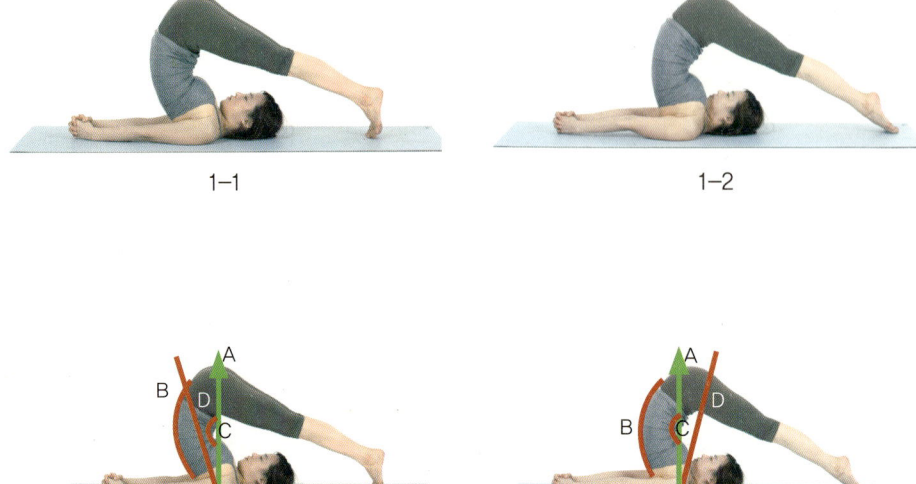

사진 1-1과 1-2는 할라사나에서 일반적으로 행하는 바르지 않은 자세이다.
사진 1-1과 1-2의 A는 관상면의 무게중심선이다.
B는 등이 과도하게 말린 상태이다.
C는 가로막과 복부가 과도하게 압박된 상태이다.
사진 1-1의 D는 무게중심선이 과도하게 뒤로 무너진 상태이다.
사진 1-2의 D는 무게중심선이 과도하게 앞으로 무너진 상태이다.
사진 1-1과 1-2의 차이는 무게중심이 전방으로 넘어가 있느냐 후방으로 넘어가 있느냐의 차이이다.
두 자세 모두 목과 어깨의 근육들이 충분히 이완되지 않은 상태에서 할라사나를 수행할 때 무게중심이 무너지는 것을 방지하기 위한 보상작용으로 무게중심을 과도하게 전방이나 후방으로 옮기면서 드러나는 현상이다.
관련 근육에 대한 설명은 살람바사르방가사나의 설명을 참조하기 바란다.

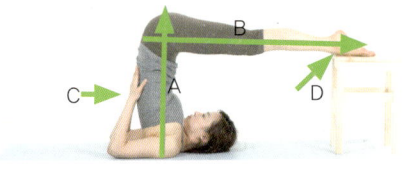
1-3

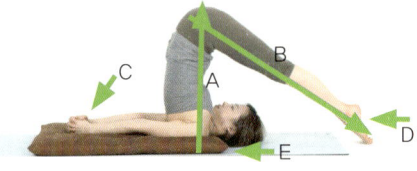
1-4

사진 1-3~1-4는 대안 자세들이다.

두 자세의 차이는 목과 어깨의 유연성에 따라 다리를 뻗어 발을 어느 정도 바닥에 가까이 내려놓는지만 다를 뿐이다.

유연성이 충분하다면 다리를 뻗어 발을 바닥에 댈 수도 있을 것이다. 그렇지 않다면 척추를 신장시켜 어깨와 골반이 몸통중립을 유지할 수 있는 수준에서 아사나를 수행하는 것이 좋다.

A는 관상면의 무게중심선이다.

B는 다리를 뻗은 상태이다.

C는 손의 위치이다.

D는 발의 위치이다.

E는 목과 어깨의 부족한 유연성을 보상하기 위해 담요를 받친 상태이다.

사진 1-3과 같이 의자를 이용하여 다리를 높이면 목과 어깨의 부족한 유연성을 보상하여 긴장을 낮출 수 있다.

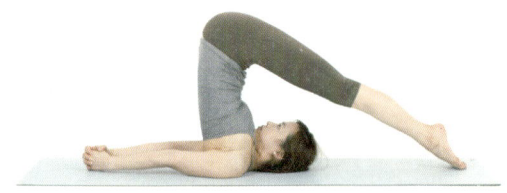
2

사진 2는 앞의 순차적인 과정을 거쳐 균형 잡힌 정렬 상태의 할라사나이다.

# 카르나피다사나

(Karnapidasana, 무릎 구부린 폴더 자세)

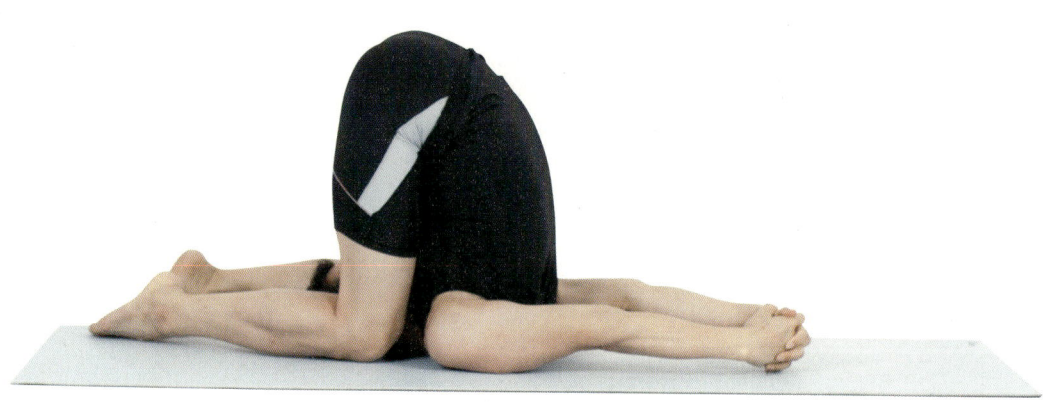

카르나피다사나(Karnapidasana, 무릎 구부린 폴더 자세)는 할라사나에서 무릎 안쪽으로 양귀를 막은 상태에서 허벅지는 어깨에 닿게 하고 무릎뼈(Patella, 슬개골)는 바닥에 밀착한 아사나이다. 목과 등 및 어깨에 더 깊은 자극이 가해진다. 살람바사르방가사나나 할라사나와 마찬가지로 어깨와 골반이 일직선상에 위치하고 있어서 몸통이 중립상태를 유지하고 있어야 호흡이 안정되고 긴장이 줄어든다.

할라사나를 기본으로 해서 더 깊은 자극이 가해지는 아사나이므로 할라사나를 자연스럽게 수행할 수 있을 때까지는 무리해서 과도한 수준으로 카르나피다사나를 수행하지 않는 것이 좋다.

척추를 신장시켜 어깨와 골반이 수직이 되지 않으면 호흡이 짧아지고 횟수가 많아져서 호흡효율이 떨어진다.

- 호흡은 완성 자세에서 10회 반복한다.
- 드리스티는 코끝이다.

- 아래는 바르지 않은 자세이다. 바르지 않은 정렬 상태 및 자세를 표시해 보고 그 이유를 설명해 보시오.

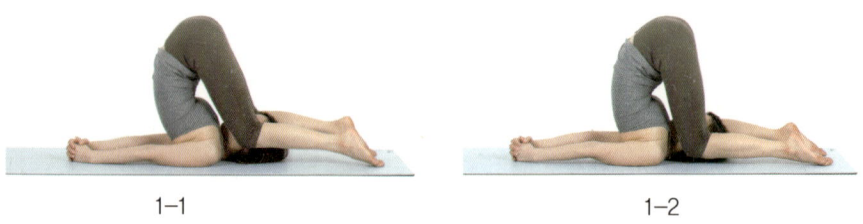

1-1                                    1-2

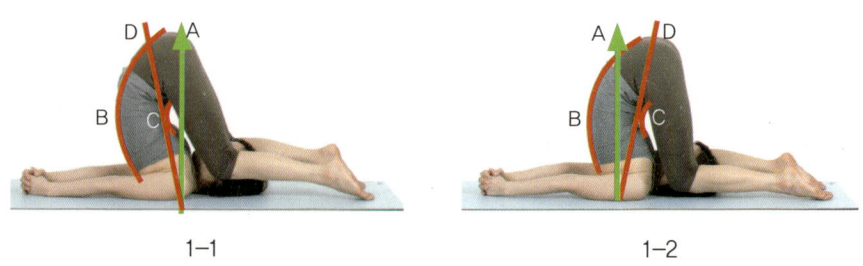

1-1                                    1-2

사진 1-1과 1-2는 카르나피다사나에서 일반적으로 행하는 바르지 않은 자세이다.

A는 관상면의 무게중심선이다.

B는 등이 과도하게 말린 상태이다.

C는 가로막과 복부가 과도하게 압박된 상태이다.

사진 1-1의 D는 무게중심선이 과도하게 뒤로 무너진 상태이다.

사진 1-2의 D는 무게중심선이 과도하게 앞으로 무너진 상태이다.

사진 1-1과 1-2의 차이는 무게중심이 전방으로 넘어가 있느냐 후방으로 넘어가 있느냐의 차이이다.

두 자세 모두 목과 어깨의 근육들이 충분히 이완되지 않은 상태에서 아사나를 수행할 때 무게중심이 무너지는 것을 방지하기 위한 보상작용으로 무게중심을 과도하게 전방이나 후방으로 옮기면서 드러나는 현상이다.

관련 근육에 대한 설명은 살람바사르방가사나의 설명을 참조하기 바란다.

사진 1-3~1-6은 대안 자세들이다.

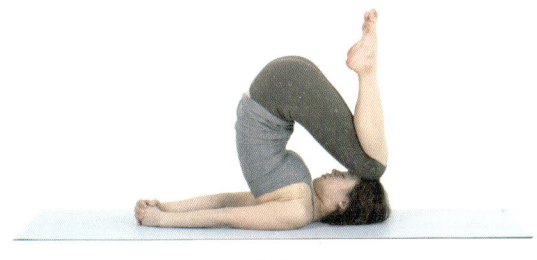

1-3

사진 1-3의 A는 목과 등 및 어깨의 유연성이 충분치 않을 때 무릎을 이마에 대어 이완시키는 방법이다.

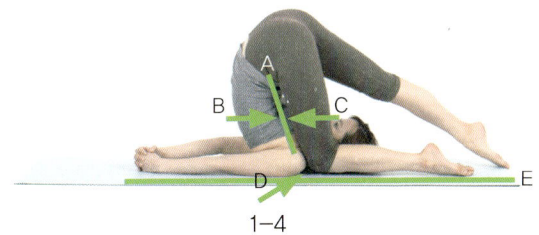

1-4

사진 1-4의 A는 배와 허벅지를 밀착시킨 상태이다.

B, C는 배와 허벅지를 서로를 향해 미는 상태이다.

D는 한쪽 무릎을 낮춰 바닥 가까이 누르는 상태이다.

E는 어깨와 무릎의 정렬선이다.

목과 등 및 어깨의 유연성이 충분치 않은 상태에서 한쪽씩 이완시키면 긴장된 근육들의 저항을 좀 더 낮출 수 있다.

접은 다리를 유연성이 허용되는 수준에서 최대한 허벅지쪽은 어깨에 붙이고 무릎쪽은 바닥을 향해 낮추면 된다. 한쪽씩 번갈아 가면서 이완시키고 충분히 이완된 다음에 양쪽을 동시에 이완시키면 된다.

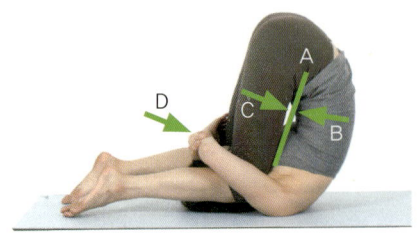 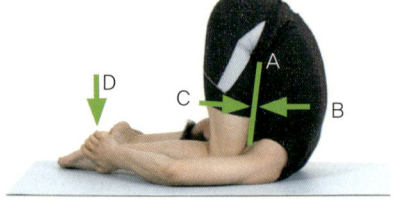

1-5　　　　　　　　　　　　　　1-6

사진 1-5와 1-6은 사진 1-4의 과정을 거쳐 양쪽 무릎을 좀 더 어깨쪽으로 당기면서 바닥으로 낮춰 주는 방법을 제시한 것들이다.

사진 1-5와 1-6의 차이는 유연성 정도에 따라 어느 수준으로 더 깊은 자극을 가할 것인지만 다르다.

A는 배와 허벅지를 밀착시킨 상태이다.

B, C는 배와 허벅지를 서로를 향해 미는 상태이다.

D는 양손을 오금 뒤에서 깍지 끼고(1-6의 경우 뒤꿈치를 잡아서) 몸쪽으로 당기면서 자극의 강도를 조절하는 상태이다.

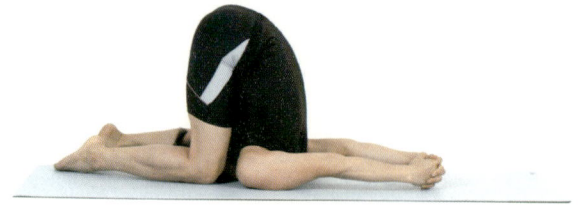

2

사진 2는 앞의 순차적인 과정을 거쳐 균형 잡힌 정렬 상태의 카르나피다사나이다.

# 우르드바빠드마사나

(Urdhva Padmasana, 위를 향한 연꽃 자세)

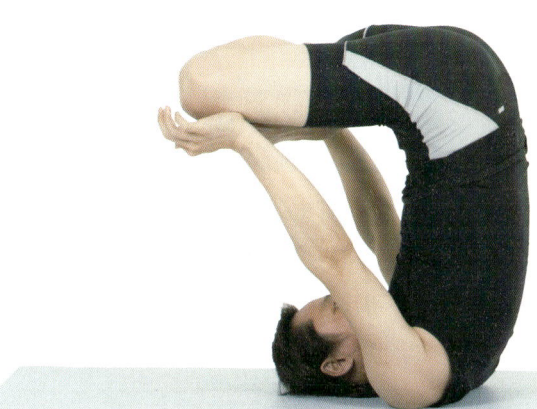

우르드바빠드마사나(Urdhva Padmasana, 위를 향한 연꽃 자세)는 카르나피다사나에서 다시 살람바사르방가사나(어깨서기) 자세로 돌아가 허공에서 결가부좌를 한 후 양손을 무릎 밑에 받치는 아사나로 빠드마사나(Padmasana)를 뒤집어 수행하는 아사나이다. 목과 어깨 및 등 상부의 근육들이 충분히 이완되어 뒤통수부터 어깨 상부를 토대로 신체의 균형을 유지할 수 있어야 척추를 신장시킬 수 있고, 비로소 허공에서 결가부좌 자세를 만들 수 있다. 결가부좌 자세를 자연스럽게 수행하기 위해서는 발목과 엉덩이 근육들 및 엉덩이 심부의 회전근들이 충분히 이완되어 있어야 한다. 외적으로는 팔이 균형을 유지하는 데 주된 역할을 하는 것처럼 보이지만 실제로는 이미 뒤통수부터 어깨에 이르는 토대에서 신체의 균형을 유지하고 있고 팔은 최종적으로 뻗어 주기만 하는 것이므로 팔로 균형을 유지하는 것이 아니라는 것을 이해할 필요가 있다.

- 호흡은 완성 자세에서 10회 반복한다.
- 드리스티는 코끝이다.

- 아래는 바르지 않은 자세이다. 바르지 않은 정렬 상태 및 자세를 표시해 보고 그 이유를 설명해 보시오.

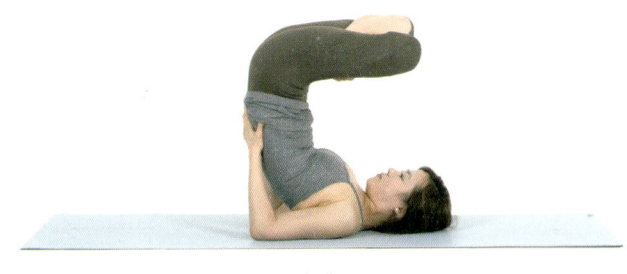

1-1

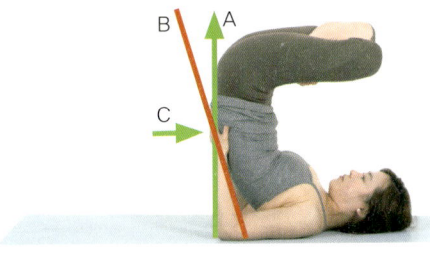

1-1

사진 1-1은 우르드바빠드마사나에서 일반적으로 행하는 바르지 않은 자세이다.
사진 1-1의 A는 관상면의 무게중심선이다.
B는 과도하게 뒤로 무너진 무게중심선이다.
C는 여전히 등을 손으로 받치고 있는 상태이다.
우르드바빠드마사나에서 손을 등 뒤에서 뗄 수 있는 조건은 목과 어깨 및 등 상부 근육들이 충분히 이완되어 있을 때이다. C와 같이 손을 떼지 못하는 이유는 여전히 관련 근육들 중 일부 또는 전체가 충분히 이완되어 있지 않기 때문으로 이는 무게중심이 과도하게 뒤로 무너졌다는 반증이다.

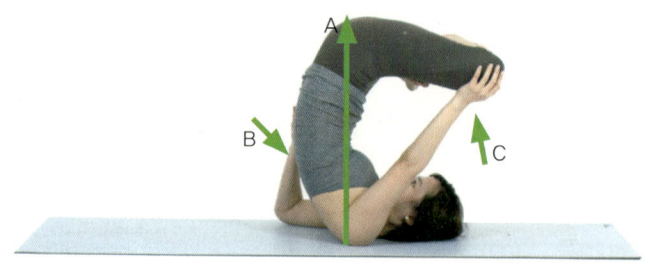

1-2

사진 1-2는 대안 자세이다.

A는 관상면의 무게중심선이다.

B는 뒤로 넘어지지 않도록 한쪽 손으로 등을 받친 상태이다.

C는 한쪽 손으로 무릎을 받친 상태이다.

위에서 이미 설명한 것처럼 목과 어깨 및 등 근육들이 충분히 이완되어 있다면 한손을 등 뒤에 받쳐 두고 다른 한손을 무릎 밑에 받칠 필요는 없을 것이다.

하지만 아직까지 충분히 관련 근육들이 이완되지 않았을 때는 대안 자세를 통해서 아사나를 연습하는 것도 도움이 된다.

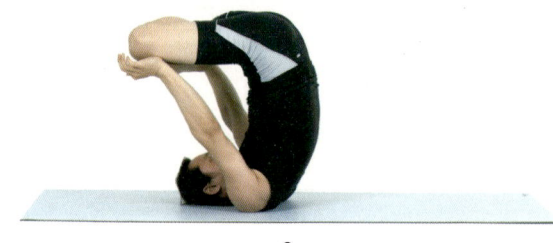

2

사진 2는 앞의 순차적인 과정을 거쳐 균형 잡힌 정렬 상태의 우르드바빠드마사나이다.

# 핀다사나

(Pindasana, 태아 자세)

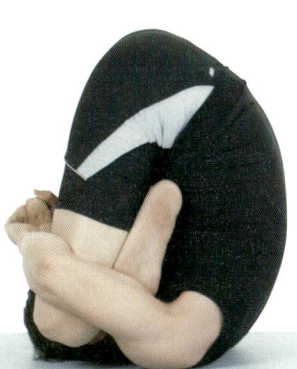

핀다사나(Pindasana, 태아 자세)는 우르드바빠드마사나에서 허벅지를 배와 가슴쪽으로 내려 밀착시키고 양팔로 무릎 바깥쪽을 감싸 안은 아사나로 목과 등 및 어깨의 근육에 아주 강한 자극이 가해진다. Finishing Sequence에서 목과 등 및 어깨에 대한 자극의 강도가 최고조에 이르는 자세이다. 그러므로 앞에 제시된 여러 아사나들을 통해서 관련 근육들이 충분히 이완되지 않은 상태에서 수행할 경우 일단 아사나 수행 자체가 불가능하거나 완성도가 떨어지거나 통증을 유발하거나 부상을 초래할 수도 있으므로 충분히 관련 근육들을 이완시킨 후에 수행해야 한다.

핀다사나를 통해 마음속에 더 깊은 고요와 안정감을 느낀다.

- 호흡은 완성 자세에서 10회 반복한다.
- 드리스티는 코끝이다.

- 아래는 바르지 않은 자세이다. 바르지 않은 정렬 상태 및 자세를 표시해 보고 그 이유를 설명해 보시오.

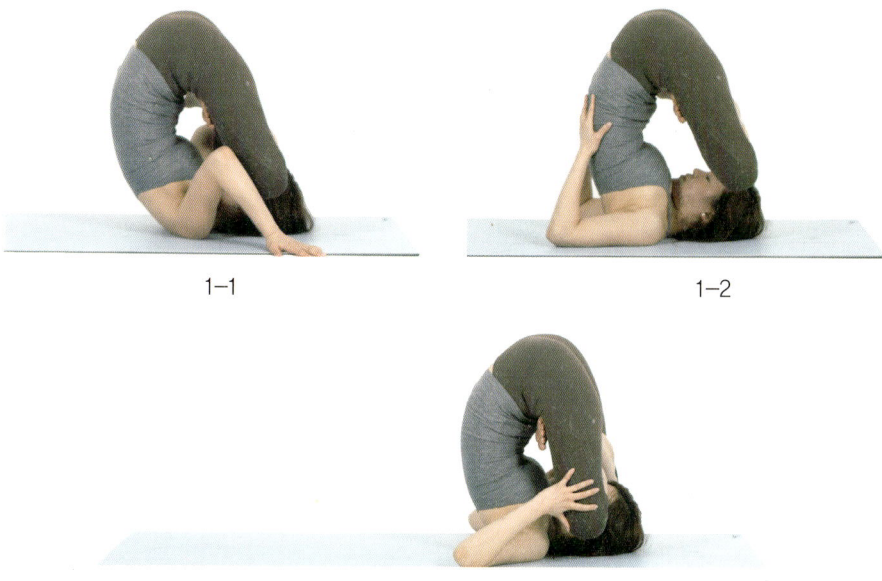

1-1

1-2

1-3

사진 1-1~1-3은 핀다사나에서 일반적으로 행하는 바르지 않은 자세이다.

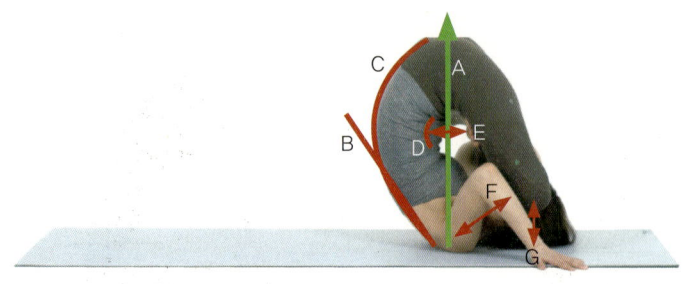

1-1

사진 1-1의 A는 관상면의 무게중심선이다.
B는 과도하게 뒤로 무너진 무게중심선이다.
C는 등이 과도하게 말린 상태이다.
D는 가로막과 복부가 과도하게 압박된 상태이다.
E는 배와 허벅지 사이가 멀어진 상태이다.
F는 무릎과 어깨가 멀어진 상태이다.
G는 무릎이 바닥에서 들린 상태이다.
목과 등 및 어깨 근육들의 긴장이 충분히 이완되지 않은 상태에서 핀다사나를 수행할 경우 몸은 불안정한 무게중심을 안정화시키기 위해 등을 말 수밖에 없다. 이 경우 척추중립 및 신장의 정렬이 깨져 운동목적에서 벗어나게 된다.
등이 과도하게 말리면 요추에 가해지는 자극이 증가하여 통증이 생길 수 있다.
배와 허벅지가 멀어지면 호흡이 짧고 횟수가 증가하여 호흡효율이 떨어진다.
따라서 선행해서 이완되어야 할 근육들이 충분히 이완되도록 만든 후 아사나를 수행해야 한다.

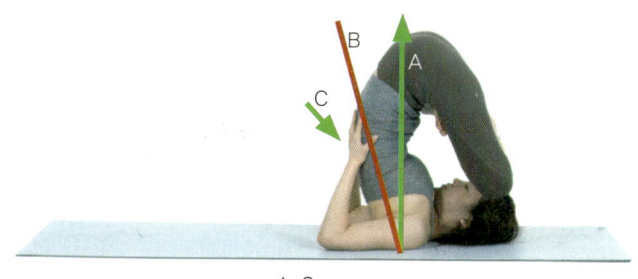

1-2

사진 1-2의 A는 관상면의 무게중심선이다.
B는 과도하게 뒤로 무너진 무게중심선이다.
C는 양손을 등 뒤에 받쳐 균형을 보상한 상태이다.
목과 등 및 어깨 근육들이 충분히 이완되면 어깨와 골반의 위치는 무게중심선 A와 같이 수직을 유지하게 된다.

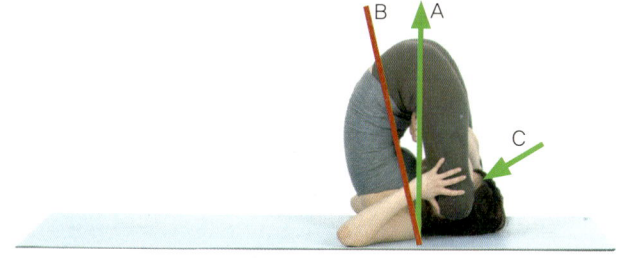

1-3

사진 1-3의 A는 관상면의 무게중심선이다.
B는 과도하게 뒤로 무너진 무게중심선이다.
C는 팔로 허벅지 밖을 둘러서 양손을 잡지 못한 상태이다.

앞 자세들과 비교해서 목과 등 및 어깨 근육들이 좀 더 이완되어 허벅지를 배쪽으로 조금 더 밀착시킨 상태이다. 하지만 여전히 목과 등 및 어깨 근육들의 긴장이 남아 있어 무게중심이 불안정해 무릎에서 손을 떼지 못하는 것을 볼 수 있다. 팔로 허벅지 밖을 둘러서 양손을 잡지 못하는 또 다른 원인은 발목, 넙다리네갈래근, 볼기근들 및 회전근들의 유연성이 충분치 않아서이다.

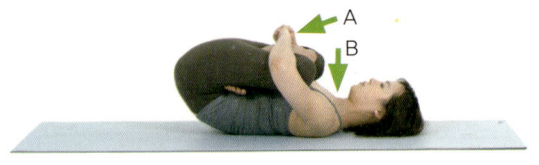

1-4

사진 1-4는 가부좌 자세에서 양팔로 무릎 바깥쪽에서 껴안는 연습을 효과적으로 할 수 있도록 등을 바닥에 대고 누운 상태이다.

A와 같이 팔을 감싸고 B와 같이 감싼 팔을 가슴쪽을 향해 당긴다. 이는 위 사진 1-3에서 팔로 허벅지 밖을 둘렀을 때 양손을 잡지 못하는 원인을 해결하기 위한 대안이다.

몸을 상하로 뒤집은 역자세에서 연습하는 것보다 안정적으로 연습을 할 수 있고, 누운 자세에서 숙달되면 역자세에서도 아사나의 완성도를 높이기가 쉬워진다.

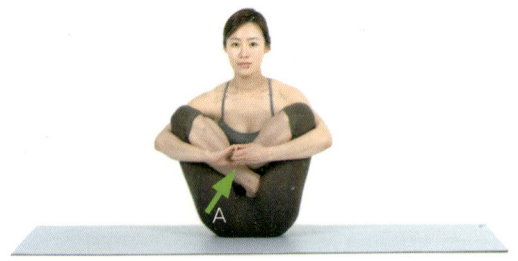

1-5

사진 1-5는 사진 1-4에서 언급한 방식을 앉은 자세에서 연습하도록 제시한 것이다. 엉덩이로 중심을 잡고 A와 같이 팔로 허벅지 바깥쪽으로 감아 손을 잡고 중심을 유지해 보는 연습은 역자세에서 팔을 감싸는 데 도움을 준다.

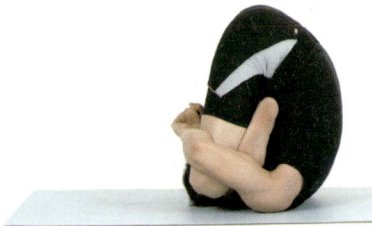

2

사진 2는 앞의 순차적인 과정을 거쳐 균형 잡힌 정렬 상태의 핀다사나이다.

# 마쯔야사나

(Matsyasana, 물고기 자세)

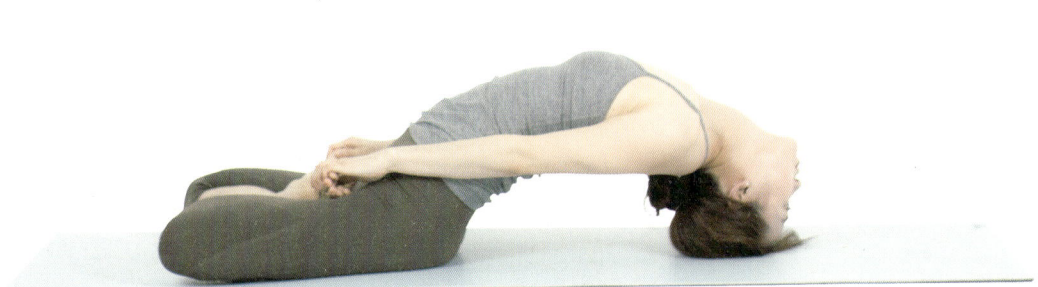

마쯔야사나(Matsyasana, 물고기 자세)는 핀다사나에서 몸을 다시 확장시켜 목과 가슴 및 배를 신장시켜 주는 아사나이다. 결가부좌 상태를 유지한 채 허벅지 측면을 바닥에 내려놓을 때 상체 전면부가 충분히 이완되어 신장되지 않으면 허벅지 측면이 바닥에 닿지 못하고 어깨와 팔 및 발목에 긴장이 증가한다. 또한 신체 전면부가 충분히 이완되어 신장되지 않으면 목에 과도한 긴장이 생긴다.

- 호흡은 완성 자세에서 10회 반복한다.
- 드리스티는 제3의 눈이다.

- 아래는 바르지 않은 자세이다. 바르지 않은 정렬 상태 및 자세를 표시해 보고 그 이유를 설명해 보시오.

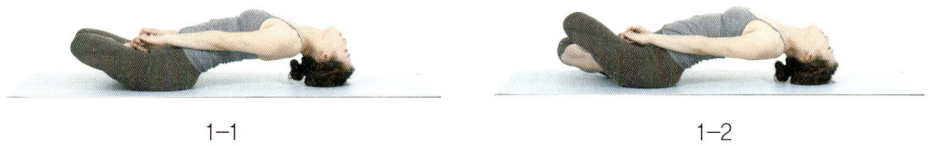

사진 1-1과 1-2는 마쯔야사나에서 일반적으로 행하는 바르지 않은 자세이다.

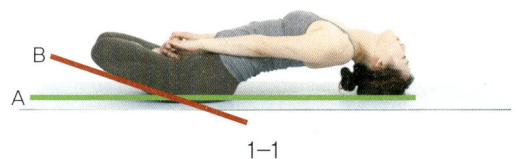

사진 1-1의 A는 머리-골반-무릎의 정렬선이다.
B는 골반과 무릎의 정렬이 깨진 상태이다.
이와 같이 무릎을 낮추지 못하는 주된 원인은 상체에서는 가슴근들 및 복근들이 충분히 이완되지 않아서이고 하체에서는 엉덩허리근이 충분히 이완되지 않아서이다.

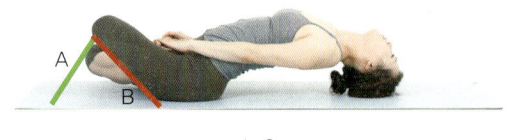

사진 1-2 역시 1-1의 신체 상태와 비슷한 조건인데 한쪽 무릎이 더 많이 들린 경우이다.
A는 양무릎의 정렬선이다.
B는 한쪽 무릎이 들려 정렬이 깨진 상태이다.
한쪽 다리만 들떠 있는 상태가 되는 원인은 해당 무릎쪽 골반이 뒤로 빠져 있는 경우, 허벅지 안쪽의 모음근 및 엉덩허리근이 과도하게 수축된 경우, 엉덩이 측면 볼기근들 및 회

전근들이 경직되어 있는 경우, 넙다리네갈래근이 경직되어 있는 경우 그리고 발목의 결합조직인 근육, 힘줄, 인대들이 충분히 이완되어 있지 않은 경우 등 다양하다.

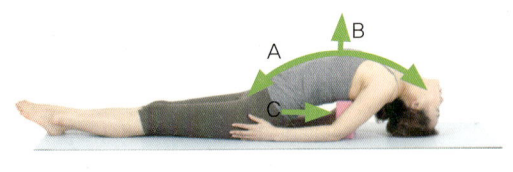

1-3

사진 1-3은 목-가슴-배에 이르는 신체 전면 근육들을 효과적으로 이완시킬 수 있는 대안 자세이다.
A는 가슴이 이완되어 신장된 상태이다.
B는 가슴을 천정을 향해 확장시킨 상태이다.
C는 양어깨뼈(Scapula) 사이에 블록을 받쳐 둔 상태이다.
양어깨뼈 사이에 블록을 받쳐 가슴을 천정을 향해 들어올리면 신체 전면부 근육들이 이완되면서 신장된다.
신체 전면부 근육들이 충분히 이완되어야 목에 과도한 하중이 걸리지 않는다.

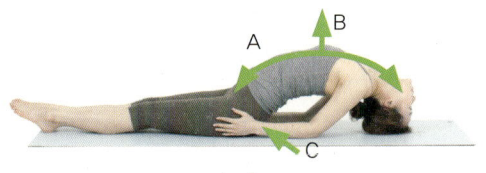

1-4

사진 1-4는 사진 1-3에서 블록을 이용하여 신체 전면부를 이완시킨 후 몸이 좀 더 이완된 상태에서 보조도구인 블록 없이 신체 전면부 근육을 늘이는 연습 방법이다.
A는 가슴이 이완되어 신장된 상태이다.
B는 가슴을 천정을 향해 확장시킨 상태이다.
C는 양손을 엉덩이 측면에 대고 팔꿈치를 바닥에 댄 상태이다.
블록 대신 양팔꿈치로 바닥을 지지하면서 가슴을 천정을 향해 들어올리면 신체 전면부 근육들이 이완되면서 신장된다.
신체 전면부 근육들이 충분히 이완되어야 목에 과도한 하중이 걸리지 않는다.

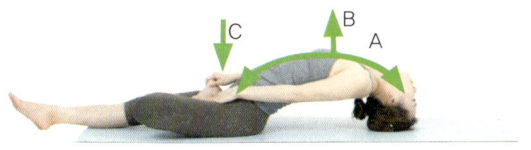

1-5

사진 1-5는 사진 1-4에서 언급한 방법에서 한 단계 더 나아간 방법이다.

A는 가슴이 이완되어 신장된 상태이다.

B는 가슴을 천정을 향해 확장시킨 상태이다.

C는 한쪽 무릎을 접어 발등을 서혜부에 올린 상태이다.

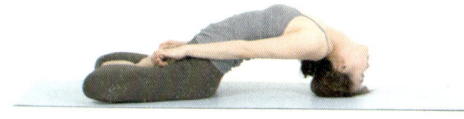

2

사진 2는 앞의 순차적인 과정을 거쳐 균형 잡힌 정렬 상태의 마쯔야사나이다.

# 우따나빠다사나

(Uttana Padasana, 위를 향해 팔다리 뻗은 자세)

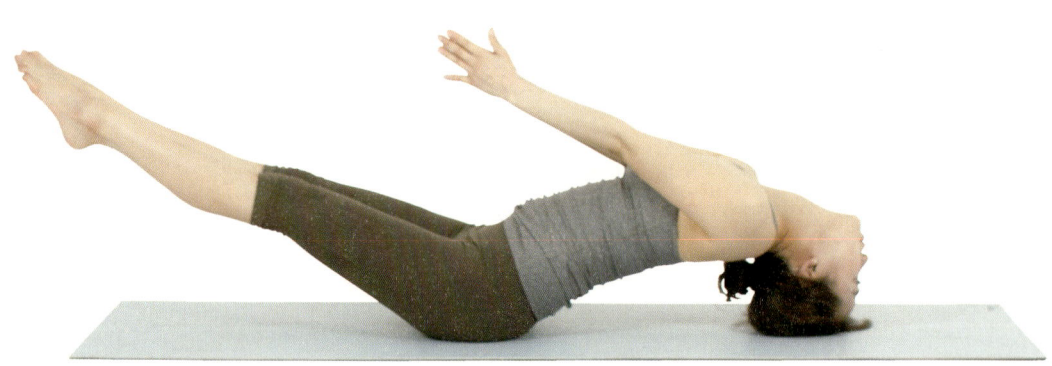

우따나빠다사나(Uttana Padasana, 위를 향해 팔다리 뻗은 자세)는 마쯔야사나에서 팔과 다리를 사선으로 뻗어 준 아사나이다. 우따나빠다사나를 수행할 때 가장 주의할 점은 아랫배와 엉덩이 근육을 강하게 수축시켜 요추가 과도하게 전만되지 않도록 만들어야 하다는 점이다. 이 아사나에서 다리를 사선으로 들어올릴 때 엉덩허리근을 강하게 사용하게 되는데, 이때 복근들이 충분히 수축하고 있지 않으면 요추가 과도하게 전만되어 부상을 입거나 통증이 생기기 쉽다. 무릎을 펴서 다리를 뻗어 주는 근육은 넙다리네갈래근이다.

따라서 평소 일상의 자세에서 다리를 펴지 못할 때는 넙다리네갈래근의 근력 문제로 볼 수 있으나 우따나빠다사나에서 다리를 뻗지 못하는 이유는 엉덩허리근의 근력이 충분치 않아서라고 보는 것이 타당하다. 왜냐하면 엉덩허리근의 근력이 충분치 않을 때 다리를 최대한 뻗게 되면 관상면의 무게중심선에서 신체 부위가 멀어질수록 하중이 증가하기 때문이다. 다리를 뻗으면 엉덩허리근이 감당해야 할 하중이 증가하기 때문에 무릎을 구부리게 되는 것이므로 지속적으로 엉덩허리근의 근력을 강화시키는 연습을 해야 한다.

우따나빠다사나에서 네 번째 차크라사나를 수행한다.

- 호흡은 완성 자세에서 10회 반복한다.
- 드리스티는 제3의 눈이다.

- 아래는 바르지 않은 자세이다. 바르지 않은 정렬 상태 및 자세를 표시해 보고 그 이유를 설명해 보시오.

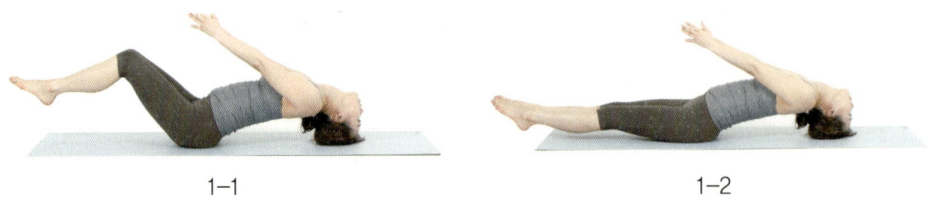

1-1                                    1-2

사진 1-1과 1-2는 우따나빠다사나에서 일반적으로 행하는 바르지 않은 자세이다.

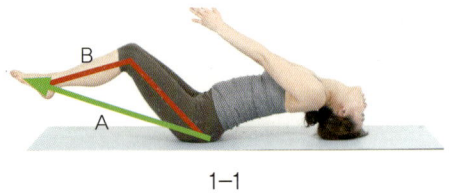

1-1

사진 1-1의 A는 다리를 뻗었을 때의 정렬선이다.
B는 다리를 뻗지 못하고 무릎을 구부린 상태이다.
다리를 뻗지 못하는 주된 원인은 엉덩허리근의 근력이 충분치 않아서이다.

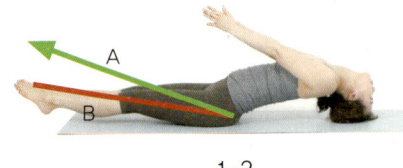

1-2

사진 1-2의 A는 다리를 뻗은 상태에서의 이상적인 각도이다.
B는 다리의 각도가 낮아진 상태이다.
사진 1-2의 상태는 사실 사진 1-1의 상태와 마찬가지로 엉덩허리근의 근력이 충분치 않은 상태인데 무릎을 폈기 때문에 엉덩허리근이 다리의 하중을 감당할 수 없어 어쩔 수 없이 다리가 낮아진 것이다.

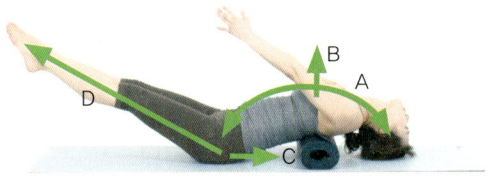

1-3

사진 1-3의 A는 상체 전면부를 확장한 상태이다.
B는 가슴을 천정을 향해 확장시킨 상태이다.
C는 어깨뼈 밑에 매트를 받친 상태이다.
D는 다리를 적절한 각도로 들어올린 상태이다.
C와 같이 어깨뼈 밑에 매트를 일정 높이로 받쳐 주면 자연스럽게 신체 전면부인 목-가슴-배에 이르는 부위를 이완시킬 수 있고 그 다음에 아랫배를 수축시키면 안정적으로 다리를 들어올릴 수 있다.

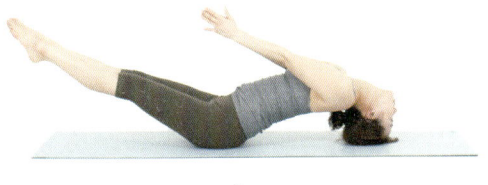

2

사진 2는 앞의 순차적인 과정을 거쳐 균형 잡힌 정렬 상태의 우따나빠다사나이다.

# 시르사사나

(Shirsasana, 물구나무 서기 자세)

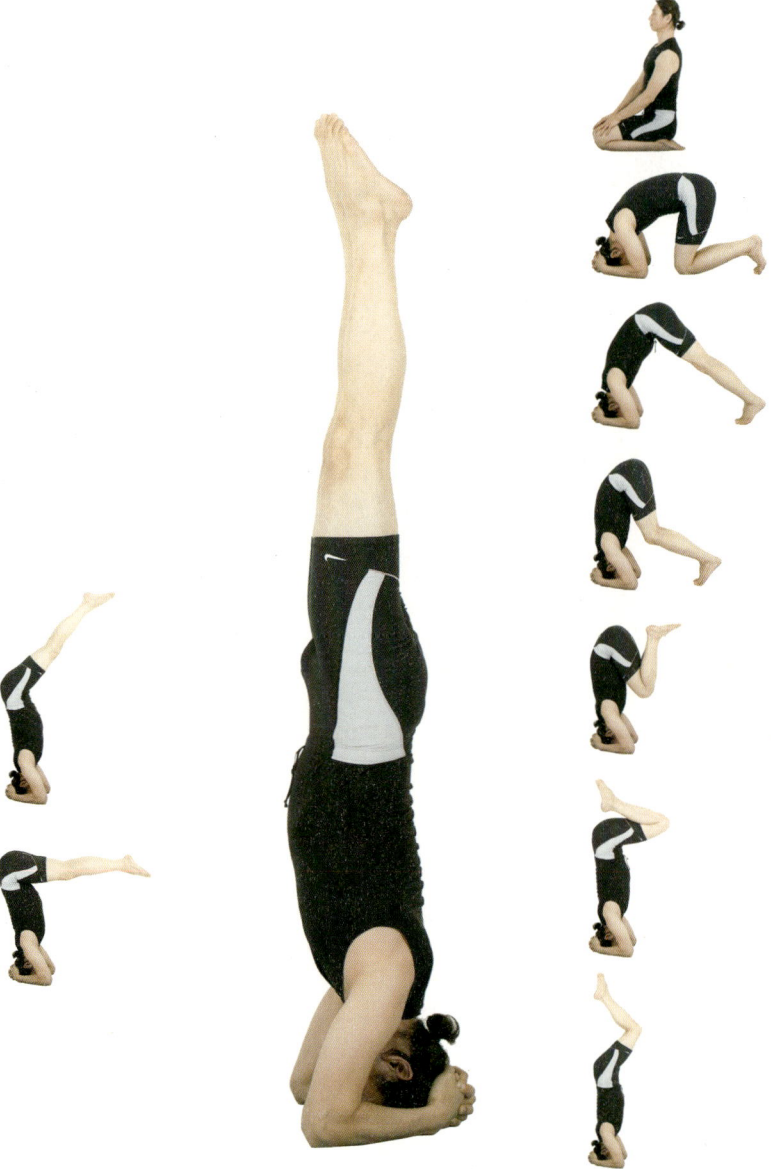

시르사사나(Shirsasana, 물구나무 서기 자세)는 신체의 상하를 뒤집어 체중을 온전히 팔과 어깨로 받아 내면서 균형을 유지하는 아사나로서 다리를 천정으로 뻗어 유지하는 시르사사나 A와 다리를 바닥과 수평으로 뻗어 주는 시르사사나 B로 구성된다. 상하 전후 좌우 근육들의 충분한 근력과 섬세한 조율이 조화를 이룰 때 자연스럽고 편안한 수준으로 시르사사나를 수행할 수 있다. 어깨와 팔의 근력이 충분히 강화되어 있지 않고 코어 근육들이 온전히 깨어 있지 않으면 머리에 과도한 하중을 부과하여 부상을 입을 수 있으므로 사전에 해당 부위의 근력을 충분히 강화할 필요가 있다. 시르사사나에서 외견상으로는 머리에도 하중을 싣고 있는 것처럼 보이지만 최종 완성 동작에서는 머리에는 체중을 거의 싣지 않고(숙련자는 싣지 않는다) 양손과 팔꿈치에 체중을 싣는 것이 좋다. 체중을 머리로 받아 낼 경우 경추의 추간판이 압박되어 통증을 유발할 수 있다.

초보자의 경우 머리에 최소 약 1/3의 하중을 싣거나 그 이상의 체중을 싣게 되지만 숙달시키는 과정에서 양어깨의 근력을 강화하여 양팔꿈치에 1/2씩 하중을 분산시켜 이상적으로는 머리에는 하중이 실리지 않도록 하는 것이 좋다. 머리에 하중을 싣지 않을 정도로 연습이 되면 다음 단계에서는 자연스럽게 고개를 들어올리는 전갈자세(Scorpion)를 수행할 수 있게 된다. 시르사사나를 수행할 때 집중을 통한 내적 고요함과 평화를 경험할 수 있다.

- 호흡은 완성 자세에서 25회 반복한다.
- 드리스티는 코끝이다.

- 아래는 바르지 않은 자세이다. 바르지 않은 정렬 상태 및 자세를 표시해 보고 그 이유를 설명해 보시오.

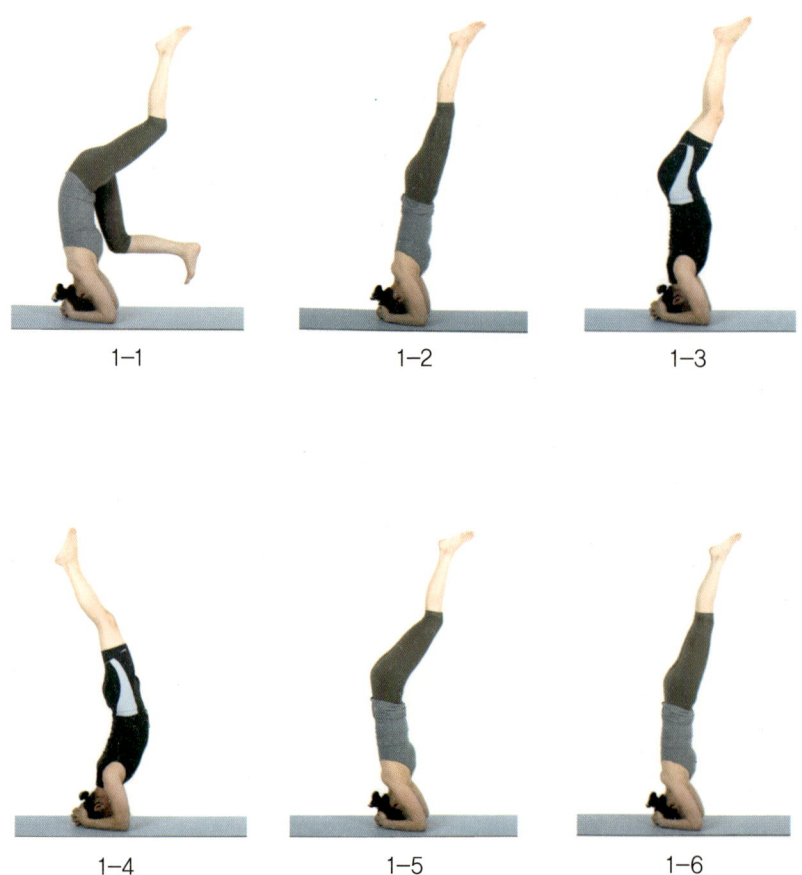

1-1                     1-2                     1-3

1-4                     1-5                     1-6

사진 1-1~1-6은 시르사사나에서 일반적으로 행하는 바르지 않은 자세이다.

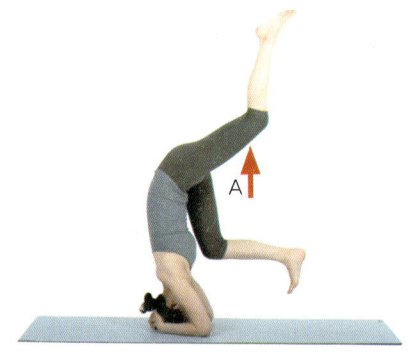

1-1

사진 1-1의 A는 팔과 어깨 및 머리의 안정성과 균형을 전혀 고려하지 않은 채 점프하면서 시르사사나를 수행하려는 시도이다. 토대가 안정적이지 않고 관련 근육들의 근력이 충분히 강화되어 있지 않으면 시르사사나를 적절히 수행하기 어렵다.

시르사사나를 수행할 때 가장 중요한 원칙 중의 하나는 팔꿈치를 바닥에 완전히 밀착시켜야 한다는 점이다.

팔꿈치가 바닥으로부터 들리면 무게중심이 흔들리는 것은 물론이고 하중이 정수리로 쏟아지기 때문에 시르사사나를 안정감 있게 수행할 수가 없다.

팔꿈치가 바닥에서 들리는 주된 이유는 등이 과도하게 말려있는 경우, 배와 허벅지를 붙이지 않은 경우 등이 있다.

팔꿈치는 반드시 바닥과 밀착되어서 체중을 적절히 분산시키는 역할을 해야한다.

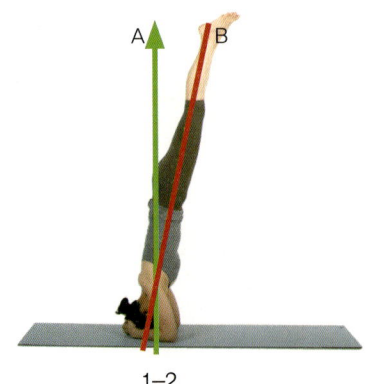

1-2

사진 1-2의 A는 관상면의 무게중심선이다.
B는 무게중심이 앞쪽으로 무너진 상태이다.
전체적으로 몸을 일직선으로 뻗어 올렸지만 몸의 중심이 무게중심선 A보다 앞쪽인 B와 같이 치우쳤다. 이런 상태에서는 하중이 팔꿈치에 과도하게 부과되어 안정적인 자세 유지가 어려운데 큰볼기근을 조여 골반을 앞쪽을 향해 밀고 척주세움근을 더 수축하여 발가락이 천정과 수직이 되는 위치까지 이동시키면 안정적인 자세를 만들 수 있다.
또한 무게중심이 앞쪽으로 무너질 경우 앞쪽으로 쏟아지는 하중을 팔과 어깨로 받아내야 하는 부담이 커지게 된다.
많은 경우 신체 한쪽의 근력이 반대편 근력에 비해 약해 비대칭이고 이 경우 부족한 근력을 보상하기 위해 좌우 어느 한쪽으로 무게중심이 쏠리게 된다.
이 경우 시상면의 정렬도 무너지게 된다.
따라서 관상면에서 무게중심이 전방으로 과도하게 쏠리면 그 영향으로 시상면에서도 좌우 정렬이 무너지기 쉽다는 것을 이해할 필요가 있다.
신체는 골격 및 근육의 발달에 있어 100% 완전한 대칭구조를 이루지 못하지만 사전에 근력을 충분히 강화하여 양쪽 근력이 비슷한 수준으로 발달할 수 있도록 해야 한다.
근력 상태와 별도로 시상면에서의 정렬이 무너지는 원인은 자세에 대한 알아차림이 부족한 데 있다.

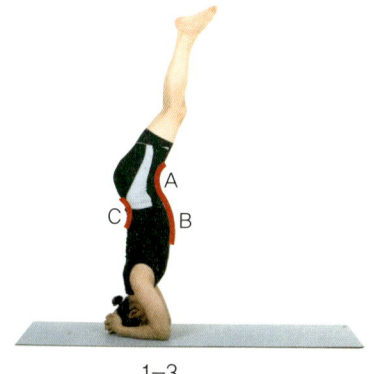

1-3

사진 1-3의 A는 엉덩허리근이 과도하게 수축된 상태이다.
B는 가로막이 과도하게 팽창된 상태이다.
C는 척주세움근이 과도하게 수축된 상태이다.

엉덩이의 큰볼기근은 과도하게 이완되고, 배와 허벅지를 연결하는 엉덩허리근은 과도하게 긴장되고, 가로막은 전방으로 과도하게 팽창되어 아사나를 수행하는 동안 근육의 피로가 누적되고 호흡이 짧아지기 쉬운 상태이다. 이 자세에서 긴장을 해소하고 근육의 피로를 없애기 위해서는 엉덩이의 큰볼기근과 복근들을 동시에 수축시켜 신체 전후 근육의 길항작용을 통해 척추를 길게 늘이면서 몸통의 안정성을 확보해야 한다.

평소 엉덩허리근을 충분히 이완시켜 두지 않으면 시르사사나 같은 아사나 수행에서 방해요소로 작용한다.

위에 언급한 근육 상태를 개선하지 않고 시르사사나를 지속적으로 수행하면 요추의 과도한 긴장으로 인한 통증과 가로막의 과도한 팽창으로 인한 짧은 호흡으로 아사나 수행이 부자연스러워진다.

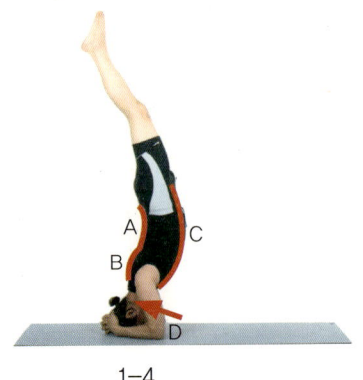

1-4

사진 1-4의 A는 척주세움근이 과도하게 수축되어 요추 전만이 과도해진 상태이다.

B는 등세모근 및 마름근들이 과도하게 이완되어 어깨뼈가 흉곽에 밀착되지 않아 돌출된 상태이다.

C는 복근들 및 엉덩허리근이 과도하게 이완된 상태이다.

D는 목과 어깨가 과도하게 가까워짐으로써 호흡이 짧아지기 쉬운 상태이다.

이 자세에서 긴장을 해소하고 근육의 피로를 없애기 위해서는 복근들, 등세모근 및 마름근들을 동시에 수축시켜 신체 전후 근육의 길항작용을 통해 척추를 길게 늘이면서 몸통의 안정성을 확보해야 한다.

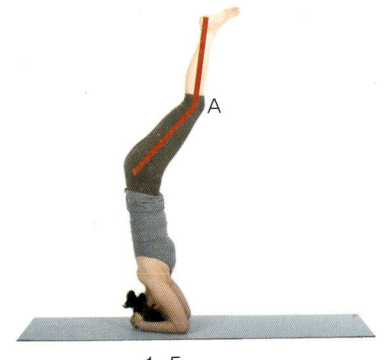

1-5

사진 1-5는 토대가 되는 양팔꿈치 안정성의 근원인 어깨와 팔의 근력이 충분치 못하고, 엉덩이 큰볼기근을 충분히 수축하지 못해 중심이 불안정해져 A와 같이 무릎을 구부려 중심을 유지하기 위해 애쓰고 있는 상태이다.

사전에 관련 근육들을 강화시킬 필요가 있다.

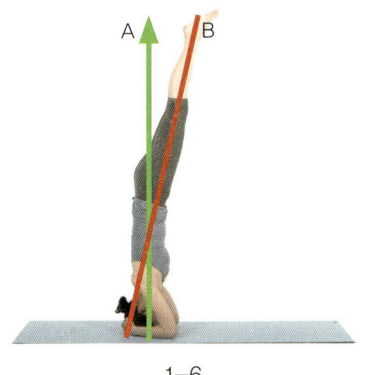

1-6

사진 1-6의 A는 관상면의 무게중심선이다.
B는 무게중심이 앞쪽으로 무너진 상태이다.
이는 사진 1-5과 같은 원인이다. 마찬가지로 사전에 관련 근육들을 강화시킬 필요가 있다.

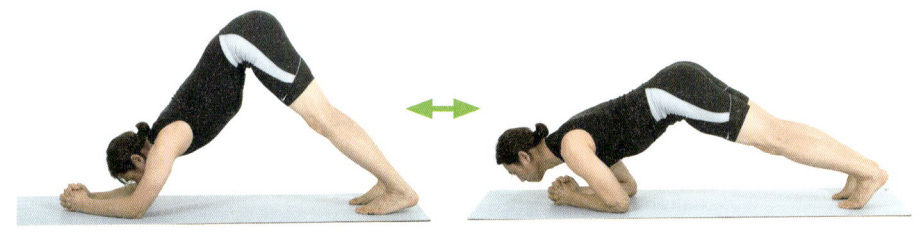

2

사진 2는 주로 어깨뼈를 흉곽에 밀착시키는 역할을 하는 앞톱니근을 강화하면서 몸통의 중립을 유지해주는 근육들인 상체 뒤쪽의 등세모근, 마름근, 넓은등근, 허리네모근(Quadratus Lumborum), 상체 앞쪽의 가슴근들 및 복근들, 하체 앞쪽 근육인 넙다리네갈래근, 하체 뒤쪽 근육들인 큰볼기근 및 뒤넙다리근을 강화시켜 주는 운동법이다.
시르사사나를 수행할 때 절대적으로 필요한 근육이 어깨 안정화에 기여하는 앞톱니근이다. 어깨를 안정화시킨다는 의미는 어깨뼈를 흉곽에 밀착시킨다는 의미이다.
어깨뼈(견갑골)는 일반적인 다른 뼈들처럼 인대를 통해서 연결되어 있지 않고 근육을 통해서만 연결되어 있다. 이는 마치 어깨뼈가 흉곽 상부에 부유하고 있는 상태와 같아 안정되어 있지 않은 상태이므로 어깨뼈를 흉곽에 밀착시키는 기능을 수행하는 앞톱니근을 수축시켜야 한다. 앞톱니근이 강화되어 적절히 수축하면 어깨뼈를 흉곽에 밀착시키게 되고 자연스럽게 몸통의 안정적 토대를 확보하여 시르사사나 수행 시 자세가 안정된다.
구체적인 안정화 방법은 양팔꿈치를 바닥에 대고 양손을 깍지 낀 채 다운독 자세처럼 준비 자세를 만든 후 내쉬면서 상체를 앞으로 내리고 마시면서 다시 원래 상태로 돌아오기를 반복하면 된다.

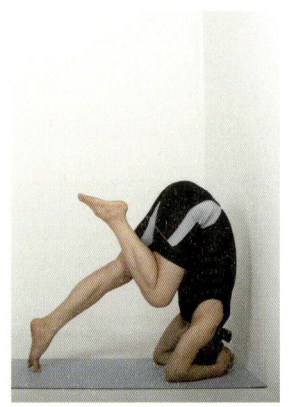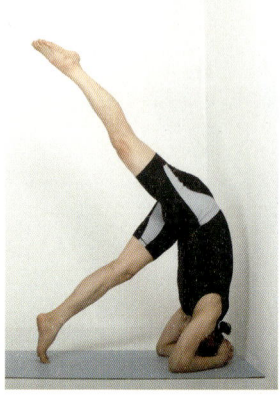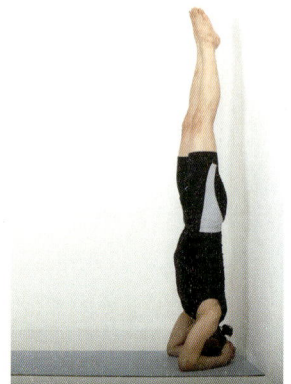

3

사진 3은 벽을 이용해서 시르사사나 A를 수행할 수 있는 첫 번째 방법을 순차적으로 제시한 것이다.
각 단계에 익숙해질 때까지 다음 단계로 나아가지 않는 것이 좋다.
팔꿈치와 머리를 통해서 완전히 균형감을 유지할 수 있을 때 바닥에 닿은 다리를 들어올려 뻗으면 된다.
가급적 머리에 체중을 싣지 않는 것이 좋지만 초보자의 경우 약 1/3의 체중이 실린다.
숙달될수록 머리에 체중이 전혀 실리지 않고 양팔에만 체중이 실리도록 해야 한다.
벽을 등지고 시르사사나를 연습하는 이유는 시르사사나 연습 시 뒤로 넘어지거나 넘어져서 다칠 수 있다는 불안감을 감소시켜줄 수 있기 때문이다. 비록 벽을 직접 이용하지 않더라도 등 뒤에 벽이 있다는 단순한 사실 만으로도 심리적 안정감을 줄 수 있기 때문이다.

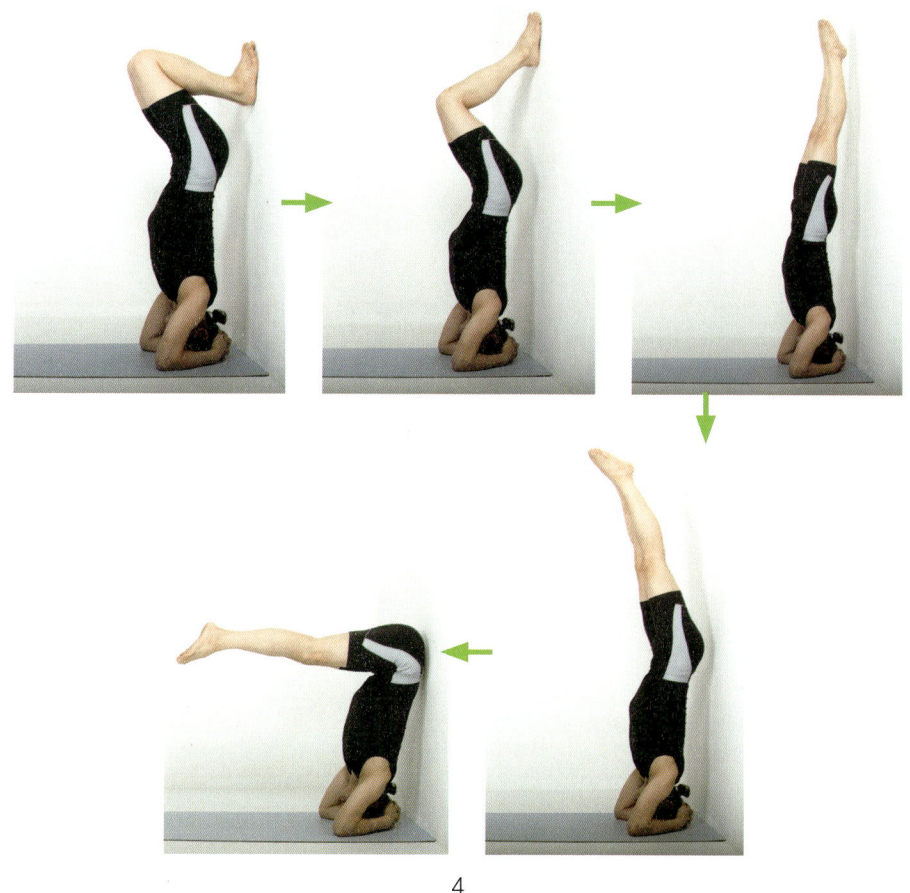

4

사진 3의 단계를 통해 시르사사나가 익숙해지면 사진 4와 같이 벽을 이용해서 시르사사나 B까지 연습해 볼 수 있다.

사진 4는 벽을 이용해서 시르사사나 A&B를 수행할 수 있는 방법을 순차적으로 제시한 것이다. 각 단계에 익숙해질 때까지 다음 단계로 나아가지 않는 것이 좋다.

양발바닥을 벽에 대고 서서히 골반을 앞으로 밀고 무게중심을 팔꿈치와 머리로 분산시킨 후 완전히 균형감을 유지할 수 있을 때 다리를 천정을 향해 뻗으면 된다.

시르사사나 A가 완전히 숙달된 후 다리를 수평으로 뻗어 유지하는 B를 수행하는 것이 좋다.

다리를 수직에서 수평으로 내릴 때 주의할 점은 다리가 내려오는 정도만큼 비례적으로 엉덩이는 뒤쪽을 향해 이동해야 요추 부근 결합조직의 부상을 방지할 수 있다는 점이다.

이는 마치 몸통이 시소의 중심점이고 다리와 엉덩이가 시소의 양끝이어서 무게중심을 동일하게 유지하면서 균형을 유지하는 것과 같다.

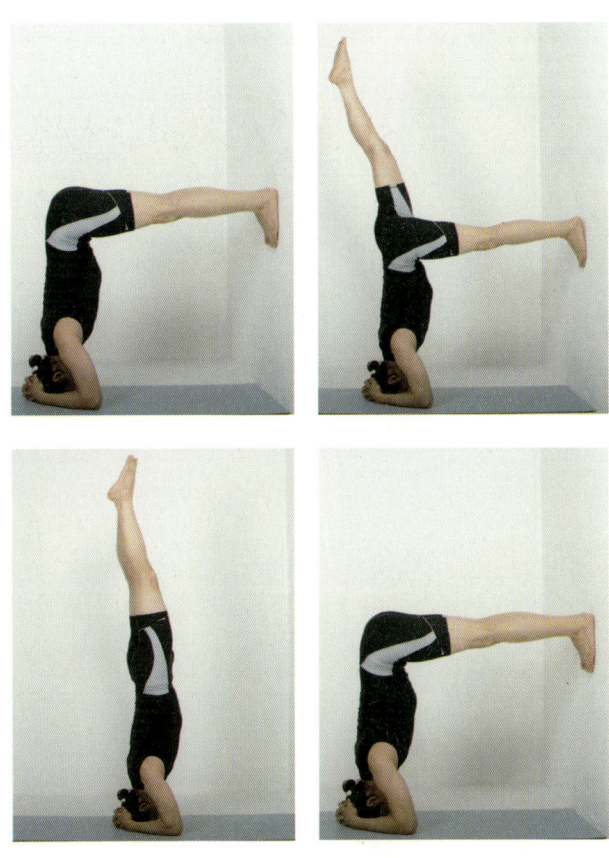

5

사진 5는 발바닥을 벽에 붙인 상태에서 시르사사나 A&B를 연습하는 방법을 제시한 것들이다. 처음에는 양다리를 뻗어 발바닥을 벽에 대고 그 다음 한쪽 다리를 들어올리는 연습을 한 후에 머리와 팔꿈치로 중심을 유지할 수 있을 때 나머지 한다리도 천정을 향해 뻗어 올리면 된다. 시르사사나 A가 완전히 익숙해지면 마지막에 다리를 수직으로 내려 시르사사나 B를 연습하면 된다.

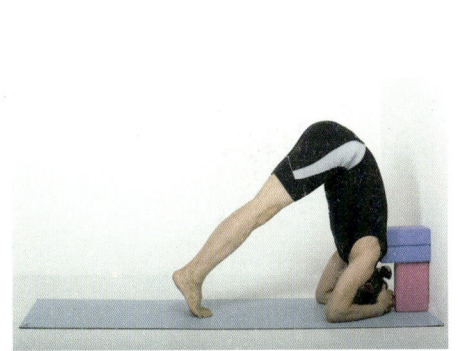 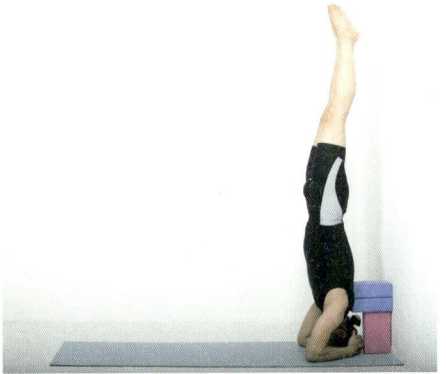

6

사진 6은 벽과 어깨뼈 사이에 블록을 받쳐 두고 시르사사나 A를 연습하는 방법이다.

벽과 어깨뼈 사이에 블록을 받쳐 두는 이유는 등이 말려 있어 어깨뼈를 전방을 향해 밀어내지 못해서 팔꿈치가 바닥으로부터 들리고 균형을 유지하지 못해 시르사사나를 수행하지 못하는 수련자들을 위해서이다.

블록의 도움을 통해서 어깨뼈를 전방으로 밀어냄으로써 팔꿈치를 바닥으로 밀착시킬 수 있어 시르사사나를 수행할 수 있게 된다.

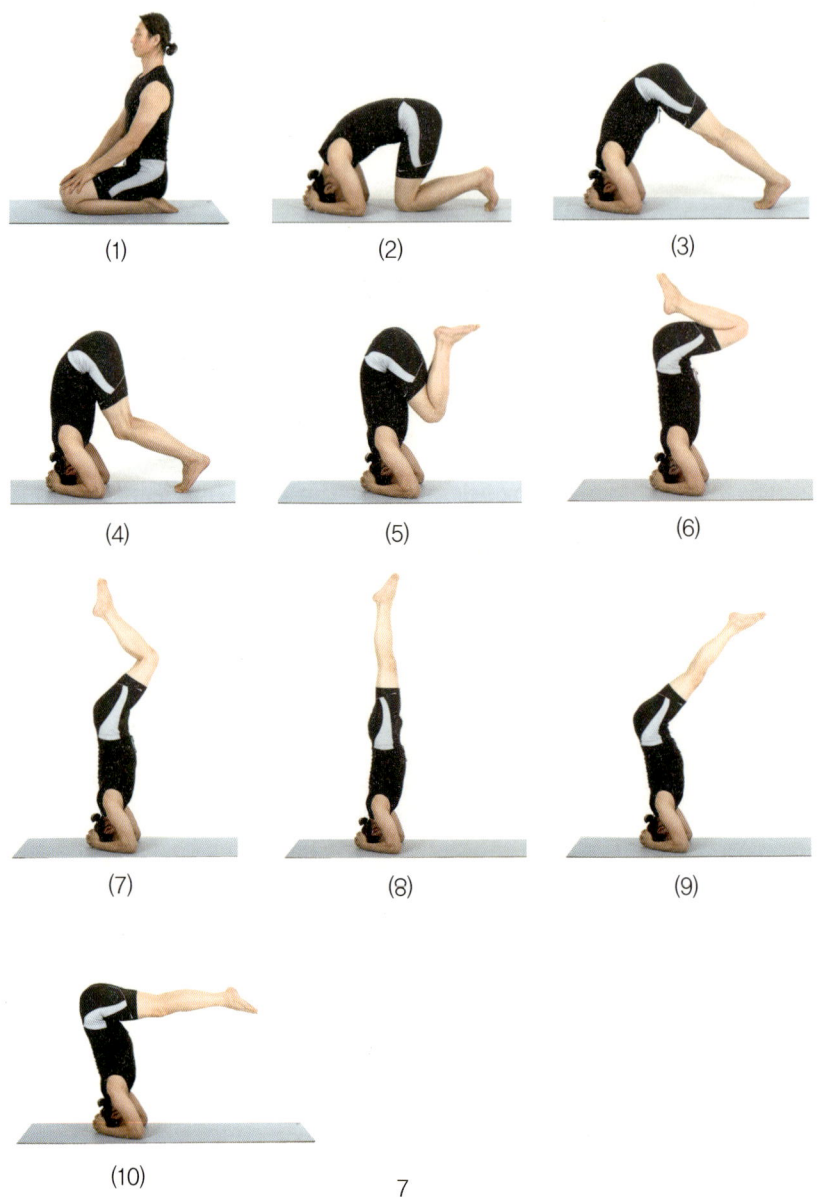

사진 7은 시르사사나 A&B를 벽 없이 혼자 수행하는 방법을 순차적으로 제시한 것이다. 배와 허벅지를 밀착시켜 양팔꿈치가 바닥에 밀착되어야 균형을 유지할 수 있다. 이 상태에서 균형이 충분히 안정된 후에 다리를 천정을 향해 뻗어 올리면 된다.

# 빠드마사나

(Padmasana, 연꽃 자세) 시리즈

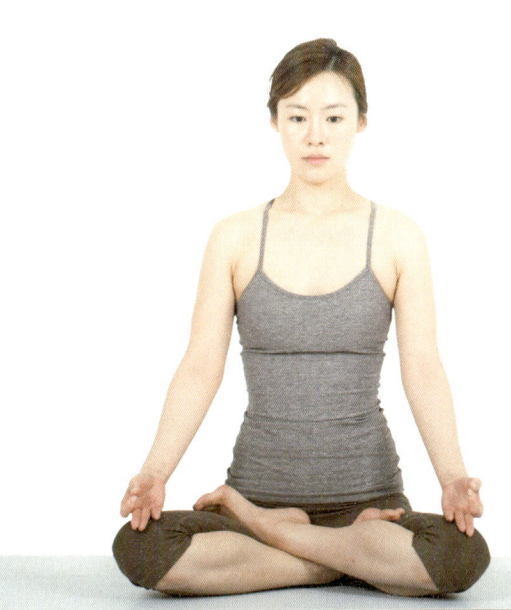

빠드마사나(Padmasana, 연꽃 자세) 시리즈는 결가부좌 상태에서 양팔을 등 뒤로 감는 받다빠드마사나(Baddha Padmasana, 묶은 연꽃 자세), 그대로 상체를 숙여 호흡하는 요가무드라(Yoga Mudra, 마지막 봉인 자세), 양팔을 풀어 등 뒤로 짚은 채 호흡하는 빤마아사나(Panmasana, 지탱된 아치 자세), 결가부좌인 빠드마사나(Padmasana, 연꽃 자세) 그리고 결가부좌 상태에서 손바닥을 바닥을 짚어 몸을 들어올리는 우뜨플르티(Uthpluthi, Tolasana, 톨라사나라고도 부름, 물 위에 뜬 연꽃 자세)로 구성된다.

빠드마사나 시리즈를 통해 아쉬탕가요가 프라이머리 시리즈(Ashtanga Yoga Primary Series)는 마무리가 되는데 이는 상징적으로 요가의 지향점을 시사한다. 선 자세의 아사나 수행인 Standing Sequence와 앉은 자세의 아사나 수행인 Sitting Sequence 그리고 역자세(Inversion)인 Finishing Sequence의 맨 마지막 아사나들이 바로 빠드마사나 시리즈인데 이러한 일련의 아사나 흐름은 크게 두 가지 상징성을 드러낸다고 볼 수 있다.

첫째는 몸이 열리는 과정을 순차적으로 제시한 것이다.
아쉬탕가 요가 수련을 해보면 알겠지만 먼저 나온 아사나에서 충분히 몸이 열리지 않거나 근력이 강화되어 있지 않으면 뒤따르는 아사나를 자연스럽게 수행하기 어려운 구조로 되어 있다. 이는 몸은 순차적으로 깊이를 더해서 열리는 것을 이해하고 아사나를 배치한 것을 알 수 있다.
유연성과 근력을 충분히 강화시켜야 더 높은 난이도의 아사나를 수행할 수 있음을 보여줌으로써 요가 수행의 점진성을 드러낸다.

둘째는 Standing, Sitting, Finishing 순으로 아사나의 흐름을 따라가면서 거친 수준의 의식을 정화하여 점점 정화된 수준의 의식으로 이행해 가야하는 것을 보여준다.
아사나 수행의 난이도가 더해 감에 따라 더 섬세한 수준의 집중과 이완이 필요하고 더 높은 수준의 유연성과 근력이 요구되는데 이는 결국 육체적 난이도와 정신적 수준이 서로 상보적 관계임을 보여 준다.
일련의 아사나를 통해 정신적 육체적 정화 수준을 높여 결국 가부좌 자세에서 심신 안정의 토대가 확립되면 명상을 통해 자신을 관조할 수 있도록 이끈다.

빠드마사나 시리즈의 관련 근육들에 대한 자세한 설명은 마리치아사나의 근육 설명을 참조하기 바란다.

반다빠드마사나에서
- 호흡은 완성 자세에서 10회 반복한다.
- 드리스티는 코끝이다.

요가무드라에서
- 호흡은 완성 자세에서 10회 반복한다.
- 드리스티는 제3의 눈이다.

빤마아사나에서
- 호흡은 완성 자세에서 10회 반복한다.
- 드리스티는 제 3의 눈이다.

빠드마사나에서
- 호흡은 완성 자세에서 25회 반복한다.
- 드리스티는 코끝이다.

우뜨플루티에서
- 호흡은 완성 자세에서 25회 반복한다.
- 드리스티는 코끝이다.

- 아래는 바르지 않은 자세이다. 바르지 않은 정렬 상태 및 자세를 표시해 보고 그 이유를 설명해 보시오.

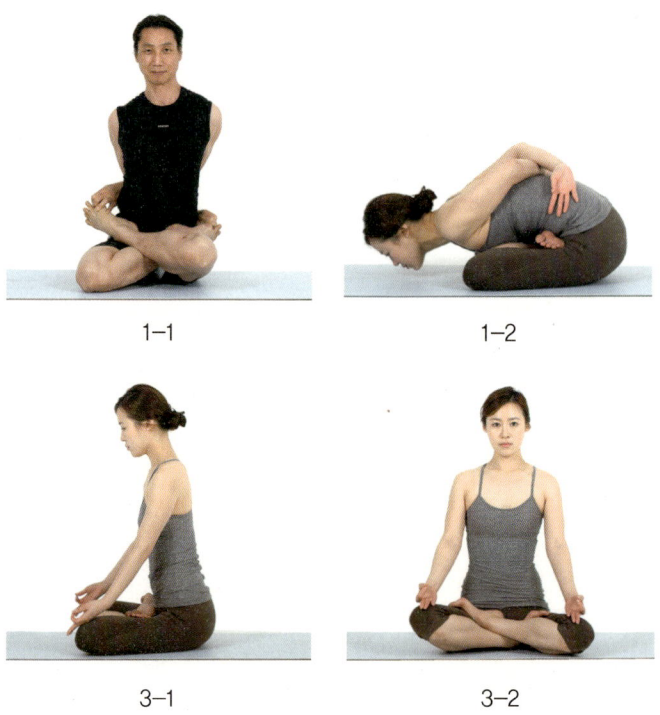

1-1　　　　　　　　　1-2

3-1　　　　　　　　　3-2

사진 1-1과 1-2는 받다빠드마사나에서 일반적으로 행하는 바르지 않은 자세이다.

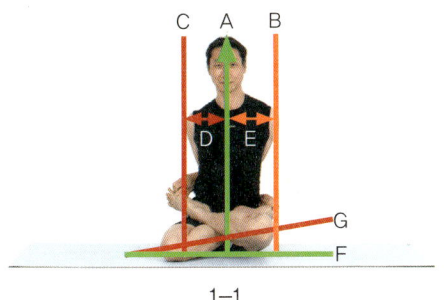
1-1

사진 1-1의 A는 시상면의 무게중심선이다.
B와 C는 어깨의 수직정렬선이다.
D와 E는 A에서 양어깨까지의 거리를 나타낸다.
F는 양무릎의 정렬선이다.
G는 정렬이 무너진 무릎 상태이다.

받다빠드마사나를 수행할 때 팔을 등 뒤로 둘러 발가락을 잡아야 한다.
이때 팔과 어깨 근육의 유연성과 가부좌를 했을 때 엉덩이와 다리 및 발목 근육의 유연성이 충분하지 않으면 시상면의 무게중심선 A에서 좌우 어깨와 수평인 어깨의 수직정렬선 B, C까지의 거리가 D와 E처럼 동일하지 않게 바뀌어 G와 같이 무릎이 좌우 비대칭 상태가 된다. 몸이 전체적으로 한쪽으로 기울어져 있는 것을 볼 수 있다. 위에 언급한 근육들이 충분히 이완되지 않은 상태에서 받다빠드마사나를 수행하면 관절과 근육에 긴장과 통증이 발생하는데 그 통증을 보상하기 위해 신체 좌우 대칭이 무너지는 것을 알 수 있다.

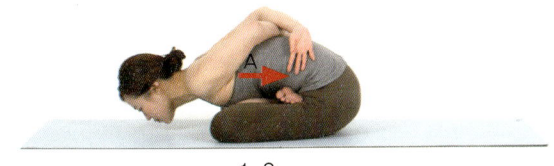
1-2

사진 1-2는 받다빠드마사나에서 상체를 숙였을 때, 즉 요가무드라 상태에서 A와 같이 손가락이 발가락을 계속해서 잡지 못하고 놓친 상태이다. 이러한 현상 역시 사진 1-1에서 언급한 관련 근육들의 유연성 부족으로 인한 것이다.

사진 1-3~1-5는 어깨와 팔 근육들을 이완시키는 방법을 제시한 것들이다.

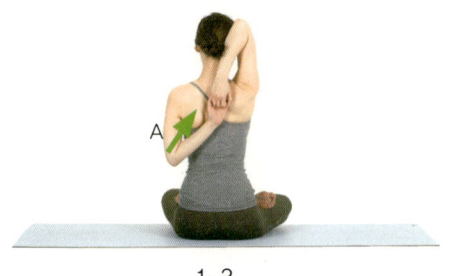

1-3

사진 1-3은 양팔을 등 뒤에 두고 A와 같이 양손가락을 맞잡은 상태로 어깨와 팔 근육들을 이완시키는 자세이다.

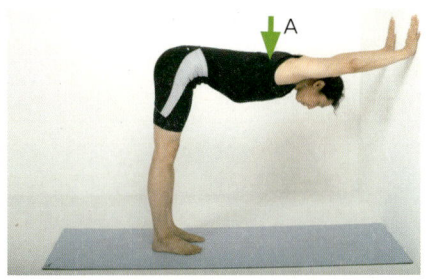

1-4

사진 1-4는 벽을 잡고 상체를 숙여 A와 같이 어깨와 팔 근육들을 이완시키는 자세이다.

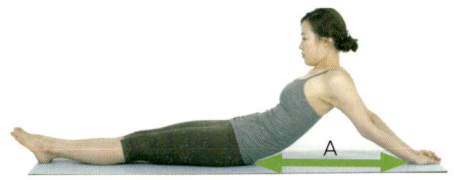

1-5

사진 1-5는 양손을 등 뒤 멀리 짚고, A와 같이 엉덩이와 양손 사이의 거리를 멀어지게 만들어 어깨와 팔 근육들을 이완시키는 자세이다.

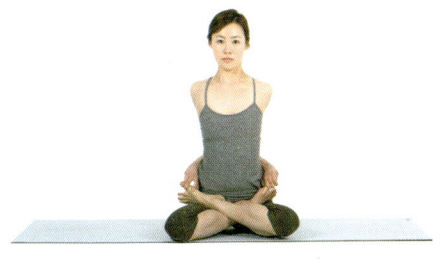

2

사진 2는 앞의 순차적인 과정을 거쳐 균형 잡힌 정렬 상태의 받다빠드마사나이다.

사진 3-1~3-4는 빠드마사나에서 일반적으로 행하는 바르지 않은 자세이다.

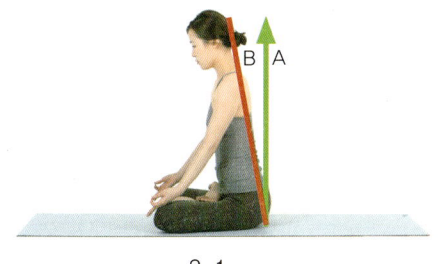

3-1

사진 3-1의 A는 관상면의 무게중심선이다.
B는 과도하게 앞으로 무너진 무게중심선이다.
이와 같이 전체적으로 무게중심이 앞쪽으로 무너진 이유는 엉덩허리근이 충분히 이완되지 않은 상태에서 빠드마사나를 수행하여 수축된 근육의 힘으로 인해 몸이 앞쪽으로 기울게 된 것이다

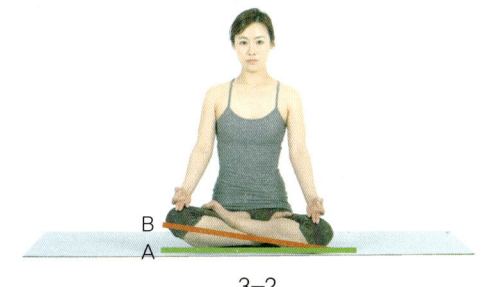

3-2

사진 3-2의 A는 양무릎의 정렬선이다.

B는 정렬이 깨진 무릎 상태이다.

결가부좌 자세를 자연스럽게 수행하기 위해서는 발목, 넙다리네갈래근, 볼기근들 및 엉덩이 심부의 회전근들이 충분히 이완되어 있어야 하는데 관련 근육들이 충분히 이완되어 있지 않으면 무릎이 바닥으로부터 들리게 된다.

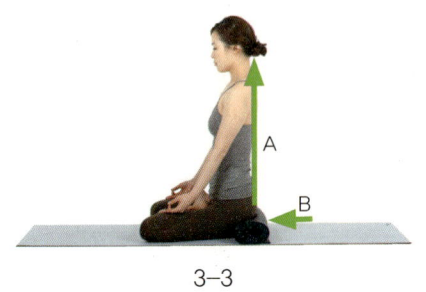

3-3

사진 3-3의 A는 척추중립 및 신장 상태이다.

B는 엉덩이 밑에 매트를 받쳐 빠드마사나를 안정된 상태로 만든 것이다.

엉덩이를 바닥에 대고 앉으면 자연 상태에서는 무릎의 높이가 엉덩이 높이보다 높다. 무릎이 중력 방향으로 낮아짐으로써 요추는 자연스럽게 앞쪽으로 향하는 '(' 만곡을 만들어 내면서 앉은 상태의 균형과 안정감을 만들어 낸다. 하지만 정확한 자세에 대한 이해 부족으로 요추가 뒤를 향한 ')' 형태로 무너지게 앉게 되면 무릎의 높이는 엉덩이 높이에 비해 과도하게 높아지게 되어 바르지 않은 자세가 된다. 따라서 이런 경우에는 엉덩이 밑에 요가 매트나 블록을 받치고 앉아서 엉덩이 높이를 무릎 높이와 같게 만들거나 더 높여 주면 자연스럽게 척추중립 및 신장 상태가 유지된다.

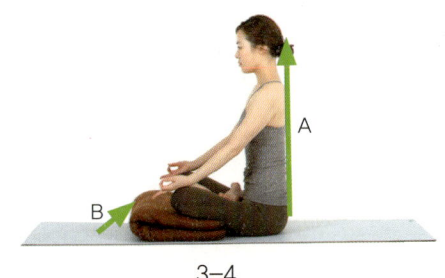

3-4

사진 3-4의 A는 척추중립 및 신장 상태이다.

B는 무릎 밑에 담요를 받쳐 빠드마사나를 안정된 상태로 만든 것이다.

사진 3-4의 몸 상태는 사진 3-3의 몸 상태와 동일하지만 엉덩이 밑에 매트를 받친 대신 무릎 밑에 담요를 받쳐 척추를 신장시키도록 돕는 방법이다.

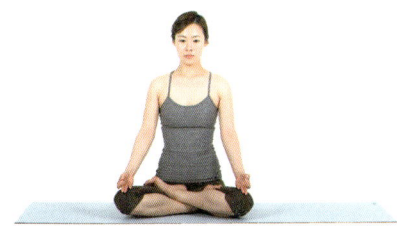

4

사진 4는 앞의 순차적인 과정을 거쳐 균형 잡힌 정렬 상태의 빠드마사나이다.

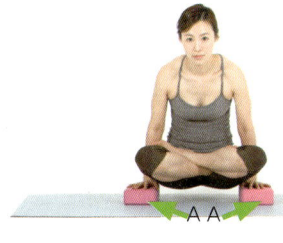

5-1

사진 5-1은 우뜨플루티를 수행할 때 바닥에서 몸을 들어올리지 못할 때 A와 같이 양손 밑에 블록을 받쳐 몸을 들어올리는 대안이다.

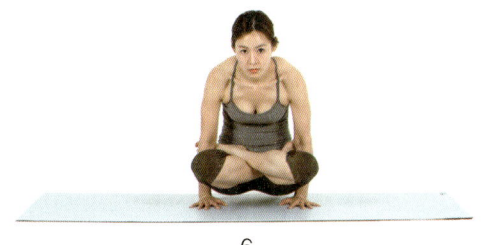

6

사진 6은 앞의 순차적인 과정을 거쳐 균형 잡힌 정렬 상태의 우뜨플루티이다.

# 점프 포워드
## (Jump Forward)

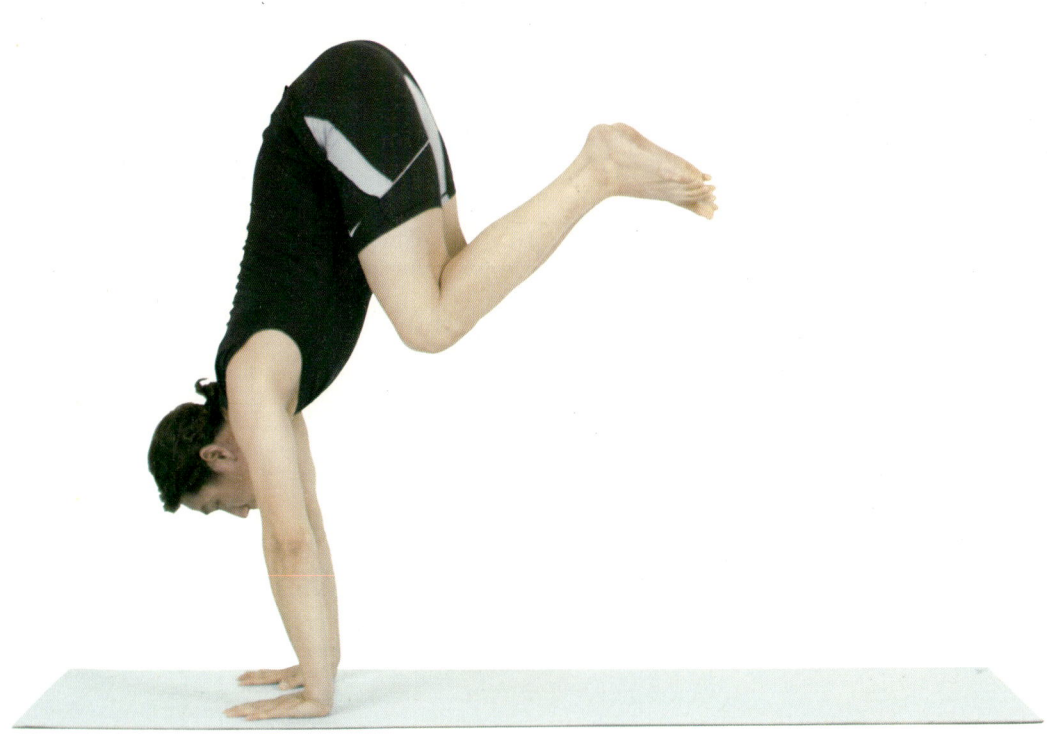

점프 포워드(Jump Forward)는 아쉬탕가 요가나 빈야사 수련 시 다운독에서 빈야사 업(Vinyasa Up)해서 사마스티티(Samasthiti)로 되돌아가는 전환 자세의 중간 과정이다. 따라서 반드시 전환 자세를 이와 같이 해야 하는 것이 아니고 수련의 정도가 향상되었을 때 시도하면 된다.
일반 수련자의 경우 보통 다운독에서 걸어서 앞으로 가서 양손 사이에 발을 두는 워크 포워드(Walk Forward) 방식으로 수련한다.

점프 포워드는 손바닥이 체중을 모두 떠받칠 수 있어야 가능한데 이때 필수적인 요소들이 있다.
사람은 평소 발에 체중을 싣고 살아가기 때문에 어깨와 팔이 체중을 떠받칠 수 있을 정도로 근력이 발달할 필요가 없었고 또한 설령 근력이 충분하다 할지라도 손바닥이 발의 역할을, 팔이 다리의 역할을, 어깨뼈가 골반의 역할을 할 필요가 없었다.
이 말은 점프 포워드를 하기 위해서는 두 가지 요소가 필수적으로 필요하다는 의미이다.

첫째는 팔이 다리처럼 체중을 떠받칠 수 있도록 근력이 충분해야 한다.
둘째는 손바닥-팔-어깨뼈에 이르는 신체 부위들이 역자세로 된 신체의 균형 즉 무게중심을 유지할 수 있도록 섬세하게 반응할 수 있어야 한다.

성급한 마음으로 점프 포워드를 흉내 낸다고 해도 안정적인 점프 포워드를 수행하기 어렵다. 따라서 기본적으로 근력을 기르고 역자세에서 무게중심을 유지할 수 있는 방법을 장기적 계획을 세워서 반복해야 한다.

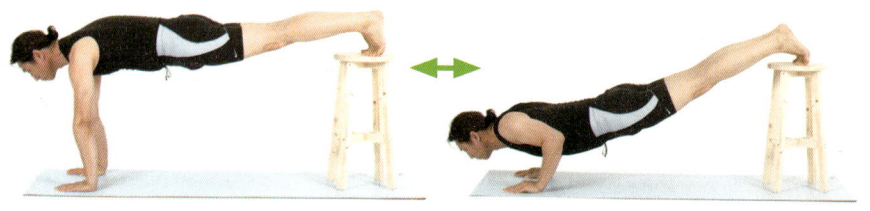

1

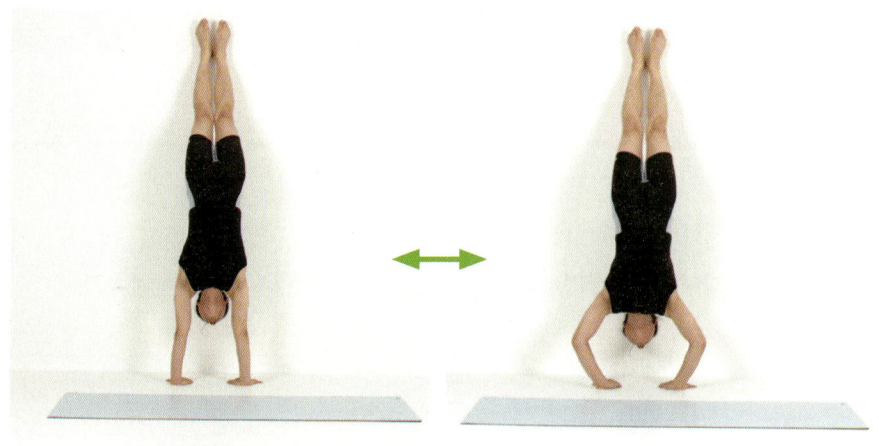

2

사진 1과 2는 팔과 어깨의 근력을 길러 주기 위한 방법이다.

처음에는 역자세에서 팔굽혀펴기를 한다는 자체가 커다란 도전이 된다.

따라서 처음에는 사진 1과 같이 하중을 적게 받을 수 있도록 의자나 낮은 책상을 이용하는 것이 좋다.

그리고 팔과 어깨의 근력이 증가함에 따라 벽을 이용하여 몸을 완전히 뒤집은 역자세에서 팔굽혀펴기를 연습하면 된다.

기구를 사용하지 않은 맨몸운동에서 근력을 기르는 방법은 몇 가지 원칙을 지키면 된다.

첫째는 동일 하중에서 횟수를 늘리는 것이다.

둘째는 동일 하중에서 쉬는 시간을 줄이는 것이다.

셋째는 동일 하중에서 하중이 걸리는 각도를 키우는 것이다.

넷째는 반드시 세트 운동(즉 정한 할당량을 채우기)을 하는 것이다.

요가 수련 역시 난이도가 높은 아사나들의 경우 근력이 상당히 많이 필요하다.

근력을 키우는 방법은 다양하지만 일반적으로 헬스 보조 도구를 사용하여 근력을 기른다. 하지만 요가의 경우에는 가능하다면 보조 도구를 사용하여 특정 근육을 강화시키는 방법보다는 도구를 사용하지 않고 자신의 체중과 하중이 걸리는 각도 그리고 횟수 및 쉬는 시간을 조절하여 맨몸 운동을 통해서 근력을 키우라고 권하고 싶다.

왜냐하면 요가는 특정 부위의 근육을 강화시키는 것 자체가 목적이 아니라 신체 부위들이 유기적으로 서로 공조하여 의도하는 자세를 표현해 내는 데 주안점이 있기 때문이다.

예를 들어, 위팔세갈래근의 근력이 강화되지 않아 역자세에서 몸을 들어올릴 수 없다는 이유로 아령으로 위팔세갈래근만 특화해서 강화시키면, 외적으로는 위팔세갈래근이 강화되었기 때문에 역자세에서 몸을 들어올릴 수 있을 것 같지만, 실제로는 불가능할 수 있다.

왜냐하면, 사진 2와 같이 벽에 다리를 뻗고 역자세로 팔굽혀펴기를 할 때는 주로 위팔세갈래근의 근력을 강화시키지만, 동시에 머리끝에서 발끝까지 신체의 모든 근육들이 안정적인 핸드스탠드(Handstand) 자세를 만들기에 적합한 방식으로 공조하게 되기 때문이다.

따라서 요가 수련에 필요한 근력을 강화시키기 위해 가능하면 맨몸 운동을 하도록 권한다.

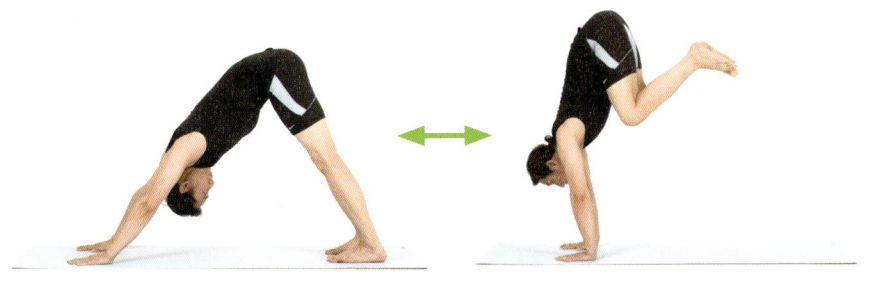

3

사진 3은 앞의 사진 1~2의 과정을 거쳐 팔과 어깨 그리고 신체의 다른 부위의 근육들이 유기적으로 공조하는 느낌이 생겼을 때 다운독에서 점프해서 팔로 몸을 허공에 띄워 유지하는 연습 방법이다.

이때 핵심은 가능한 한 허공에 몸을 띄운 시간을 오래 유지할 수 있도록 계속 팔과 어깨의 근력을 강화하고 무게중심을 유지하는 감각을 깨워 나가는 것이다.

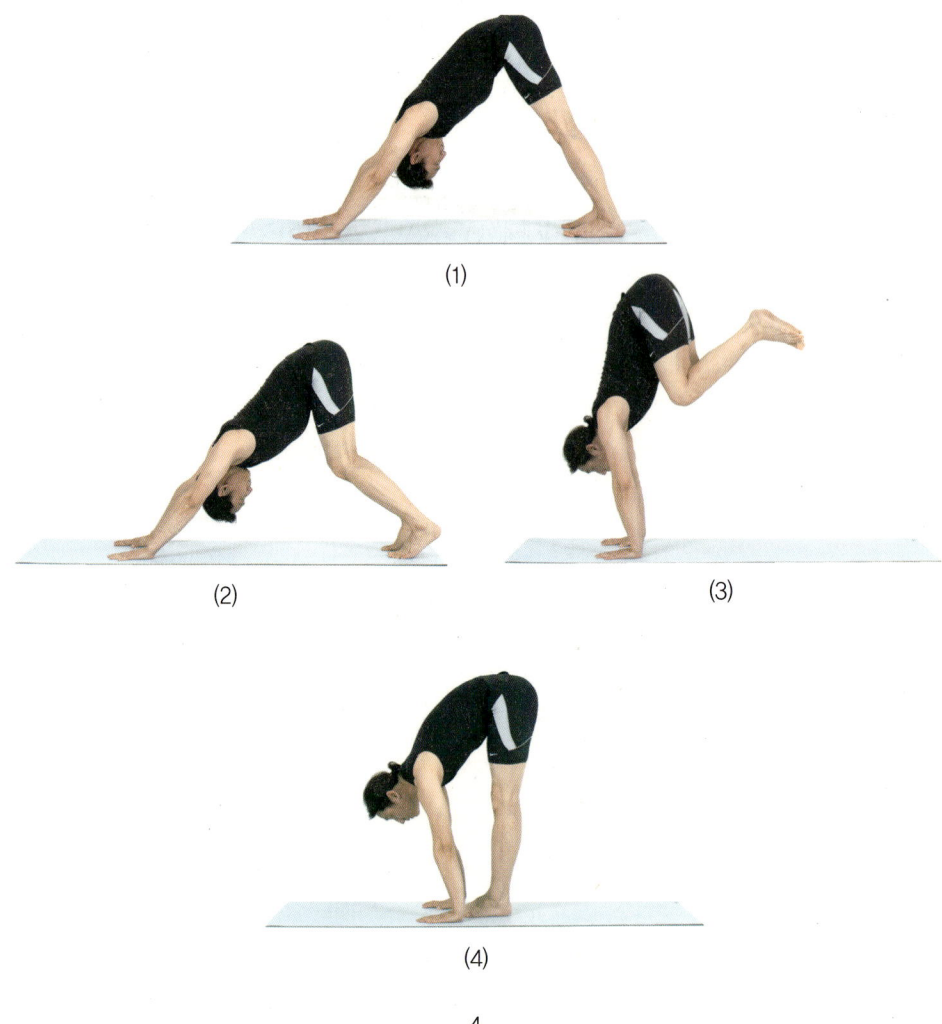

사진 4는 앞의 순차적인 과정을 거쳐 일련의 연속된 흐름으로 점프 포워드하는 과정이다.

# 점프 뜨루

(Jump Through)

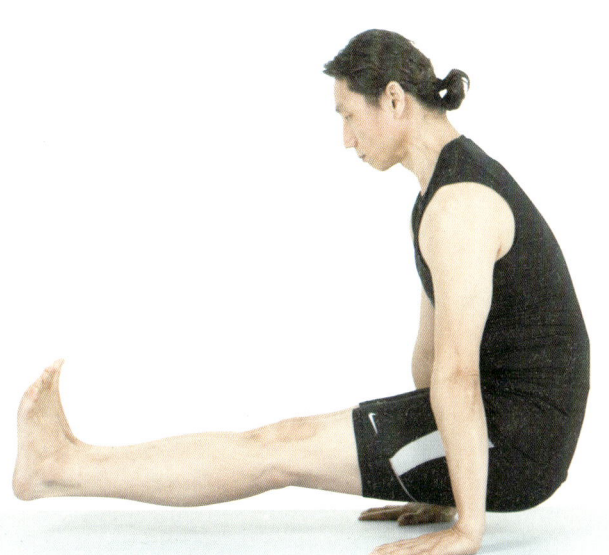

점프 뜨루(Jump Through)는 아쉬탕가 요가나 빈야사 수련 시 다운독에서 다음 본 동작으로 들어가는 전환 자세이다. 따라서 반드시 전환 자세를 이와 같이 해야 하는 것이 아니고 수련의 정도가 향상되었을 때 시도하면 된다.
일반 수련자의 경우 보통 다운독에서 걸어서 앞으로 가서 양손 사이로 다리를 뻗는다. 이런 전환 방식을 워크 뜨루(Walk Through)라고 부른다.

점프 뜨루는 앞 장에서 설명한 점프 포워드 방식에서 한 단계 나아간 전환 방식이다.
모든 기본기는 점프 포워드 방식과 동일하고 양팔 사이로 다리를 뻗은 후 앉아야 하기 때문에 조금 더 높은 수준의 팔과 어깨의 근력이 필요하다.
추가적으로 허벅지를 배로 끌어당기는데 주동근으로 작용하는 엉덩허리근의 근력과 무릎을 펴주는 데 주동근으로 작용하는 넙다리네갈래근의 근력이 더 강화되어 있어야 한다.
따라서 점프 뜨루를 수행하기 위해서는 점프 포워드 방식의 모든 수련을 충분히 거친 후 추가적으로 사진 1에서 제시한 블록을 사용한 방식을 연습하면 도움이 된다.

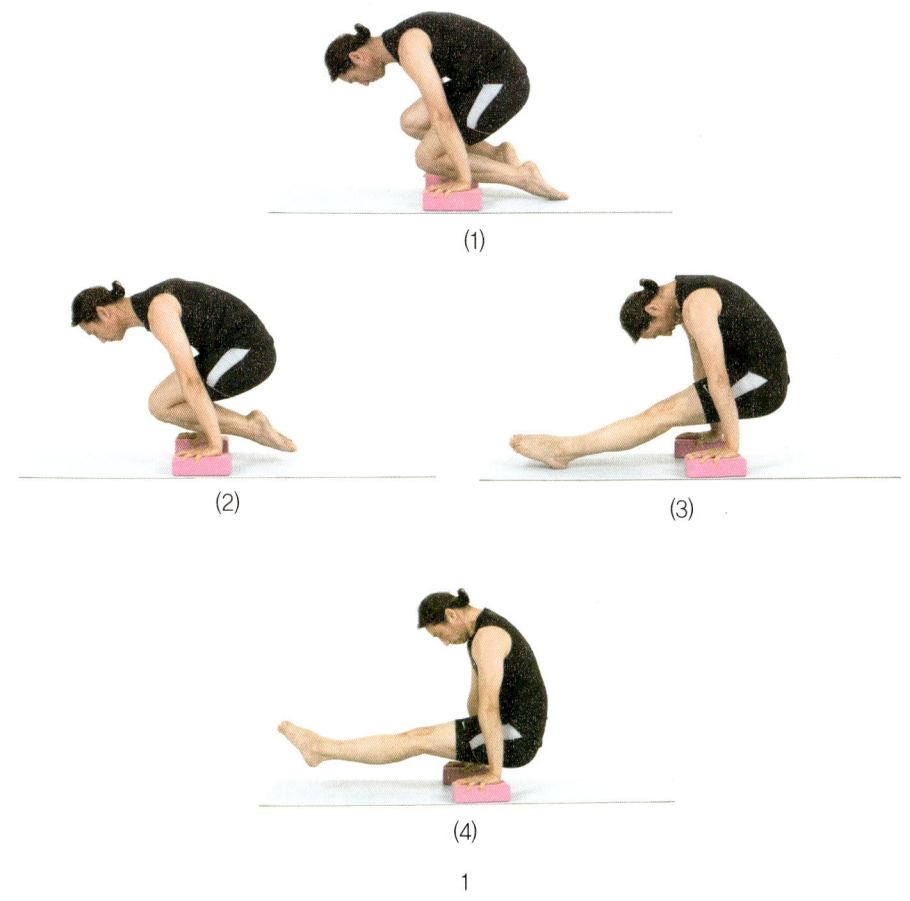

1

사진 1은 블록을 사용하여 점프 뜨루 연습을 할 수 있도록 순차적인 방법을 제시한 것들이다.
처음에는 블록을 짚은 상태에서 양팔을 최대한 편다.
그 다음에는 한쪽 발은 바닥에 두고 다른 한쪽 발은 접어서 바닥으로부터 띄운다. 이때 띄운 다리의 허벅지는 배와 최대한 밀착되게 당겨야 한다.
이 과정이 충분히 익숙해지면 양다리를 번갈아 가면서 바닥으로부터 띄우는 연습을 한다.
다음은 블록을 짚은 상태에서 양다리 모두 바닥으로부터 띄우는 연습을 한다.
그 다음에는 양팔로 몸을 띄운 상태에서 뒤로 접은 다리를 양팔 사이로 뻗는다.
이렇게 충분한 연습을 하고 나면 사진 2와 같이 블록을 사용하지 않고 점프 뜨루할 수 있게 된다.

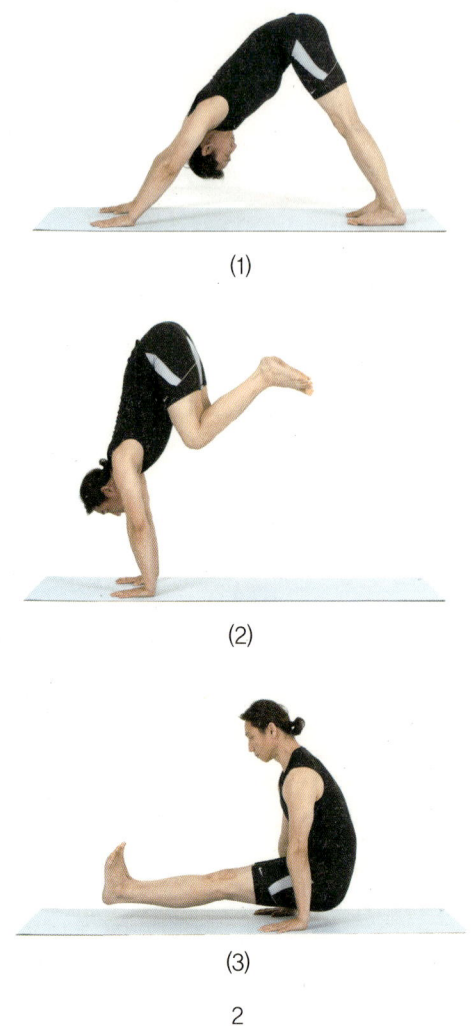

(1)

(2)

(3)

2

사진 2는 사진 1의 연습 과정을 거쳐 필요한 근력이 충분히 갖춰졌을 때 블록의 도움을 받지 않고 무릎을 구부렸다 펴는 방법으로 바닥에서 점프 뜨루할 수 있는 방법이다.

다운독에서 점프해서 양허벅지는 배와 가슴에 최대한 당겨 밀착하고 무릎은 구부린다.

다음은 양다리를 모은 상태에서 여전히 허벅지는 배와 가슴에 밀착시킨 상태에서 마지막에 양팔 사이로 통과시킨다. 다운독 자세에서 점프하여 몸을 허공에 띄우고 손바닥으로 체중을 지탱할 때 손목이 과도하게 꺾이는 과도한 신장(Hyper Extension) 상태가 되기 쉬우므로 사전에 충분히 손목관절을 이완시킨 후 점프하는 것이 좋다. 손목관절이 충분히 이완되지 않은 상태에서 과도하게 신장될 경우 손목 부상이나 통증이 유발될 수 있다.

# 점프 백

(Jump Back)

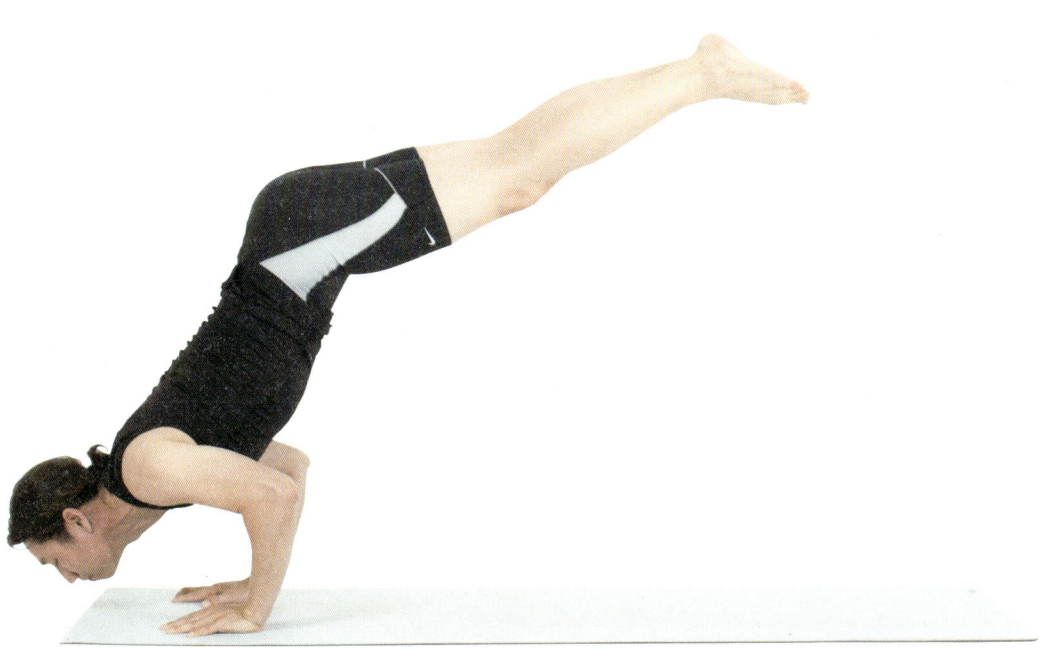

점프 백(Jump Back)은 아쉬탕가 요가나 빈야사 수련 시 우따나사나(Uttanasana, 선 전굴 자세)에서 짜투랑가(Chaturanga, 판자 자세) 동작으로 들어가는 전환 자세이다. 따라서 반드시 전환 자세를 이와 같이 해야 하는 것이 아니고 수련의 정도가 향상되었을 때 시도하면 된다.

일반 수련자의 경우 보통 우따나사나에서 한 발씩 뒤로 뻗어서 짜투랑가 자세로 들어간다. 이런 전환 방식을 워크 백(Walk Back)이라고 부른다.

점프 백 역시 앞 장의 점프 포워드 방식에서 설명한 모든 기본기를 공유한다.
모든 기본기는 점프 포워드 방식과 동일하고 다리를 뒤로 뻗어서 짜투랑가로 들어가는 자세이므로 조금 더 수월할 수 있다.
점프 포워드 사진 1의 기본기를 충분히 연습한 후 여기서 제시하는 사진 1과 2를 조금 더 연습하면 된다.

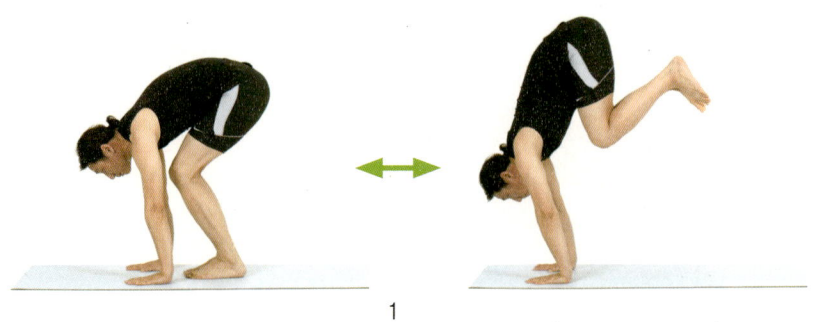

1

사진 1은 우따나사나에서 무릎을 살짝 구부린 상태에 점프해 양팔을 쭉 펴고 손바닥에 체중 전체를 싣고 몸을 공중에 띄우는 연습이다.
이때 반드시 양팔을 쭉 펴서 팔꿈치가 굽어지지 않게 해야 하고 띄운 다리의 허벅지는 배와 최대한 밀착되게 당겨야 한다.

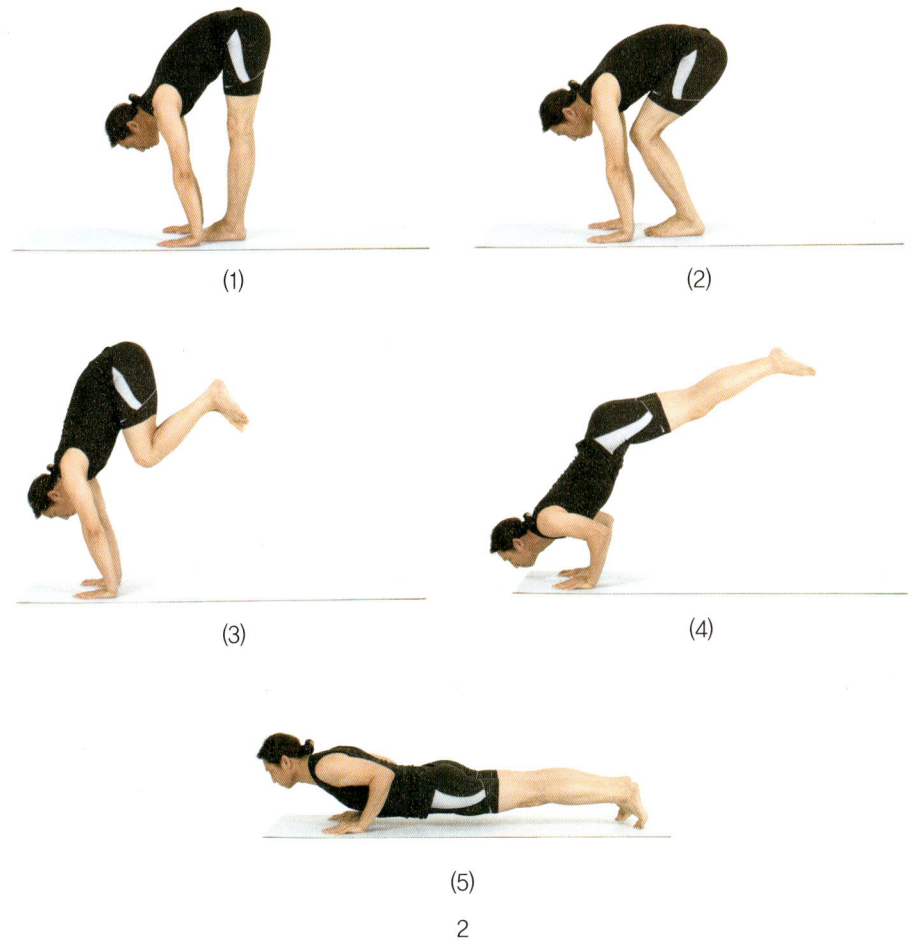

사진 2는 우따나사나에서 점프 백하는 과정을 순차적으로 보여 준다.

# 책을 마치며

『요가 아사나 지도법』을 집필할 수 있었던 원동력은 그동안 많은 참고 자료들을 통해 공부하고 직접 현장에서 지도하면서 이론과 실기를 검증할 수 있었던 데 있다.

대부분의 책들은 참고도서 목록을 제시하여 독자들로 하여금 필요한 경우 저자가 참고한 자료들을 통해서 좀 더 심화된 공부를 할 수 있는 기회를 제공한다. 저자 역시 그런 부분에 동의를 하고 공부에 필요한 참고도서를 제시해 주는 것이 필요하다는 생각을 하지만, 굳이 이번에는 참고도서를 제시하지 않으려 한다. 그 이유는 아래와 같다.

첫 번째, 저자가 이 책을 쓸 수 있었던 가장 주된 요인이 그런 참고자료를 통한 이해가 전부는 아니었다.

오히려 실제 요가 수련 지도를 하면서 해결하지 못했던 수련 원리들에 대해 어떻게 파악해야 할까 고심하면서 끊임없이 질문을 던지고 다양한 시행착오를 거치고 보완해 가는 과정에서 요가 아사나 지도법을 정리해 낸 것이기 때문이다.

결국 자료를 통해 지식을 습득했다고 해서 어떤 체계를 세울 수 있었던 것이 아니라 저자 나름의 체계를 세울 수 있었던 요인은 어느 시인의 노래처럼 '저자의 수련 원리를 키운 건 8할이 끊임없는 질문과 시행착오였다는 것'이 솔직한 고백이다.

저자가 말하고자 하는 핵심은 기본 지식을 제공하는 수준의 참고자료를 아무리 뒤져도 수련 원리를 깨쳐 자신만의 체계를 세우기 어렵다는 말이고 자신만의 체계를 세우기 위해서는 끊임없는 질문과 시행착오를 통할 수밖에 없다는 것이다.

이는 마치 어려운 수학 문제를 풀 때 기본적으로 가감승제의 사칙연산을 참고도서를 통해 공부했지만 다양한 연습 문제를 통해 응용력을 기르지 않으면 실제로는 수학 문제를 풀기 어려운 것과 같다.

두 번째, 최근에는 요가를 전문적으로 공부하고 가르치는 전문가 층이 두터워져서 요가 관련 각종 도서들이 쏟아져 나오고 있다.

각 서적마다 장단점이 있고 대형서점 인터넷 사이트나 도서관 자료 검색을 하면 너무나도 다양한 좋은 자료들이 산재해 있다. 그렇기 때문에 학술적 고증이 필요한 분야가 아닌 바에야 최근의 동향대로라면 형식적으로 참고자료를 제시하는 것이 그다지 큰 의미를 갖지 못한다. 요가 관련 기본적인 키워드만 입력하면 관련 자료들은 대부분 찾아 볼 수 있기 때문에 그 수고는 독자들에게 넘기고자 한다.

참고자료들을 독자들이 찾아보라고 하는 또 다른 이유는 관심 분야가 생기면 스스로 갈증에 의해서 참고자료들을 찾게 된다는 것을 알기 때문이다. 만약 이 정도의 수고와 노력도 없이 공부를 하려 한다면 제대로 된 공부를 하기는 어렵다고 생각한다. 진정 공부할 마음이 있다면 목마른 사람이 물을 찾는 심정으로 참고자료 정도는 찾아보는 수고를 하기 바란다.

세 번째, 저자는 요가를 수련하고 지도하면서 항상 이런 생각을 해왔다. 처음부터 요가에 대한 참고자료가 있지는 않았을 것이고 설령 있었다 하더라도 고대 인도의 구루나 요기들에게 참고자료가 과연 얼마나 도움이 되었을까 하는 의문을 가져왔었다.

물론 그들 역시 스승을 통해서 배웠을 것은 의심의 여지가 없지만, 참고자료를 지금처럼 많이 활용하지는 않았을 것이며 대부분은 전승된 가르침이나 스스로의 체험을 통해서 요가의 원리를 터득했을 것이라 생각한다.

저자는 요가 수련자(Yogi, Yogini)라면 스스로의 체험과 지도를 통한 검증이 반드시 필요하다고 생각한다. 저자는 공부 초기에 참고자료를 많이 활용하여 지식을 쌓았지만 참고자료만으로 절대 해결할 수 없는 부분에 한계를 느꼈다.

결국 알고 싶은 마음에 궁금증이 한계에 달하여 끊임없이 수련 원리에 대한 질문을 던지고 시행착오를 거치면서 몸으로 익히고 그 익힌 지식과 경험으로 학생들을 지도하면서 수련의 유효성을 검증할 수 있었다. 따라서 여러분이라고 예외가 될 수는 없다는 말을 하고 싶다.

저자가 첫 책 『요가 아사나 해부학의 모든 것』을 기획할 때 의도했던 책이 몇 권 있다. 물론 요가와 관련한 책들인데 요가 지도자 교육을 하면서 교재로 일관된 느낌의 책을 고르기가 쉽지 않다고 느꼈던 막연함에서 그런 생각을 하게 되었다. 그래서 가장 먼저 몸을 이해하고 몸을 바르게 사용할 수 있는 책들을 내고 그 다음으로 마음을 이해하고 바르게 사용할 수 있는 책들을 내고 싶었다.

요가 교재로 생각하면 몸을 이해하고 바르게 사용할 수 있는 책은 첫 책 『요가 아사나 해부학의 모든 것』과 지금 이 책 『요가 아사나 지도법』이다. 그리고 후속으로 『요가 지도자를 위한 아사나 교정법』과 『스스로 하는 요가 아사나 교정법』을 계획하고 있다.

이 네 권의 책들은 몸을 이해하고 바르게 사용하는 데 주안점을 둔 것들이다. 그리고 그 다음으로 기획하고 있는 두 권은 마음을 이해하고 바르게 사용할 수 있도록 '요가 철학'과 '요가 명상'을 주제로 한 책들이다.

처음부터 마음에 대한 책들을 먼저 기획하지 않은 이유는 저자가 좀 더 공부를 하고 싶은 마음도 있고 대부분의 요가 수련자들이 마음보다는 몸에 더 많은 관심을 가지고 있기 때문이기도 하다.

요가 철학과 명상은 사실 나무의 드러나는 윗부분과 드러나지 않은 뿌리와 같은 관계이다. 요가 철학이 보이는 부분이라면 요가 명상은 보이지 않는 마음의 구조와 틀을 볼 수 있게 해주는 것이기 때문이다.

결국 뿌리를 기반으로 줄기와 잎이 발현되는 것이지만 처음부터 뿌리를 언급하면 아예 엄두도 안 낼 수 있기에 먼저 줄기와 잎을 언급하고 나중에 뿌리를 언급하는 것이 좋을 것 같다는 생각이 들어 순서를 정했다.

저자가 이 책 말미에 앞으로 계획 중인 책들을 미리 언급한 이유는 요가 지도자가 되고자 하는 사람들을 위한 기본 텍스트가 필요하다는 생각이 있기 때문이다. 그리고 누군가는 시작을 해야 하기에, 저자라도 시작해 보고 싶은 마음과 후에 변덕스레 그 약속을 지키고 싶지 않아질 때를 경계하기 위한 마음에서 미리 자기선언의 의미로 언급했다. 그러니 저자가 약속을 지키는지 꼭 한 번 지켜봐 주기를 바란다.

책의 마무리에서 드는 생각은 '요가에서 공부할 것은 끝이 없구나' 하는 점이다. 여전히 공부할 것은 많고 정리해야 할 부분도 많지만 저자를 포함한 요가인들이 이런 자세로 공부해 간다면 언젠가는 좀 더 체계적인 요가가 정립될 수 있으리라 생각한다. 또한 많은 다른 요가 체계들과 비교 및 비판의 가능성을 열어놓고 가야 한다는 태도는 변함없이 유지해야 한다고 생각한다.

저자가 최대한 책의 완성도를 높이기 위해 노력했음에도 여전히 부족한 부분이 있을 것이다. 하지만 이러한 시도가 요가를 한층 더 진지하고 깊게 공부해 보고자 하는 마음이 드는데 일조했으면 하는 작은 소망을 가져 보면서, 독자들의 건강한 피드백을 바란다.

이 책을 완성하기까지, 고마운 분들이 참 많았다. 은혜를 입었음에도 감사를 표할 줄 모르면 도리가 아니니 최소한 간단한 언급은 하고 넘어가겠다.

이 책을 만들 때 영감을 가장 많이 준 사람들은 저자에게 요가 강사 교육을 받았던 학생들이다. 이 학생들이 없었더라면 요가 아사나에서 자주 드러나는 바르지 않은 다양한 표본들을 추출하지 못했을 것이다.

다음으로 사진 작업을 해줬던 박문수 작가님에게 감사의 마음을 전한다. 제주도에서 살던 분이 일부러 시간을 내 경기도까지 와서 마음 다해 사진 작업을 해주었다. 욕심

없이 사는 사람이 주는 좋은 느낌을 알게 해준 분이라 항상 감사한 마음이다.

그리고 쉬지 않고 9시간 연속 아사나 모델을 해 준 채유경 선생님은 저자의 제자이기도 하지만 저자에게 있어 천군만마와 같이 든든한 마음의 후원자이다. 저자의 요가 사랑이 현실적인 책으로 결실을 맺기까지 항상 변함없는 지지와 성원을 보내 주고 기꺼이 어려운 역할을 맡아 주어서 항상 감사한 마음이다.

책 내용에 대한 자문을 구할 때 자신의 바쁜 시간을 쪼개어 언제나 예리하지만 따뜻한 마음이 담긴 피드백을 해준 유현주 님께도 감사의 마음을 전한다. 책 내용과 형식에 대한 적절한 조언이 없었더라면 책의 완성도가 더 높아지지 못했을 것이다.

그리고 늘 공부하거나 수련한다고 많은 시간을 함께 보내 주지 못하지만 저자를 가장 많이 챙겨 주는 아내 김나영과 딸 권이련에게 감사의 마음을 전한다.

마음속으로만 표현할 뿐 드러내놓고 제대로 표현을 못했기 때문에 지면을 빌려 감사한 마음을 대신한다.

이외에도 한 분, 한 분 이름을 언급하며 감사의 마음을 전하고 싶은 분들이 많지만 위에 언급한 몇 분들과 마찬가지로 저자가 '마음 깊이 감사하다'는 한마디로 갈음을 한다.

2016년 5월 16일
Lotus가 보이는 책상 앞에서
*권수련* 나마스떼

# 색인

| | | | |
|---|---|---|---|
| 가로막(Diaphragm) | 19 | 물라반다(Mula Bandha) | 18 |
| 가슴근들(Pectoral Muscles) | 29 | 바깥쪽(Lateral Side) | 202 |
| 가자미근(Soleus) | 29 | 반다(Bandha) | 18 |
| 과도한 신장(Hyper Extension) | 372 | 발꿈치뼈(Calcaneus) | 182 |
| 과도한 전만(Hyperlordosis) | 46 | 발등굽힘(Dorsi Flexion) | 182 |
| 관상면(Coronal Plane) | 30 | 발바닥굽힘(Plantar Flexion) | 182 |
| 굽힘(Flexion) | 34 | 배곧은근(Rectus Abdominis) | 154 |
| 궁둥뼈(Ischium) | 177 | 복근들(Abdomenal Muscles) | 29 |
| 길항근(Antagonistic Muscle) | 30 | 볼기근들(Gluteus Muscles) | 35 |
| 나디쇼다나(Nadi Shodhana) | 20 | 볼기뼈(Hip Bone) | 263 |
| 넙다리곧은근(Rectus Femoris) | 149 | 볼기뼈절구(Acetabulum) | 263 |
| 넙다리근막긴장근(TensorFasciaeLatae) | 80 | 비틀기(Twist) | 35 |
| 넙다리네갈래근(Quadriceps) | 339 | 빈야사(Vinyasa) | 24 |
| 넙다리뼈의 목(Neck of Femur) | 257 | 손가락 굽힘근들(Flexor Digitorum) | 87 |
| 닿는 곳(Insertion) | 182 | 스탠딩 시퀀스(Standing Sequence) | 74 |
| 두덩뼈(Pubis) | 263 | 스티라바가(Sthira Bhaga) | 20 |
| 뒤넙다리근(Hamstrings) | 31 | 시상면(Sagittal Plane) | 30 |
| 드리스티(Drishti) | 23 | 시팅 시퀀스(Sitting Sequence) | 175 |
| 등세모근(Trapezius) | 29 | 신경뿌리(Nerve Root) | 167 |
| 마름근(Rhomboid Muscle) | 29 | 신장(Extension) | 30 |
| 마하반다(Maha Bandha) | 23 | 아사나(Asana) | 25 |
| 만곡(Curve) | 76 | 아쉬탕가(Ashtanga) | 16 |
| 모음근(Adductor) | 304 | 아킬레스건(Achilles Tendon) | 182 |
| 무릎뼈(Patella, 슬개골) | 319 | 안쪽(Medial Side) | 202 |

| | | | | |
|---|---|---|---|---|
| 앞톱니근(Serratus Anterior) | 349 | 척추관 협착증(Stenosis) | 299 |
| 어깨뼈(Scapula) | 336 | 척추뼈(Vertebra) | 30 |
| 어깨올림근(Levator Scapulae) | 87 | 추간판(Disc) | 30 |
| 엉덩관절(Hip Joint) | 33 | 측면호흡(Lateral Breathing) | 19 |
| 엉덩뼈(Ilium) | 257 | 큰볼기근(Gluteus Maximus) | 29 |
| 엉덩정강근막띠(Ilioibial Tract) | 80 | 트리스타나(Tristana) | 17 |
| 엉덩허리근(Iliopsoas) | 29 | 프라나(Prana) | 19 |
| 엉치뼈(Sacrum) | 263 | 피니쉬 시퀀스(Finishing Sequence) | 356 |
| 엉치엉덩관절(Sacroiliac Joint) | 35 | 허리네모근(Quadratus Lumborum) | 349 |
| 예비 아사나 | 28 | 협동근(Synergist) | 149 |
| 요가식 완전호흡(Yogic Breathing) | 18 | 호흡(Breathing) | 18 |
| 요가치키사(Yoga Chikitsa) | 20 | 회전(Rotation) | 34 |
| 우띠야나반다(Uddiyana Bandha) | 22 | 회전근(Rotator) | 35 |
| 우짜이(Ujjay Breathing) | 18 | 후굴(Back Bending) | 34 |
| 위팔두갈래근(Biceps Brachii) | 87 | 후만(Kyphosis) | 232 |
| 위팔세갈래근(Triceps Brachii) | 58 | 흉곽(Rib Cage) | 21 |
| 이는 곳(Origin) | 182 | | |
| 작은볼기근(Gluteus Minimus) | 137 | | |
| 잘란다라반다(Jalandhara Bandha) | 22 | | |
| 장딴지근(Gastrocnemius) | 89 | | |
| 전굴(Forward Bedning) | 33 | | |
| 주동근(Protagonist) | 30 | | |
| 중간볼기근(Gluteus Medius) | 137 | | |
| 척주세움근(Erector Spinae) | 29 | | |
| 척추 분리증(Spondylolysis) | 299 | | |
| 척추 전방 전위증(Spondylolisthesis) | 299 | | |
| 척추골돌기(Vertebral Process) | 99 | | |

# 요가 아사나 지도법

**펴낸날** 2018년 12월 5일

**지은이** 권수련
**펴낸이** 권주철
**발행처** 아힘사  |  **출판등록** 제 2017-000051 호
**주소** 서울시 용산구 새창로 217 용산토투밸리 805호
**전화** 010-3291-0226  |  **이메일** ahimsayoga@naver.com
**홈페이지** www.ahimsa.kr
**디자인** 도서출판 밥북  |  **편집** 전은정

ⓒ권수련, 2018.
ISBN 979-11-963610-1-3 (13510)

※ 이 도서의 국립중앙도서관 출판시도서목록(CIP)은 e-CIP 홈페이지(http://www.nl.go.kr/cip)에서 이용하실
  수 있습니다. (CIP 2018032556)

※ 이 책은 저작권법에 따라 보호받는 저작물이므로 무단전재와 복제를 금합니다.